目からウロコの
ヘルペス診療ハンドブック

その診断・治療で大丈夫？

編集 白濱茂穂 渡辺大輔

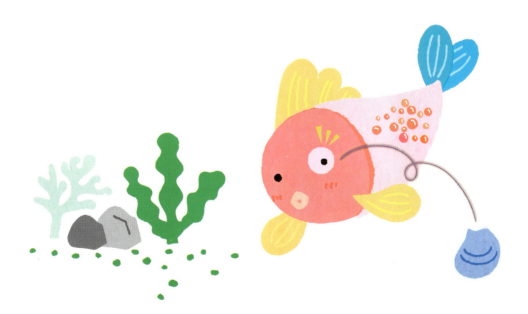

南江堂

【執筆者一覧】

■編　集
白濱　茂穂	しらはま　しげほ	聖隷三方原病院皮膚科
渡辺　大輔	わたなべ　だいすけ	愛知医科大学皮膚科

■執　筆（執筆順）
木村　　宏	きむら　ひろし	名古屋大学ウイルス学
浅田　秀夫	あさだ　ひでお	奈良県立医科大学皮膚科
菅田　　健	すがた　けん	藤田保健衛生大学坂文種報德會病院小児科
吉川　哲史	よしかわ　てつし	藤田保健衛生大学小児科
錫谷　達夫	すずたに　たつお	福島県立医科大学微生物学講座
渡辺　大輔	わたなべ　だいすけ	愛知医科大学皮膚科
山岸　由佳	やまぎし　ゆか	愛知医科大学感染症科
三鴨　廣繁	みかも　ひろしげ	愛知医科大学感染症科
外山　　望	とやま　のぞむ	外山皮膚科
安元慎一郎	やすもと　しんいちろう	安元ひふ科クリニック
大場　　操	おおば　みさお	聖隷三方原病院皮膚科
白濱　茂穂	しらはま　しげほ	聖隷三方原病院皮膚科
山本　剛伸	やまもと　たけのぶ	川崎医科大学皮膚科
今福　信一	いまふく　しんいち	福岡大学皮膚科
早川　　潤	はやかわ　じゅん	早川クリニック
小林　　束	こばやし　つかね	藤田保健衛生大学皮膚科
田中　るい	たなか　るい	愛知医科大学皮膚科
川村　龍吉	かわむら　たつよし	山梨大学皮膚科
高村　悦子	たかむら　えつこ	東京女子医科大学眼科
尾上　智彦	おのえ　ともひこ	東京慈恵会医科大学葛飾医療センター皮膚科
澤村　正之	さわむら　まさゆき	新宿さくらクリニック
伊東　秀記	いとう　ひでき	立川皮膚科クリニック
井上　幸次	いのうえ　よしつぐ	鳥取大学医学部視覚病態学
江崎　伸一	えさき　しんいち	名古屋市立大学耳鼻咽喉・頭頸部外科
松尾　光馬	まつお　こおま	中野皮膚科クリニック
中川　浩一	なかがわ　こういち	大阪府済生会富田林病院皮膚科
野口　靖之	のぐち　やすゆき	愛知医科大学産婦人科学講座
本田まりこ	ほんだ　まりこ	まりこの皮フ科
椿井　　朋	つばい　ともみ	金城学院大学薬学部
安田　宜成	やすだ　よしなり	名古屋大学循環器・腎臓・糖尿病（CKD）先進診療システム学講座
山口　重樹	やまぐち　しげき	獨協医科大学医学部麻酔科学講座
河合　愛子	かわい　あいこ	順天堂大学麻酔科・ペインクリニック
井関　雅子	いせき　まさこ	順天堂大学麻酔科・ペインクリニック
間宮　敬子	まみや　けいこ	信州大学医学部附属病院信州がんセンター緩和部門/緩和ケアセンター
塚原　嘉子	つかはら　よしこ	信州大学麻酔蘇生学教室
武田　泰子	たけた　やすこ	愛媛県立中央病院麻酔科・集中治療科
森野紗衣子	もりの　さえこ	国立感染症研究所感染症疫学センター第三室
多屋　馨子	たや　けいこ	国立感染症研究所感染症疫学センター第三室
高藤由紀子	たかふじ　ゆきこ	国立成育医療研究センター薬剤部
大谷　道輝	おおたに　みちてる	杏雲堂病院薬剤科

序　文

　単純ヘルペス，性器ヘルペス，Kaposi水痘様発疹症，また帯状疱疹といった皮膚ヘルペスウイルス（HSV，VZV）感染症は皮膚科の外来でしばしば見かける疾患である．ありふれた病気であり，典型的な例では臨床的診断が可能で，また治療薬である抗ヘルペスウイルス薬が存在するため，比較的対応がしやすいと思われている皮膚科医も少なくないが，臨床的診断や抗体価の誤った解釈により適切でない治療を受けている例は少なくない．また，単純ヘルペスではKaposi水痘様発疹症に対する治療選択や性器ヘルペス患者に対する対応，帯状疱疹ではさまざまな合併症や帯状疱疹後神経痛（PHN）の存在に苦しめられることもある．さらに，新規帯状疱疹治療薬，水痘ワクチンの定期接種化や帯状疱疹のワクチンによる予防など，皮膚ヘルペスウイルス感染症を取り巻く環境は大きく変わりつつある．

　本書は，単純ヘルペス・帯状疱疹診療について，基本知識からその診療の最新動向までをそれぞれの分野の専門家により実践的に解説していただき，また皮膚科専門医だけでなく，プライマリケア医や非専門家にも理解しやすい簡明な記載とすることによって，臨床現場に真に役立つハンドブックとすることを目的とし作成された．Part 1では，基礎的，疫学的な内容に加え，「HSVとVZVはどう違うのか？」，「抗ヘルペスウイルス薬はどう効くのか？」，「HSVとVZVではどうして抗ウイルス薬の量が違うのか？」といった，普段見過ごされている疑問に答えられる内容にした．加えて，話題の新薬アメナリーフ®（amenamevir）についてもコラムを急遽追加した．Part 2では，単純ヘルペス，帯状疱疹と似ている疾患について鑑別点を含めわかりやすく解説した．Part 3では，診断のための検査について，その原理や正しい解釈について解説した．Part 4，Part 5では単純ヘルペス，帯状疱疹のさまざまな病型について，典型例から知っておくべき病態まで，また重症度の把握について解説した．Part 6では単純ヘルペス，帯状疱疹の治療を，抗ヘルペスウイルス薬の使用法から合併症対策までを治療エビデンスを交え解説した．Part 7では水痘ワクチン，帯状疱疹ワクチンの現状についてまとめた．また，巻末には付録として性器ヘルペス，Kaposi水痘様発疹症，帯状疱疹の患者指導箋をコピー配布可能なかたちで利用できるように収載し，合わせてクレアチニンクリアランス換算表，単純ヘルペス，帯状疱疹で使用する薬の一覧表を主な薬剤の写真とともに掲載した．

　本書を読んだすべての医師が，「目からウロコ」の事実をたくさん見つけていただき，単純ヘルペス，帯状疱疹の明日からの診断，治療に役立てていただくことを切に願う．最後に，企画から編集までお世話になった南江堂の杉山由希さん，矢吹省吾さん，そして執筆いただいたすべての先生方に深謝したい．

追記：本書の英文タイトルを考えていたところ判明したのだが，諺「目から鱗が落ちる」にあたる英文は，"The scales fall from one's eyes."であり，新約聖書の逸話から和訳されたものであることが判明した．まさに「目からウロコ！」であった．

2017年9月吉日

白濱茂穂
渡辺大輔

目次

Part 1　基礎編—ヘルペスウイルスを知る

1. ヘルペスウイルスとは何か？ ……………………………………… 木村　宏　2
2. ヘルペスウイルスがきたす皮膚疾患 ……………………………… 浅田秀夫　5
3. 単純ヘルペスウイルスと水痘帯状疱疹ウイルスの似ている点，違う点
   ……………………………………………………………………… 菅田　健，吉川哲史　8
4. 抗ヘルペスウイルス薬はどう効くのか？ ………………………… 錫谷達夫　13
   コラム：新規抗ヘルペスウイルス薬 amenamevir ……………… 渡辺大輔　18
5. どうして単純ヘルペスウイルスと水痘帯状疱疹ウイルスでは抗ヘルペス
   ウイルス薬の使用量が違うのか？ ………………………………… 錫谷達夫　20
6. 単純ヘルペスの疫学 ……………………………………………… 山岸由佳，三鴨廣繁　22
7. 水痘，帯状疱疹の疫学 ………………………………………………… 外山　望　28

Part 2　大丈夫？ その臨床診断

A. 単純ヘルペスと似ている疾患 …………………………………… 安元慎一郎　34
   1. 口唇炎 ……………………………………………………………………… 34
   2. 固定薬疹 …………………………………………………………………… 35
   3. 伝染性膿痂疹 ……………………………………………………………… 36
   4. 毛包炎 ……………………………………………………………………… 37
   5. Behçet 病 ………………………………………………………………… 38
   6. 梅毒 ………………………………………………………………………… 39

B. 帯状疱疹と似ている疾患 ………………………………………… 大場　操，白濱茂穂　40
   1. 接触皮膚炎 ………………………………………………………………… 40
   2. 虫刺症 ……………………………………………………………………… 42
   3. 臀部ヘルペス ……………………………………………………………… 44
   4. 丹毒 ………………………………………………………………………… 46
   5. 伝染性膿痂疹 ……………………………………………………………… 48

Part 3　ヘルペス診断のための検査を知る

1. Tzanck 試験と蛍光抗体法 ……………………………………………… 山本剛伸　52
2. 抗体価測定 ……………………………………………………………… 今福信一　56
3. イムノクロマト法（性器ヘルペス） ……………………………………… 早川　潤　60

  4. PCR法，LAMP法 ……………………………………………… 小林　束　64

Part 4　単純ヘルペスのさまざまな病型

  1. ヘルペス性歯肉口内炎 ………………………………… 田中るい，渡辺大輔　70
  2. 口唇ヘルペス（再発型） ……………………………………… 川村龍吉　72
  3. 眼瞼ヘルペス，角膜ヘルペス ………………………………… 高村悦子　74
  4. ヘルペス瘭疽 ………………………………………………… 川村龍吉　77
  5. Kaposi水痘様発疹症 ………………………………… 田中るい，渡辺大輔　79
  6. 性器ヘルペス（男性） ………………………………………… 尾上智彦　82
  7. 性器ヘルペス（女性） ………………………………………… 尾上智彦　85
  8. 臀部ヘルペス ………………………………………………… 尾上智彦　88
  コラム：Kaposi水痘様発疹症の重症度をどう考える？ ……………… 渡辺大輔　90
  コラム：性器ヘルペス診療の注意点 ……………………………… 澤村正之　92

Part 5　帯状疱疹のさまざまな病型

  1. 帯状疱疹 ……………………………………………………… 伊東秀記　96
  2. 汎発性帯状疱疹 ……………………………………………… 伊東秀記　100
  3. 複発性帯状疱疹 ……………………………………………… 伊東秀記　102
  4. 眼部帯状疱疹の眼合併症 …………………………………… 井上幸次　104
  5. Ramsay Hunt症候群 ………………………………………… 江崎伸一　108
  6. 帯状疱疹による腹筋麻痺 …………………………………… 松尾光馬　113
  7. 帯状疱疹による尿閉 ………………………………………… 松尾光馬　115
  コラム：ヘルペス性毛包炎 ………………………………………… 中川浩一　117
  コラム：帯状疱疹の重症度をどう考える？ ……………………… 浅田秀夫　119
  コラム：帯状疱疹の重症度予測は可能か？ ……………………… 浅田秀夫　121

Part 6　治療のウソ，ホント？

 A. 単純ヘルペス …………………………………………………………… 124
  1. 口唇ヘルペスの治療選択 …………………………………… 今福信一　124
  2. Kaposi水痘様発疹症の治療選択 …………………………… 渡辺大輔　128
  3. 性器ヘルペスの治療選択 …………………………………… 野口靖之　132
 コラム：外用薬だけで治療してよいの？ ………………………… 本田まりこ　135
 B. 帯状疱疹 ………………………………………………………………… 138
  1. 抗ウイルス薬の使い方総論（腎機能との関連） ……… 椿井　朋，安田宜成　138

2. 重症度に応じた治療選択……………………………………………山本剛伸 141
 3. 帯状疱疹関連痛総論……………………………………………………山口重樹 146
 4. NSAIDs？ アセトアミノフェン？……………………………河合愛子，井関雅子 152
 5. 外用薬使用の意義………………………………………………………浅田秀夫 155
 6. 三環系抗うつ薬の使い方………………………………………間宮敬子，塚原嘉子 156
 7. プレガバリンの使い方…………………………………………塚原嘉子，間宮敬子 159
 8. 弱オピオイドの使い方…………………………………………武田泰子，井関雅子 161
 9. ノイロトロピン® の使い方……………………………………………本田まりこ 164
コラム：いつ麻酔科に依頼する？…………………………………………山口重樹 165

Part 7　ワクチン

 1. 水痘ワクチンと水痘、帯状疱疹の疫学の変化………………森野紗衣子，多屋馨子 168
 2. 帯状疱疹ワクチンの現状………………………………………………渡辺大輔 172

付録

 図1　患者指導箋：①性器ヘルペス………………………………………渡辺大輔 178
 図2　患者指導箋：② Kaposi 水痘様発疹症……………………………渡辺大輔 180
 図3　患者指導箋：③帯状疱疹……………………………………………渡辺大輔 182
 表1　推算クレアチニンクリアランス（eCCr）の男女・年齢別早見表
 　　　（Cockroft-Gault 式）………………………………………………………… 184
 表2　単純ヘルペス・帯状疱疹に使用する薬剤一覧表………高藤由紀子，大谷道輝 186
 　　　①抗ヘルペスウイルス薬（内服，点滴静注）………………………………… 186
 　　　②抗ヘルペスウイルス薬（外用）……………………………………………… 188
 　　　③疼痛治療薬：アセトアミノフェン…………………………………………… 188
 　　　④疼痛治療薬：非ステロイド性抗炎症薬（NSAIDs）……………………… 192
 　　　⑤疼痛治療薬：第一選択薬……………………………………………………… 202
 　　　⑥疼痛治療薬：その他…………………………………………………………… 206
 　　　⑦疼痛治療薬：オピオイド鎮痛薬……………………………………………… 208
 表3　推算クレアチニンクリアランス（eCCr）と糸球体濾過量（GFR）の換算表
 　　　………………………………………………………………………………………… 212
 表4　慢性腎臓病（CKD）の重症度分類…………………………………………… 212

　　索引……………………………………………………………………………………… 213

Part 1

基礎編
―ヘルペスウイルスを知る

1 ヘルペスウイルスとは何か？

1）ヘルペスウイルスとは

「ヘルペス」とはラテン語の「這う」という言葉に由来し，文字通り，皮膚に這いつくばるように広がった皮膚病変が語源となっている．口唇ヘルペス，性器ヘルペス，帯状疱疹は，異なるウイルスによるにもかかわらず，いずれも「ヘルペス」と呼ばれている．それぞれ，単純ヘルペスウイルス1型，単純ヘルペスウイルス2型，水痘帯状疱疹ウイルスに起因し，これらすべてがヘルペスウイルス科に属し，皮膚病変を呈する．しかし，学術的には，ヘルペスウイルスは後述する一定の粒子構造を持つウイルスと定義されている[1]．

ヒトのヘルペスウイルスの生物学的特徴としては，以下のものが挙げられる．①普遍的なウイルスである（誰もが感染している）．②潜伏・持続感染する（一生涯ウイルスは消えない）．③しばしば再活性化する（再発を繰り返す）．④免疫不全宿主では重症化する（死に至る場合もある！）．

ヒトだけでなく，他の哺乳類・鳥類・魚類・爬虫類と，脊椎動物はおろか，牡蠣などの無脊椎動物も固有のヘルペスウイルスを持っている．一方で，個々のヘルペスウイルスの宿主域は狭く，ほぼ1つの種にしか感染しない．宿主に潜伏するヘルペスウイルスは，宿主と共進化してきたと考えられている．

2）ヘルペスウイルスの構造と複製

図1に示すように，ヘルペスウイルスの内部には二本鎖DNAがあり，カプシドと呼ばれる正二十面体構造蛋白が覆っている．最外層は宿主細胞由来の脂質二重膜であるエンベロープからなり，この膜の中には多種多数の糖蛋白が埋まっており，ウイルスの吸着・侵入の際に重要な働きをする[1]．

ヘルペスウイルスのゲノムは直鎖状の二本鎖DNAであり，そのゲノムサイズは120～250 kbpである．ヘルペスウイルスは，最も進化したウイルスの1つであり，コードしている遺伝子数も70～300個と多い[1]．たとえば，インフルエンザウイルスなどは8つの遺伝子しか保有していない．ゲノム型は多様で反復配列を有するものもある．図2に，代表的なヘルペスウイルスのゲノ

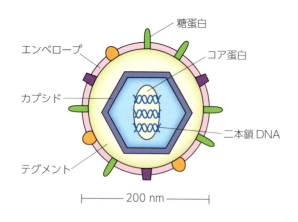

図1 ヘルペスウイルスの粒子構造

図2 ヘルペスウイルスのゲノム構造
U_L: unique long, U_S: unique short, IR_S: internal repeats, TR_S: terminal repeats

表1 ヘルペスウイルスと分類

亜科	ウイルス名	略称	潜伏部位
α-ヘルペスウイルス	単純ヘルペスウイルス1型	HSV-1	神経細胞
	単純ヘルペスウイルス2型	HSV-2	
	水痘帯状疱疹ウイルス	VZV	
β-ヘルペスウイルス	ヒトサイトメガロウイルス	CMV	造血幹細胞・単球
	ヒトヘルペスウイルス6A型	HHV-6A	
	ヒトヘルペスウイルス6B型	HHV-6B	
	ヒトヘルペスウイルス7型	HHV-7	
γ-ヘルペスウイルス	Epstein-Barr（EB）ウイルス	EBV	B細胞
	ヒトヘルペスウイルス8型（Kaposi肉腫関連ヘルペスウイルス）	HHV-8（KSHV）	

ム構造を示した.

ヘルペスウイルスの多くは，感染後核内で環状DNA構造を取り，これを鋳型に直鎖状に連なった二本鎖DNAが複製される．さらに宿主の蛋白合成系を利用して，カプシドや糖蛋白などのウイルス構成蛋白が合成され，子孫ウイルスが産生される．

ヘルペスウイルスは上記のウイルス複製サイクル以外に，潜伏感染機構を持つ．潜伏感染では，環状ウイルスDNAが核内に保持され，ウイルスの蛋白をほとんど産生せず，複製も起こらない．この状態は，宿主の免疫監視機構から逃れるのに有利である．そして，何らかの刺激により，ウイルス複製機構が再開される．たとえば，水痘帯状疱疹ウイルスは，水痘として初感染後，三叉神経節や頸髄・胸髄をはじめとする知覚神経節の神経細胞に潜伏する．感染や加齢に伴う細胞性免疫に伴って，ウイルスが再活性化し，粒子が産生されると帯状疱疹をきたす[2]．

3）ヘルペスウイルスの分類と特徴

ヘルペスウイルスはその生物学的性状から，神経細胞に潜伏するα-ヘルペスウイルス，造血幹細胞・単球に潜伏するβ-ヘルペスウイルス，Bリンパ球に潜伏するγ-ヘルペスウイルスの3つの亜科に分けられる（表1）[3]．

ヒトでは現在のところ，9種類のヘルペスウイルスが存在する．表2に，それぞれのウイルスの初感染時，再活性化時の代表的疾病を列挙した．必ずしもすべてのヘルペスウイルスが，病原性を持つとはかぎらず，ヒトヘルペスウイルス6A型のように，疾病との関連が明らかでないものもある．また，初感染時は何らかの症候を呈するものの，潜伏した後には特段疾病を起こさないものもある（ヒトヘルペスウイルス7型など）．

α-ヘルペスウイルスは，外胚葉系の上皮細胞に好んで感染するため，さまざまな皮膚疾患を起こすのが特徴である．また，（外胚葉系である）神経細胞にも親和性があり，脳炎や髄膜炎の原因となる．単純ヘルペスウイルス1型と単純ヘルペスウイルス2型は相同性も高く，生物学的特徴も近似する．1型が三叉神経節に潜伏しやすく口唇ヘルペスとして回帰発症（再発）するのに対して，2型は腰仙髄神経節に潜伏し，再発性性器ヘルペスとして回帰発症する．

β-ヘルペスウイルスは，単球・マクロファージに親和性がある．いずれも，乳幼児期に唾液などを介して接触感染する．健常者に潜伏した場合は，終生，無症状のことも多い．一方，免疫不全

表2 ヒトヘルペスウイルスと代表的疾患

ウイルス名	疾病	
	初感染	再活性化など
単純ヘルペスウイルス1型	ヘルペス性歯肉口内炎 Kaposi水痘様発疹症 新生児ヘルペス	口唇ヘルペス ヘルペス角膜炎 単純ヘルペス脳炎
単純ヘルペスウイルス2型	性器ヘルペス 新生児ヘルペス	性器ヘルペス Mollaret髄膜炎
水痘帯状疱疹ウイルス	水痘	帯状疱疹
ヒトサイトメガロウイルス	先天性巨細胞封入体症 サイトメガロウイルス単核症	間質性肺炎 網膜炎
ヒトヘルペスウイルス6A型	不明	
ヒトヘルペスウイルス6B型	突発性発疹症	薬剤性過敏症症候群 辺縁系脳炎（移植後）
ヒトヘルペスウイルス7型	突発性発疹症	
Epstein-Barr（EB）ウイルス	伝染性単核症 血球貪食性リンパ組織球症	免疫不全関連リンパ増殖症 慢性活動性EBウイルス感染症 悪性リンパ腫 上咽頭癌
ヒトヘルペスウイルス8型		Kaposi肉腫 多中心性Castleman病

宿主では再活性化してさまざまな疾病を生じる．特に，臓器・造血幹細胞移植時には，ヒトサイトメガロウイルスをはじめとしたβ-ヘルペスウイルスの制御が重要となる．

γ-ヘルペスウイルスはB細胞に好んで感染するが，腫瘍ウイルスとしての性格も有する．ヒトでは7種類の腫瘍ウイルスが知られているが，Epstein-Barr（EB）ウイルスはBurkittリンパ腫から分離された最も古くに発見された腫瘍ウイルスである．EBウイルスはリンパ系腫瘍のみならず，上皮系腫瘍（上咽頭癌，胃癌の一部）とも関連している．一方，ヒトヘルペスウイルス8型はKaposi肉腫関連ヘルペスウイルスとも呼ばれ，AIDS合併症でもあるKaposi肉腫の原因となる．

もともとヒトヘルペスウイルス8型は，AIDS患者のKaposi肉腫病変から単離されたものである．他のヒトヘルペスウイルスがわが国において感染率が高いのに対して，ヒトヘルペスウイルス8型の侵淫率は低く，1％程度とされている．

文献

1) Pellet PE et al：Herpesviridae. Fields Virology, 6th ed, Knipe DM et al（eds）, Lippincott Williams & Wilkins, Philadelphia, p1802-1822, 2013
2) 木村 宏：帯状疱疹を知る/病態．帯状疱疹・水痘：予防時代の診療戦略，新村眞人（監修），メディカルトリビューン，東京，p18-31，2016
3) Virus Taxonomy：2016. http://ictvonline.org/virusTaxonomy.asp（2017年9月閲覧）

2　ヘルペスウイルスがきたす皮膚疾患

　ヒトを自然宿主とするヘルペスウイルス（ヒトヘルペスウイルス）は，現在のところ，単純ヘルペスウイルス（HSV）1型および2型，水痘帯状疱疹ウイルス（VZV），EBウイルス（EBV），ヒトサイトメガロウイルス（HCMV），ヒトヘルペスウイルス6型（HHV-6），HHV-7，HHV-8の8種類が知られている．これらのウイルスは進化的観点や生物学的性質から，3つのサブグループに分けられている．すなわち，神経節に潜伏感染し，増殖サイクルが比較的早いα-ヘルペスウイルス亜科（HSV-1，HSV-2，VZV），マクロファージ系細胞で潜伏感染するβ-ヘルペスウイルス亜科（HCMV，HHV-6，HHV-7），B細胞に潜伏感染し，発癌性を有するγ-ヘルペスウイルス亜科（EBV，HHV-8）である（4ページ，前項「ヘルペスウイルスとは何か」の表2参照）．ここでは，各々のヒトヘルペスウイルスに関連する皮膚病変について総論的に紹介する．

1）単純ヘルペスウイルス（herpes simplex virus：HSV）

　HSVは，皮膚・粘膜に感染して「単純疱疹」を引き起こす．初感染では，感染部位に紅斑，小水疱を生じ，初感染後，神経節に潜伏感染し，発熱，紫外線曝露などのストレスを契機に再発を繰り返す．生物学的および抗原的相違により1型（HSV-1）と2型（HSV-2）に分類される．HSV-1は主に三叉神経節に潜伏感染し，口唇や顔面などの上半身に再発することが多く，HSV-2は主に腰仙骨神経節に潜伏感染し，性器などを中心とする下半身に再発を繰り返す．ただし，この棲み分けは厳密ではなく，HSV-1，HSV-2ともに体のあらゆる部分に感染し得る．

2）水痘帯状疱疹ウイルス（varicella zoster virus：VZV）

　VZVは，「水痘」および「帯状疱疹」の原因ウイルスである．水痘はVZVの初感染により，主に小児が罹患し，発熱と水疱形成を伴う発疹がみられる．水痘の治癒後，VZVは知覚神経節に潜伏感染するが，数年から数十年後に細胞性免疫の低下などをきっかけに再活性化して帯状疱疹を引き起こす．帯状疱疹は，神経痛様の痛みに続いて小水疱を伴った浮腫性紅斑が神経の分布に一致して帯状に配列する疾患である．

3）ヒトサイトメガロウイルス（human cytomegalovirus：HCMV）

　このウイルスは，感染細胞がフクロウの目（owl eye）と呼ばれる特有の核内封入体を持ち巨大化することから，cytomegalovirusと命名された．感染経路は，経胎盤感染や産道感染などの垂直感染，唾液や尿を介する水平感染などさまざまである．経胎盤感染により「巨細胞封入体症」を生じることが知られているが，通常，初感染は不顕性感染である．初感染後に顆粒球・マクロファージ前駆細胞に潜伏感染するが，臓器移植患者やAIDS患者などの免疫抑制状態では，容易に再活性化し，間質性肺炎，腸炎，網膜炎などの重篤な「日和見感染症」を引き起こし，皮膚病変としては皮膚CMV性潰瘍を生じる．また，「薬剤性過敏症症候群（DIHS）」の経過中に，しばしば再活性化し病態に関わる．

4）ヒトヘルペスウイルス6型（human herpesvirus 6：HHV-6）

　HHV-6は1986年に，AIDS患者やリンパ球増殖症患者から発見された比較的新しいヘルペスウ

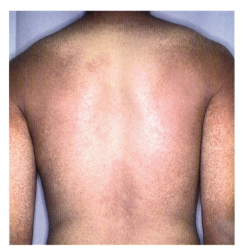

図1　伝染性単核症患者の風疹様紅斑

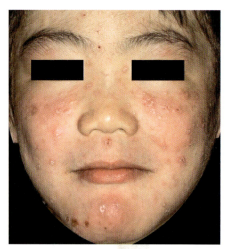

図2　種痘様水疱症
顔面に中心臍窩を伴う水疱性丘疹が多発し，瘢痕治癒を繰り返している．

イルスで，初感染では「突発性発疹」を引き起こす[1]．このウイルスは，ウイルス学的・分子生物学的解析から HHV-6A と HHV-6B に分けられているが，このうち突発性発疹を引き起こすのは HHV-6B であり，HHV-6A と疾患との関わりは現在のところ不明である．HHV-6 は主として CD4 陽性 T 細胞で増殖するが，潜伏感染細胞は単球・マクロファージ系細胞と考えられている．HHV-6 の再活性化が，重症薬疹の「DIHS」[2] や「graft-versus-host disease（GVHD）」の発症に関わっていることが知られている．

5) ヒトヘルペスウイルス 7 型（human herpesvirus 7：HHV-7）

HHV-7 は，1990 年に健常成人の末梢血 CD4 陽性 T 細胞から分離されたヘルペスウイルスで，HHV-6B と同様に初感染で「突発性発疹」を引き起こす[9]．HHV-7 は HHV-6B よりも遅れて感染する傾向があるため，HHV-7 による突発性発疹は臨床的には 2 度目の突発性発疹として経験されることが多い．唾液腺上皮に持続感染し，感染性ウイルスが唾液中に持続的に排泄されることが知られているが，潜伏感染細胞についての詳細は不明である．「DIHS」や「Gibert ばら色粃糠疹」の一部に，HHV-7 再活性化の関与が疑われているが，詳細はわかっていない．

6) EB ウイルス（Epstein-Barr virus：EBV）

EBV は「Burkitt リンパ腫」から発見されたヘルペスウイルスで，主に B 細胞に感染して感染細胞を不死化させる腫瘍ウイルスである．その一方で，世界中に広く分布する普遍的なウイルスでもある．幼少児期の感染では不顕性感染の場合が多いが，思春期や若年成人に初感染が起きると，感染 B 細胞に対して激しい免疫応答が起こり「伝染性単核症」を発症する（図1）．初感染後，B 細胞中に潜伏感染するが，この無限増殖能を秘めた EBV 感染 B 細胞は，宿主の免疫機構により常に監視され，生体と EBV は平衡・調和の状態を終生維持してゆく．しかし，AIDS 患者や臓器移植後では，この監視機構がうまく機能せず，しばしば B 細胞増多症（「日和見リンパ腫」）を発症する．近年，EBV が B 細胞リンパ腫だけではなく，「NK 細胞や T 細胞の増殖症」にも関わっていることが明らかにされてきている．興味深いことに，小児〜若年の EBV 関連 NK/T 細胞増殖症では，しばしば「種痘様水疱症」（図2）[3] や「蚊刺過敏症」（図3）[4,5] などの特異な皮膚疾患を合併する．

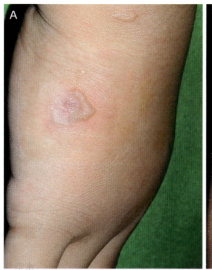
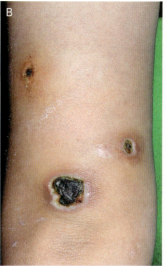

図3 蚊刺過敏症
A：蚊刺後2日目，局所に水疱形成を伴う発赤・腫脹がみられ，39℃台の発熱を伴っていた．B：10日目，壊死化がみられた．

（文献5より改変）

7）ヒトヘルペスウイルス8型（HHV-8）

HHV-8は，1994年にAIDS患者の「Kaposi肉腫」から発見された最も新しいヒトヘルペスウイルスで[6]，Kaposi肉腫関連ヘルペスウイルス（Kaposi's sarcoma-associated herpesvirus：KSHV）とも呼ばれている．体内ではB細胞に潜伏感染し，免疫不全状態下で血管内皮細胞に感染してKaposi肉腫を発症する（図4）．Kaposi肉腫以外にも，「原発性体腔液性リンパ腫（primary effusion lymphoma）」「多巣性Castlman病（multicentric Castlman's disease）」などのリンパ増殖性疾患との関わりも指摘されている．

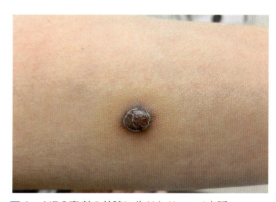

図4 AIDS患者の前腕に生じたKaposi肉腫

❖文献

1) Yamanishi K et al：Identification of human herpesvirus 6 as a causal agent for exanthem subitum. Lancet **1**：1065-1067, 1988
2) Tohyama M et al：Severe hypersensitivity syndrome due to sulfasalazine associated with reactivation of human herpesvirus 6. Arch Dermatol **134**：1113-1117, 1998
3) Iwatsuki K et al：The association of latent Epstein-Barr virus infection with hydroa vacciniforme. Br J Dermatol **140**：715-721, 1999
4) Tokura Y et al：Severe hypersensitivity to mosquito bites associated with natural killer cell lymphocytosis. Arch Dermatol **126**：362-368, 1990
5) Asada H et al：CD4＋T-lymphocyte-induced Epstein-Barr virus reactivation in a patient with severe hypersensitivity to mosquito bites and Epstein-Barr virus-infected NK cell lymphocytosis. Arch Dermatol **139**：1601-1607, 2003
6) Chang Y et al：Identification of herpesvirus-like DNA sequences in AIDS-associated Kaposi's sarcoma. Science **266**：1865-1869, 1994

3 単純ヘルペスウイルスと水痘帯状疱疹ウイルスの似ている点，違う点

ヘルペスウイルスは，初感染後に宿主体内に潜伏感染し再活性化する特徴がある．動物には種特異性の固有のヘルペスウイルスが存在するが，ヒトを宿主とするヘルペスウイルスは現在9種類存在する．しかしながら，各ヘルペスウイルスは宿主域，増殖の遅延，潜伏感染組織などの生物学的性状に大きな違いがあるため，これらの生物学的性状に加え，遺伝子構造を基にα，βおよびγの3つの亜科に分類されている．単純ヘルペスウイルス1型（HSV-1），2型（HSV-2），水痘帯状疱疹ウイルス（VZV）はα-ヘルペスウイルス亜科に分類される．本項ではHSVとVZVの類似点，相違点，特にヘルペスウイルスの最も重要な生物学的特徴である潜伏感染を中心に述べる．

1）ウイルスの構造と感染病理[1]

ヘルペスウイルスの粒子構造は球形で，サイズは直径約150〜200 nmである．形態学的には内側からコア，カプシド，テグメント，エンベロープの主要基本構造を有する．コアはコア蛋白に二本鎖の線状DNAが巻き付いたもので，カプシドは162個のカプソメアより構成された正20面体をなす．コアとカプシドは一体となりヌクレオカプシドを形成し，その周囲をテグメント蛋白が覆い最外層にはエンベロープが存在する．最外層のエンベロープは，脂質と糖蛋白により形成されている．糖蛋白は宿主側の細胞レセプターに結合する重要なリガンドであり，ウイルスの感染細胞宿主域を決定する重要な役割を担っている．したがって，糖蛋白は各ウイルス特異的な構造を持っており，中和抗体の標的となる感染防御抗原である（2ページ，Part 1-1「ヘルペスウイルスとは何か？」の図1も参照）．

VZVはHSVに比べ増殖時間が遅く，典型的な細胞変性効果を認めるまでに3〜5日程度要する．また，VZVは細胞親和性が強く，細胞培養の際に培養上清中へ放出されるcell free virusは少ない．これが水痘ワクチンを作る際の障壁の1つとなっている．

ヘルペスウイルス感染細胞を電子顕微鏡で観察すると，HSVやVZV感染時には封入体を認める．封入体には核内封入体，細胞質封入体，および混合型封入体の3種類がある．さらに，核内封入体は封入体と核膜の間にhaloがみられるCowdry A型封入体と，封入体が核全体を占めるfull型封入体に分けられる．封入体は病変の感染時期や感染細胞の種類によって変化し，Cowdry A型のhaloの幅やfull型の封入体の大きさや染色性にも多様性がある．これは細胞内のウイルス増殖時間の差異によると考えられる．HSV感染はウイルス増殖が速いこともあり，核内にはfull型を主体とする封入体がみられる．感染時期の進行に伴いfull型からCowdry A型に変化し，この変化はVZV感染細胞でも認められる．しかしながら，VZV感染細胞では一般的にはCowdry A型が優位となる．

2）ウイルスのゲノム構造[1]

ヘルペスウイルスは，二本鎖線状DNAをウイルスゲノムとして持っている．しかしながらウイルスが宿主細胞に感染し，カプシドから宿主細胞の細胞質内にウイルスゲノムが注入されるとただちに環状構造をとる．ゲノムの長さは約120〜250 kbであり，ウイルスごとに図1に示すように特徴的なゲノム構造を持っている．ウイルスゲノム内に，塩基の同じ方向の反復配列がみられる場合はdirect repeat（DR）と呼び，塩基配列が逆向きの反復配列の場合は倒置反復配列（inverted

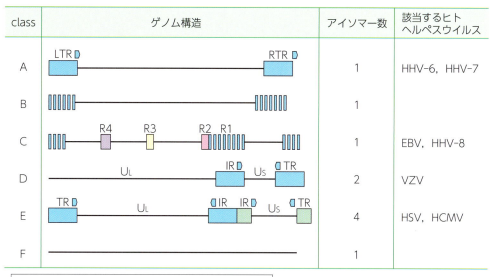

図1 ヘルペスウイルスのゲノム構造
LTR：left terminal repeat, RTR：right terminal repeat, IR：internal repeat, TR：terminal repeat, U_L：unique sequence into a long domain, U_S：unique sequence into a short domain

（文献1より作成）

repeat：IR）と呼ぶ．これらの反復配列の配置や存在様式により，AからFまでの6つのclassに分類されている．ゲノム末端の反復配列や，内部にあるIRにより，数コピー存在する遺伝子もある．このような反復配列の存在様式に基づき，アイソマー（異性体）の数が異なっており，class A, B, C, Fで1つ，class Dで2つ，class Eで4つ存在する．HSVはclass Eに属し，VZVはclass Dに属する．

ヒトヘルペスウイルスのゲノムサイズは，最も短いVZVの125 kbから，最長のヒトサイトメガロウイルス（CMV）の248 kbまで多岐にわたる．そのなかで最も詳細に各遺伝子についての解析がなされているHSVでは，少なくとも84種類の遺伝子を保有しており，最短のVZVで約70の遺伝子を保有していると考えられている．このような遺伝子のなかで，いずれのヘルペスウイルスにもホモローグが存在する遺伝子をcore geneと呼び，HSVではすべてL領域に存在している．これらのなかには遺伝子の転写調節に重要な役割を果たす前初期遺伝子や，ウイルス遺伝子合成に関与する酵素をコードする遺伝子，ウイルスのエンベロープやヌクレオカプシドを構成する蛋白をコードする遺伝子などが含まれている．core gene以外には，同じ亜科のヘルペスウイルス間で共通して認められるホモローグが多く存在し，また他の亜科のヘルペスウイルス遺伝子とのホモローグ，そのウイルスに固有の遺伝子などが存在する．同一亜科に共通する遺伝子ホモローグは，その亜科に共通した生物学的特徴に関与していることが予想され，ウイルス固有の遺伝子はそのウイルスが持つ特徴的な生物学的性状に関与していると考えられる．

3）ウイルス感染の臨床像とウイルスの生物学的特徴

HSVとVZVはともに上皮，粘膜の細胞に感染し病変を形成する．HSV初感染は一般に皮膚粘膜病変が主であり，全身感染は新生児ヘルペスや

る．免疫不全宿主での感染など特殊な場合に限られる．一方，VZV の初感染像は全身感染症である水痘である．HSV/VZV ともに初感染で生じた皮膚粘膜病変の支配領域に存在する知覚神経終末から，retrograde axonal flow によって知覚神経 axon を上行し神経細胞へ到達，HSV は三叉神経や坐骨神経節などに，VZV は脊髄後根神経節に潜伏感染する．ただし，VZV については神経向性の経路以外に血行性に後根神経節に至る経路も考えられている．simian varicella virus を用いた研究[1] や，SCID hu マウスを用いた研究[2] から，VZV 感染メモリー T リンパ球がウイルスを効率よく神経細胞へ運搬することが示唆されている．VZV は HSV と異なり神経細胞以外に外套細胞にも潜伏感染することが明らかとなっているが，4％の神経細胞で VZV DNA が検出されるのに対し，外套細胞では 0.1％以下と低いことが報告されている[3]．以上のように，初感染部位が上皮系細胞で，潜伏感染部位が神経系の細胞である点は両ウイルスの最大の共通点で，これがこれらのウイルスが α- ヘルペスウイルス亜科に分類される理由の 1 つである．

一方，再活性化については，HSV 再活性化は繰り返し起こりかつ若年者にも起こるが，VZV の再活性化回数は限定的（多くが 1 回のみ）で，高齢者や免疫不全者に好発する．この相違は，ウイルス間の潜伏感染の維持機構や再活性化機構の違いによると考えられている．HSV の潜伏感染，再活性化機構の解析にはモルモット，ウサギ，マウスなどの種々の動物モデルが使用されており，使用する動物種が実験結果の相違に関連する懸念が指摘されている．一方で，VZV は種特異性が高く適切な小動物モデルがなく，ヒトの剖検材料を用いた実験の結果に限られており，HSV と VZV 間の潜伏感染，再活性化機構を詳細に比較検討することの障壁となっている．

4）潜伏感染機構

HSV-1 が潜伏感染している神経節細胞では，3 種類のサイズの異なる RNA（latency associated transcript：LAT）が転写されている（図 2）[4]．LAT を発現した神経細胞は CD8 陽性 T リンパ球に囲まれていることが多く，LAT の役割として granzyme B による神経細胞のアポトーシスを抑制する可能性が示唆されている[5]．LAT は，ウイルスの増殖開始に重要な役割を持つ前初期遺伝子に属する ICP-4，neurovirulence を規定するとされる ICP-34.5，宿主の抗ウイルス経路を抑制する ICP-0 に対するアンチセンスとして作用し，これらのウイルス遺伝子発現を抑制する可能性が示唆されており，潜伏感染，再活性化の制御に重要な役割を果たしていると考えられている．実際に LAT の転写を制御した変異ウイルス株を使った実験により，LAT の発現を抑制することで再活性化の頻度も抑制されることが明らかとなり，LAT が HSV 再活性化において重要な役割を担っていることが証明されている．さらに，HSV-1 と HSV-2 の再活性化には部位特異性があることが知られているが，この現象にも LAT が関与していることが示唆されている[6]．

それでは，LAT はいったいどのようにして潜伏感染，再活性化のコントロールをしているのだろうか．1 つのメカニズムとして，前述のように潜伏感染を成立，維持するために LAT が宿主細胞のアポトーシスを阻害する可能性が挙げられている[5]．また，最近 HSV-1 は 16 種類の microRNA（miRNA）をコードしていることが明らかとなったが，そのうち 11 の miRNA が LAT 領域内あるいはその近傍に位置しており[7]，さらにそのなかの 7 つの miRNA 潜伏感染神経節中で検出されている（図 2）[8]．よってこれらの miRNA が，ウイルス再活性化に重要な役割を果たす可能性のある ICP-4，ICP-34.5，ICP-0 遺伝子発現の制御に重要な役割を果たしているかもしれない．

一方 VZV においては，LAT のホモローグは存在しないが，VZV が潜伏感染した脊髄後根神経節において ORFs4，21，29，62，63 など 12 種類の遺伝子転写産物が検出されている[9]．しかしながらこれらの実験は先に述べたように，ヒトの剖

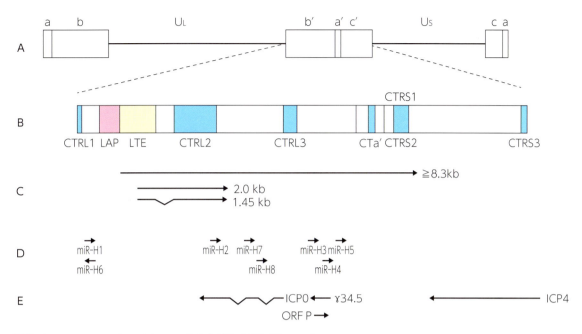

図2 latency associated transcript (LAT) の遺伝子マップ
A：HSV ゲノム配列，B：LS junction の拡大 [LAT プロモーター領域 (LAP) を含む種々の制御エレメントを示す]，C：3種類の LAT，D：LAT 領域に位置する microRNA (miR)，E：ウイルス再活性化に重要な4つのトランスクリプトとその転写方向
U_L：unique long，U_S：unique short

(文献1より作成)

検材料から得た神経節の解析で得られた結果であり，死亡から剖検までの時間が短くなると検出される遺伝子転写産物が減少することも報告されている．つまり，死後の変化が VZV の再活性化を助長している可能性が懸念される．9時間以内に剖検した材料からは，唯一 VZV IE63 遺伝子発現のみ認められており[10]，VZV 感染に伴う細胞のアポトーシスを阻害している可能性が考えられている．さらに，剖検神経節からは IE63 を含むこれら遺伝子がコードする蛋白も検出されている．ここで注目すべき点は，ウイルスが潜伏感染している神経節において，HSV と異なり複数の VZV 遺伝子の転写が活性化されている点と，遺伝子転写物だけでなく蛋白も検出されている点である．しかしながら，最近の報告では一部の VZV 蛋白に対するマウス，ウサギ抗体に，神経細胞中のヒトの血液型 A 型抗原と交叉反応性を持つ内在性抗体を含むことが報告されており，VZV 潜伏感染神経節中のウイルス抗原検出についてはさらなる詳細な解析が求められている．

単純ヘルペスウイルス（HSV-1 と HSV-2）と VZV は同じ α-ヘルペスウイルス亜科に属し多くの類似点を持っているが，神経細胞への潜伏感染機構も含めて相違点もあることを概説した．これらヘルペスウイルスの細胞生物学もまだ未解明な点が多く残されており，今後の基礎研究の進展で解決されていくことが望まれる．

文献

1) Knipe DM et al : Fields Virology, 6th ed, Lippincott Williams & Wilkins, Philadelphia, 2013
2) Ouwendijk WJ et al : Simian varicella virus infection of Chinese rhesus macaques produces ganglionic infection in the absence of rash. J Neurovirol **18** : 91-99, 2012

3) Ku CC et al：Varicella-Zoster virus pathogenesis and immunobiology：new concepts emerging from investigations with the SCIDhu mouse model. J Virol **79**：2651-2658, 2005
4) Wang K et al：Laser-capture microdissection：refining estimates of the quantity and distribution of latent herpes simplex virus 1 and varicella-zoster virus DNA in human trigeminal Ganglia at the single-cell level. J Virol **79**：14079-14087, 2005
5) Stevens JG et al：RNA complementary to a herpesvirus alpha gene mRNA is prominent in latently infected neurons. Science **235**：1056-1059, 1987
6) Jiang X et al：The herpes simplex virus type 1 latency-associated transcript can protect neuron-derived C1300 and Neuro2A cells from granzyme B-induced apoptosis and CD8 T-cell killing. J Virol **85**：2325-2332, 2011
7) Yoshikawa T et al：The characteristic site-specific reactivation phenotypes of HSV-1 and HSV-2 depend upon the latency-associated transcript region. J Exp Med **184**：659-664, 1996
8) Jurak I et al：Numerous conserved and divergent microRNAs expressed by herpes simplex viruses 1 and 2. J Virol **84**：4659-4672, 2010
9) Umbach JL et al：Analysis of human alphaherpesvirus microRNA expression in latently infected human trigeminal ganglia. J Virol **83**：10677-10683, 2009
10) Nagel MA et al：Varicella-zoster virus transcriptome in latently infected human ganglia. J Virol **85**：2276-2287, 2011
11) Ouwendijk WJ et al：Restricted varicella-zoster virus transcription in human trigeminal ganglia obtained soon after death. J Virol **86**：10203-10206, 2012

4 抗ヘルペスウイルス薬はどう効くのか？

単純ヘルペスウイルス (HSV) や水痘帯状疱疹ウイルス (VZV) の感染症には4種の抗ヘルペスウイルス薬がさまざまな剤形で使用されている (表1)．これらはすべてヌクレオシド誘導体で，ウイルス DNA の合成を阻害し，ウイルス増殖を抑制する薬剤である．本項ではこれら薬剤の作用機序から，薬物療法に期待できること，期待できないことを概説する．構造と作用機序を図1～3 にまとめたので，これを参照しながら以下の解説を読んでいただきたい．

1) チミジンキナーゼによってリン酸化される薬剤

a 初めての抗ウイルス薬：アシクロビル

1988年，薬物療法における重要な原理を発見したとして，アシクロビルを開発した Gertrude B. Ellion 博士と George H. Hitchings 博士にノーベル医学生理学賞が授与された．アシクロビルの開発 (1974年) 以前にもイドクスウリジンのような抗ウイルス薬は存在した．しかし，抗ウイルス薬と呼ぶにふさわしい，細胞毒性が低く，ウイルスの増殖を特異的に抑制できる初めての薬がアシクロビルであり，それが評価されたものである．

アシクロビルは，DNA 合成の材料となるデオキシグアノシンのデオキシリボースの 2',3' 位の炭素を欠損させた薬剤 (図1) で，デオキシリボースの輪がない．この構造から「輪 (cycle) がない (「ない」という意味の接頭語 a-) 薬 (-vir)」 acyclovir と命名された．作用機序の研究から，ヘルペスウイルスが感染細胞内で発現するチミジンキナーゼがアシクロビルを一リン酸化することが明らかとなった．その後の二リン酸化，三リン酸化のステップは細胞の酵素によって行われるが，一リン酸化のステップを効率よく行える細胞の酵素はないため，DNA 合成阻害活性を示すアシクロビル三リン酸はウイルス感染細胞内でのみ作られる (図2)．三リン酸となったアシクロビルはデオキシグアノシン三リン酸 (dGTP) と似た構造を持つことから，ウイルスの DNA ポリメラーゼによって dGTP の代わりに合成中の DNA 鎖に取り込まれる．すると，次のヌクレオチドを連結させるデオキシリボースの 3' 位の炭素がないため，DNA 合成がその部位で終結することとなる (図3)．このような DNA 合成阻害薬をチェーン・ターミネーター (chain terminator) と呼ぶ．「DNA 鎖合成に終末をもたらす者」という意味の名前である．ウイルスの DNA ポリメラーゼは，細胞の DNA ポリメラーゼよりもおよそ 10～20倍アシクロビル三リン酸に親和性が高い．したがって，アシクロビルのウイルスに対する選択毒性は，①ウイルスのチミジンキナーゼによる一リン酸化と，②DNA ポリメラーゼによるウイルス DNA への取り込みの2つの過程によっても

表1 臨床で用いられている抗 HSV 薬，抗 VZV 薬

薬剤名	剤形	適応症
アシクロビル	錠剤，顆粒，点滴静注，軟膏	単純疱疹，帯状疱疹，水痘，ヘルペス脳炎，骨髄移植後の HSV 発症予防 小児の性器ヘルペス再発抑制療法
バラシクロビル	錠剤，顆粒	単純疱疹，帯状疱疹，水痘 成人の性器ヘルペス再発抑制療法
ファムシクロビル	錠剤	単純疱疹，帯状疱疹
ビダラビン	点滴静注，軟膏	単純疱疹，帯状疱疹，ヘルペス脳炎

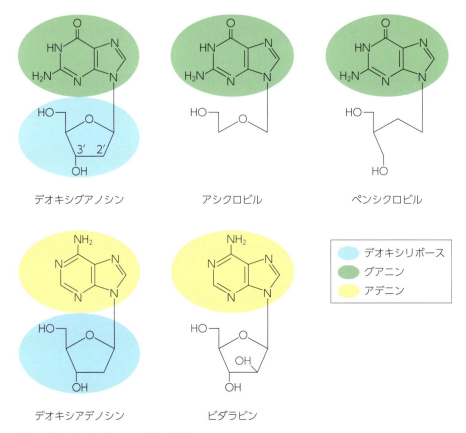

図1　抗ヘルペスウイルス薬の構造
アシクロビルとペンシクロビルはデオキシグアノシンと，ビダラビンはデオキシアデノシンと，それぞれ糖（デオキシリボース）の構造が違うのみである．

たらされる．これがアシクロビルに副作用がなく，特異的にウイルス増殖を抑える高い選択毒性を持つ基盤となっている．

アシクロビルは大変安全な薬剤で，陰部ヘルペスの抑制療法にみられるように，何年間にもわたって本剤を連日服用してもほとんど副作用は問題とならない．また，新生児ヘルペスの治療からもわかるように，新生児にも安心して使用できる大変優れた薬剤である．ただ，いくつかの弱点が挙げられる．

1点目は，水への溶解度が低いことである．そのため，点眼薬が作製できず，角膜ヘルペスに対して軟膏が使われる．そのため，視界がぼやけるなど日常生活に支障をきたしており，点眼できる新たな薬剤の開発が望まれる．表1にまとめた抗ヘルペスウイルス薬はすべてヌクレオシドで，水への溶解度が低い．そのため，高濃度の水溶液を調製することができず，one shotの静注ができないため，点滴静注が必要となる．

2点目は，経口投与では腸管からの吸収が悪く，30～40％程度しか血中に移行しないという点である．このため，成人では1日5回の内服が必要である．

3点目の欠点は，アシクロビルは血液脳関門を通りにくいという点である．脳炎では多くの場合，血液脳関門が壊されるためアシクロビルは病巣に届き，効果を発揮する．しかし，なかにアシクロビルが無効である症例も存在し，その場合は以下で説明するビダラビンによる治療に時機を逃さず変更することが勧められている[1]．

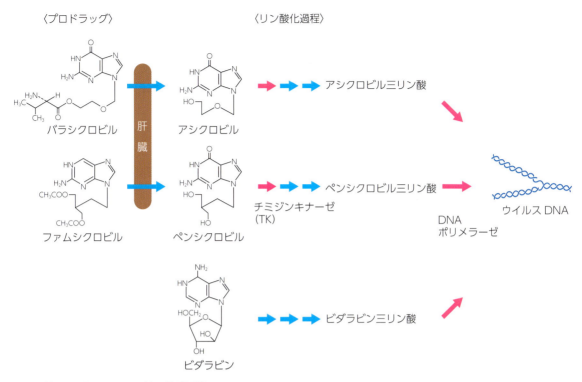

図2 抗ヘルペスウイルス薬の代謝過程
➡はウイルスの酵素，➡は細胞の酵素を示す．

図3 アシクロビルによるDNA合成阻害
複製中のDNA鎖にdGTPの代わりにアシクロビル三リン酸が使われると，次のヌクレオチドがつながる3'位がないため（図中の➡で示す），伸長はそこでストップする．この図では一例として5'-ACG-3'と複製する部位にアシクロビルが取り込まれた場合を示した．

b　内服できるアシクロビル：バラシクロビルへの改良

アシクロビルの腸管からの吸収の悪さを改善するために開発されたのがバラシクロビルである（図2）．バラシクロビルはアシクロビルにアミノ酸のバリンを結合させたもので，腸管での吸収が改善され，適応症によっても異なるが，1日1～3回の内服で効果が得られる．吸収されたバラシクロビルは肝臓で速やかにバリンとアシクロビルに加水分解され，アシクロビルが抗ウイルス薬として作用を示す．このように，代謝されて活性を示す薬剤をプロドラッグと呼ぶ．

c　ファムシクロビル

1970～1980年代，アシクロビルの成功が契機となり，新たな抗ヘルペスウイルス薬の開発が進められた．そのような薬剤のなかからガンシクロビルが抗サイトメガロウイルス薬として，そしてペンシクロビルのプロドラッグであるファムシクロビルがHSV/VZVに対する薬剤として臨床で使われている．

バラシクロビルがわれわれの肝臓でアシクロビルへと変換されるのと同じように，経口薬ファムシクロビルは腸管から吸収された後，肝臓でペンシクロビル（図1, 2）へと変換され，抗ウイルス活性を示す．ペンシクロビルの作用機序はアシクロビルと同じで，チミジンキナーゼによってリン酸化され，三リン酸となった後にDNA合成を阻害する．臨床応用され，保険適用となっているのはプロドラッグである経口薬ファムシクロビルのみである．

2) チミジンキナーゼによるリン酸化が必要のない薬剤

ビダラビンはアデノシン誘導体で，リボースの2'位の水酸基が上向きに入っているアラビノフラノースを持つアデノシンである（図1）．この薬剤はすべて細胞の酵素で三リン酸化体にまで代謝され，dATPの代わりに合成中のDNA鎖に取り込まれる（図2）．細胞のDNAポリメラーゼよりもウイルスDNAポリメラーゼに対する親和性が高いことから，優先的にウイルスDNA合成を抑制する．抗ウイルス活性の特異性をこの1点で負っているため，アシクロビルに比べ選択毒性が低く，副作用が出やすい．したがって，この薬剤を積極的に使用する理由はまったくないが，前述した通り，ヘルペス脳炎でアシクロビルが効かない症例があり，その際にはビダラビンに変更することが勧められている．また，免疫不全患者では，アシクロビルに耐性化したウイルスが出現することがある．アシクロビルの作用点を考えていただければわかるように，耐性化はチミジンキナーゼかDNAポリメラーゼ遺伝子の変異によって起こる[2]．このようなアシクロビル耐性ウイルスが，チミジンキナーゼによるリン酸化が必要のないビダラビンに交叉耐性を持つことはまれで，アシクロビル耐性ウイルスの出現を疑った場合にはビダラビン治療を行うメリットがある．

3) 抗ウイルス薬に期待できること

作用機序からわかるように，現在使われている抗ヘルペスウイルス薬はすべてDNA合成阻害薬である．したがって活発にウイルスが増殖している時期には効果を期待できるが，潜伏感染しているウイルスゲノムを除去することや，ウイルスの増殖が鎮静化してから増悪する疾患には効果は期待できない．したがって，発症してからなるべく早く，遅くとも2～3日以内に投与を始めることが重要である．

陰部ヘルペスでは年に6回以上再発を繰り返す患者に対し，再発抑制を目的に，治療量の半量のバラシクロビルを連日投与する再発抑制療法が保険適用となっている[3]．この投与によって潜伏感染しているウイルスを除去できるわけではないが，再活性化の早期にウイルス増殖を抑制することによって回帰発症を予防することが期待できる．また，陰部ヘルペスでは，患者自身が自覚することなく無症候性にウイルスを排泄しているこ

とが多い．このような患者では，再発抑制療法によってウイルスの排泄が抑えられ，パートナーにウイルスを感染させる危険性は有意に低下する．

原因不明の顔面神経麻痺をBell麻痺と呼ぶが，その一部はHSVが顔面神経で再活性化したことによって発症する．顔面神経中の知覚神経で再活性化したHSVにより，並走する運動神経で脱髄が起こること，骨の中の閉鎖空間を走行する顔面神経では，炎症による浮腫が神経の絞扼と虚血を起こすことが麻痺の原因と考えられている．発症時に抗ヘルペスウイルス薬だけを投与しても疾患の改善は期待できず，ステロイドと抗ヘルペスウイルス薬を併用することが勧められている[4]．

帯状疱疹の合併症として起こる帯状疱疹後神経痛には有効な治療がなく厄介な疾患である．この神経痛を抗ウイルス薬で治療することはもちろん不可能である．しかし，帯状疱疹を発症した早い時期に十分な抗ウイルス療法を行うことは，VZVの増殖を抑制し，その後の神経痛を軽症化できることが明らかにされている．

文献

1) 日本神経感染症学会：単純ヘルペス脳炎診療ガイドライン，2004．http://www.neuroinfection.jp/guideline001.html（2017年9月閲覧）
2) 錫谷達夫：抗ヘルペスウイルス薬耐性化機構と病原性．医薬ジャーナル **46**：153-158, 2010
3) 白木公康ほか：性器ヘルペスの再発抑制療法．医薬ジャーナル **46**：145-151, 2010
4) 日本神経治療学会：標準的神経治療：Bell麻痺，2008．https://www.jsnt.gr.jp/guideline/bell.html（2017年9月閲覧）

コラム
新規抗ヘルペスウイルス薬 amenamevir

　新規抗ヘルペスウイルス薬 amenamevir（開発名 ASP2151，商品名アメナリーフ®；図1）はアステラス製薬が開発し，マルホが臨床試験を実施して2017年7月に認可，2017年9月に発売された新規抗ヘルペスウイルス薬である．

　現在，わが国で使われている単純ヘルペス（HSV）および水痘単純疱疹ウイルス（VZV）に対する薬剤（アシクロビル，バラシクロビル，ファムシクロビル，ビダラビン）は，すべて核酸アナログである．これらの薬剤の作用機序については，前項「抗ヘルペスウイルス薬はどう効くのか？」を参照されたい．これに対し，amenamevir

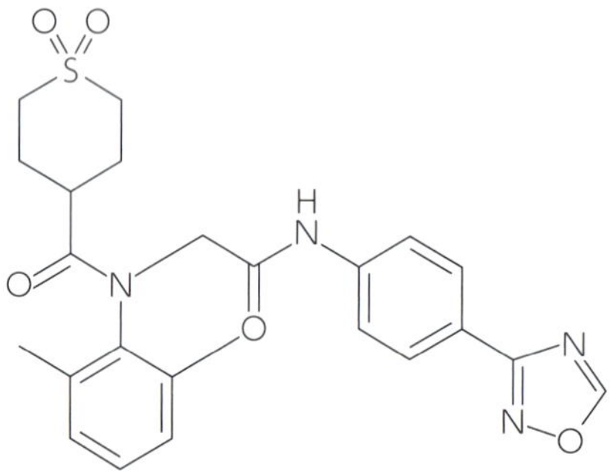

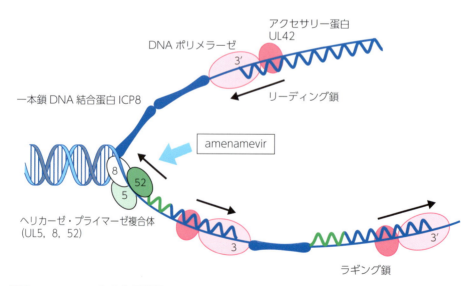

図1　amenamevirの構造式
組成式 C24H26N4O5S，質量 482.1624，分子量 482.552

図2　amenamevirの作用機序
amenamevir，ウイルスDNA複製に必須のヘリカーゼ・プライマーゼ複合体の酵素活性を直接阻害することでウイルス増殖を抑制する．

（文献1より改変）

はヘリカーゼ・プライマーゼ阻害薬として抗ウイルス作用を発揮する．ヘリカーゼ・プライマーゼとは，HSV（VZV）では helicase UL5（ORF55），primase UL52（ORF6），cofactor UL8（ORF52）の3つの蛋白の複合体酵素である．この酵素は，二本鎖 DNA をほどいて2本の一本鎖にする活性（ヘリカーゼ活性），そしてそれぞれの一本鎖となった鋳型 DNA に DNA 複製の起点となる RNA プライマーを合成する（プライマーゼ活性）．RNA プライマーを起点に DNA ポリメラーゼが働き，相補的ウイルス DNA 伸長を開始する[1]（図2）．このように amenamevir は既存の核酸アナログよりもより早い段階でウイルス DNA の複製を阻害する．また VZV DNA 複製阻害作用の強さと，薬物動態の良さから，1日1回投与で十分な抗ウイルス作用を発揮する．さらに，既存の抗ヘルペスウイルス薬と作用機序が異なるため，交差耐性を示さない[2]．さらに，既存の経口抗ヘルペスウイルス薬はすべて腎排泄性のため，腎機能の程度に応じて投与量を調節する必要があるが，amenamevir の排泄経路は糞便が主体のため，用量調節の必要はない．

第Ⅲ相二重盲検比較試験では，帯状疱疹患者に対する amenamevir の有効性および安全性について，バラシクロビルを対照に多施設共同で検討された[3]．20歳以上80歳未満，皮疹発現後72時間以内の帯状疱疹患者751例を amenamevir 200 mg，400 mg（1日1回，7日間）およびバラシクロビル（3,000 mg，分3，7日間）の3群に分け検討したところ，投与開始4日目までの新皮疹形成停止率は，amenamevir 200 mg 群 69.6％（172/247例），amenamevir 400 mg 群 81.1％（197/243例），バラシクロビル群 75.1％（184/245例）だった．amenamevir 400 mg 群とバラシクロビル群の差の推定値［両側95％信頼区間］は 7.1％［-0.2～

表1 amenamevir の特徴

- 新規作用機序で早期からの効果発現が期待され，既存薬よりも高い抗ウイルス活性を示す（in vitro）
- 1日1回投与でバラシクロビルに劣らない効果を示す
- 腎機能の程度に応じた投与量設定の必要がない

14.4％］であり，amenamevir 400 mg 群のバラシクロビル群に対する非劣性が検証された（$p<0.0001$）．

臨床検査値異常を含む副作用は，amenamevir 400 mg 群で 25/249 例（10.0％），バラシクロビル群で 30/249 例（12.0％）に認められた．amenamevir 400 mg 群の主な副作用は，フィブリン分解産物増加5例（2.0％），心電図 QT 延長4例（1.6％），β-N アセチル D グルコサミニダーゼ増加3例（1.2％），$α_1$ ミクログロブリン増加3例（1.2％）などであり，死亡例を含む重篤な副作用および投与中止に至った副作用は認められなかった．

このように amenamevir は抗ヘルペスウイルス薬として既存薬にはない特徴と優れた特性を有し（表1），今後，帯状疱疹の標準的治療薬となっていく薬剤と思われる．

文献

1) Crumpacker CS, Schaffer PA：New anti-HSV therapeutics target the helicase-primase complex. Nat Med **8**：327-328, 2002
2) Chono K et al：ASP2151, a novel helicase-primase inhibitor, possesses antiviral activity against varicella-zoster virus and herpes simplex virus types 1 and 2. J Antimicrob Chemother **65**：1733-1741, 2010
3) Kawashima M et al：Amenamevir, a novel helicase-primase inhibitor, for treatment of herpes zoster：A randomized, double-blind, valaciclovir-controlled phase 3 study. J Dermatol 2017 Jul 5. doi：10.1111/1346-8138.13948［Epub ahead of print］

5 どうして単純ヘルペスウイルスと水痘帯状疱疹ウイルスでは抗ヘルペスウイルス薬の使用量が違うのか？

　内服薬として外来で処方する薬剤はアシクロビル，バラシクロビル，ファムシクロビルであるが，これらの処方量が単純疱疹に比べ，水痘や帯状疱疹では2〜4倍量となっている（表1）．各薬剤の添付文書に記載されている50％ウイルス増殖を抑制する薬剤濃度（50％プラーク抑制濃度）にはいくつか特記すべき点がある（表2）．

　まず，同じウイルス種のなかで値に大きな幅がある．その理由は，抗ウイルス活性を測定する際，実験にどのような細胞株を使うかによって，またどのようなウイルス株を使うかによって結果に大きな違いが生じるためである[1]．特に単純ヘルペスウイルス（HSV）はさまざまな培養細胞株に感染できるため，研究室によってアッセイに使う細胞株がさまざまである．そのため異なる研究室から発表された値を単純に比較することはできない．また，薬剤耐性ウイルスと判定する共通の基準もない．

　次に，大雑把にみてウイルス増殖抑制濃度はHSV-2ではHSV-1のおよそ2倍，水痘帯状疱疹ウイルス（VZV）ではおよそ5〜10倍である．そのため単純疱疹よりVZV感染症にはより多くの薬剤を服用しなくては効果は得られない．VZVの薬剤感受性が低い理由として，チミジンキナーゼのアシクロビルやペンシクロビルに対する親和性がHSVに比べて低いことが挙げられる（表3）[2]．このためVZV感染症に対する服用量は多く設定されている．

　各薬剤を単回内服した後の血漿中薬剤濃度は図1の通りである．表2に示す薬剤感受性の値のうち，高い値を示すウイルス株は標準的な株とは言い難いが，このような株では指定された用量

表1　成人に対する経口抗ヘルペスウイルス薬の用量

薬剤名	単純疱疹	帯状疱疹
アシクロビル	1回200 mg，1日5回	800 mg，1日5回
バラシクロビル	1回500 mg，1日2回	1,000 mg，1日3回
ファムシクロビル	1回250 mg，1日3回	500 mg，1日3回

表2　抗ヘルペスウイルス薬の抗ウイルス活性（50％プラーク抑制濃度；μg/mL）

薬剤名	HSV-1	HSV-2	VZV
アシクロビル	0.01〜1.25	0.01〜3.20	0.17〜7.76
ペンシクロビル	0.4〜0.6	1.1〜2.4	1.9〜5.1

表3　チミジンキナーゼの抗ウイルス薬に対する親和性（Ki値；μM）

薬剤名	HSV-1	HSV-2	VZV
チミジン	0.5	0.5	0.2
アシクロビル	60	135	830
ペンシクロビル	4.5	103	250

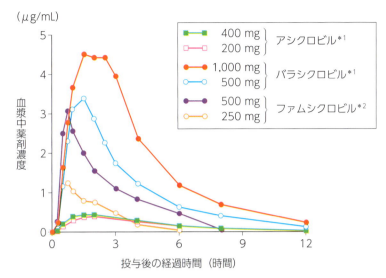

図1 血中抗ウイルス薬濃度の推移
*1 投与後の血漿中アシクロビル濃度を示す.
*2 投与後の血漿中ペンシクロビル濃度を示す.

でも血漿中薬剤濃度がウイルス抑制に十分な値にはなっていない(図1).この点を考慮し,患者には帰宅後なるべく早く1回目の内服を行うよう指導するのが好ましい.

文献

1) Suzutani T et al:Efficacies of antiherpesvirus nucleosides against two strains of herpes simplex virus type 1 in Vero and human embryo lung fibroblast cells. Antimicrob Agents Chemother **32**:1046-1052, 1988
2) Lowe DM et al:Mode of action of(R)-9-[4-hydroxy-2-(hydroxymethyl)butyl]guanine against herpesviruses. Antimicrob Agents Chemother **39**:1802-1808, 1995

6 単純ヘルペスの疫学

1）性器ヘルペス

　本疾患は1987年に性病予防法の1つとして実施されてきたが，1999年4月に「感染症の予防及び感染症の患者に対する医療に関する法律」（以下，感染症法）が施行されて以降，性器クラミジア感染症，尖圭コンジローマ，淋菌感染症とともに，法に基づく5類感染症として性感染症定点医療機関届出対象疾患に指定されており[1]，感染症発生動向調査が行われている．届出基準は2006年に変更となり，これまで調査対象に含められていた再発症例は除外となった．届出は，症例の性別，年齢群別（0歳，1〜4歳，5〜9歳，以降5歳間隔で69歳まで，70歳以上）に以下の臨床症状を満たす該当症例の人数を月ごとに管轄保健所へ届け出ることとなっている[2]．臨床症状には，性器や臀部の有痛性の1〜多数の小さい水疱性あるいは浅い潰瘍性病変を認める臨床症状が必要となっている．対象となる医療機関は，全国約1,000ヵ所が指定されているが，自治体ごとに産婦人科，産科もしくは婦人科（産婦人科系），性感染症と組み合わせた診療科名とする診療科，泌尿器科または皮膚科を標榜する医療機関が指定されている．定点数の算出法は保健所地域ごとに，管内人口が7.5万人未満では0，7.5万人以上では1＋（人口 -7.5万人）/13万人とされている[3]．月ごとに届けられた情報は，保健所において調査対象月の翌月3日までに厚生労働省の感染症サーベイランスシステム（NESID）へ送付され，国立感染症研究所感染症疫学センターで解析される．さらに保健所では対象感染症についての集団発生その他の特記すべき情報についても，都道府県などの本庁および地方感染症情報センターへ報告する．国立感染症研究所感染症疫学センターで行われた解析結果は感染症発生動向調査週報（IDWR）に掲載される．情報はweb上にも公開されているので誰でも閲覧可能である[4]．このサーベイランスによると，性器ヘルペスは男性では性器クラミジア，淋菌に次いで3番目で，尖圭コンジローマとほぼ同等の報告数であるが，女性では性器クラミジアに次いで第2位である[4]（図1, 2）．また，性別年齢群別では男女とも全年齢層にみられているが，年齢が上がるにつれて性器ヘルペスの占める割合は増加傾向にあり，特に女性では40歳代以降では4大疾患のうち性器ヘルペスが最多となっている[5]（図3, 4）．

　2000年以降のデータでは，性器ヘルペスは2006年までは増加傾向で2006年は定点当たり11.04，報告数10,447であったが，2007年以降は定点当たり8〜9で推移し，報告数も8,000前後で推移している[4,5]（図1, 2, 5）．これはサーベイランスにおける定点報告の定義が初発性器ヘルペスのみになったことや，2006年以降のヘルペス再発抑制療法の伝播抑制効果の影響と考えられる．性別では男女とも概ね横ばいであるが，女性の報告数が男性のそれを上回っている．年齢群別では男性では30歳代が最多，45〜49歳，50〜54歳，65〜69歳が2009年以降増加傾向である．一方，女性は20歳代が最多で，35〜39歳，40〜44歳は2009年以降増加傾向である[4]（図6, 7）．

　なお，これら疫学調査結果については，定点把握疾患であることから定点設定の影響を受ける可能性があること，疾患の特性上初発と再発の臨床的鑑別が困難であること，患者が医療機関を受診しないで診断が可能な郵送検査が普及してきていることなどの影響を鑑みて慎重に評価することが重要である．

　性器ヘルペスにおけるHSV-1/2の疫学については，2013〜2015年の男性急性尿道炎患者からの検出状況を検討した結果によると，HSV検出率は全患者の3.8％で，非淋菌性尿道炎の5.0％，非クラミジア性非淋菌性尿道炎の59.7％となっており，HSV-1のほうがHSV-2より多く検出されていたと報告されている[6]．一方，海外では

6 単純ヘルペスの疫学

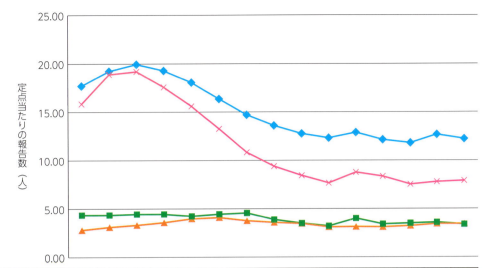

図1 性感染症定点把握4疾患の定点当たり報告数の年次推移（2000～2014年；男性）

（文献4より引用）

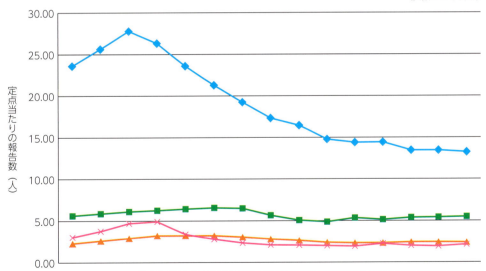

図2 性感染症定点把握4疾患の定点当たり報告数の年次推移（2000～2014年；女性）

（文献4より引用）

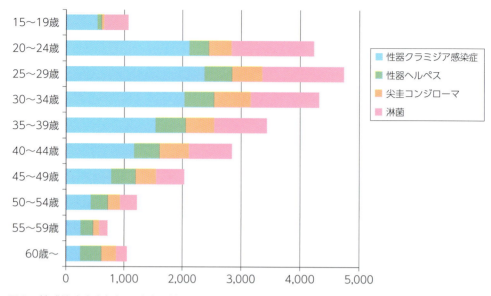

図3 性感染症定点把握4疾患の性別年齢群別報告数（2015年；男性）

（文献5より引用）

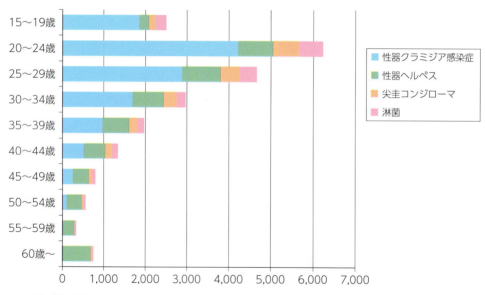

図4 性感染症定点把握4疾患の性別年齢群別報告数（2015年；女性）

（文献5より引用）

18〜30歳女性の疫学調査で，HSV-1発生率2.5/百人・年，HSV-2発生率1.1/百人・年と，HSV-1の割合が多い結果となっている[6]．

2）新生児ヘルペス

日本での発生頻度は，年間100例程度（14,000〜20,000出生に1例程度）と報告されている[7]．

6 単純ヘルペスの疫学

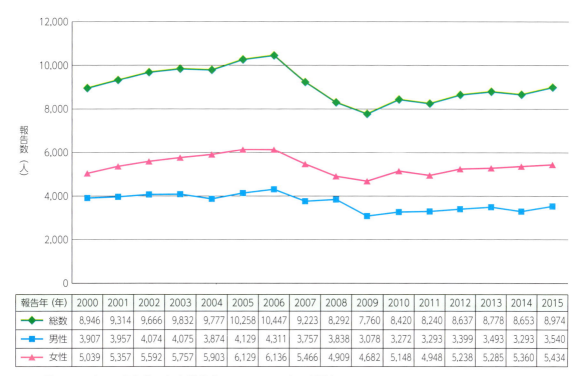

図5 性器ヘルペスの報告数の年次推移（2000～2015年；総数）

（文献5より引用）

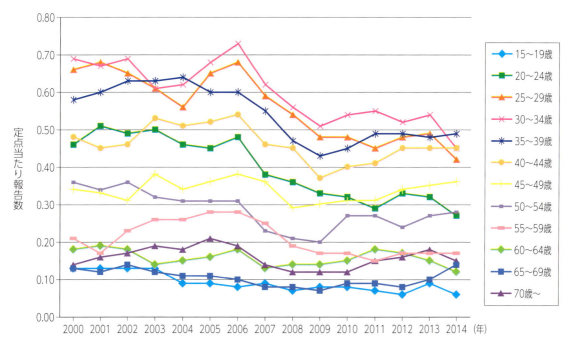

図6 性器ヘルペスの性別年齢群別定点当たりの報告数（2000～2014年；男性）

（文献4より引用）

25

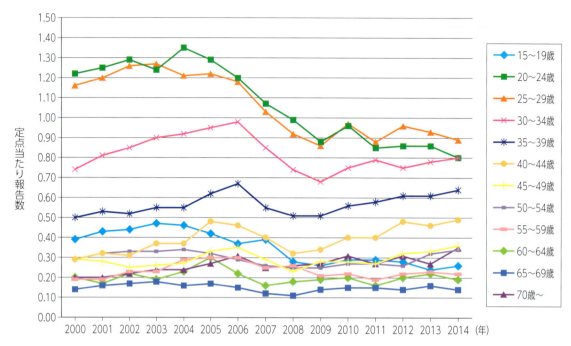

図7　性器ヘルペスの性別年齢群別定点当たりの報告数（2000〜2014年；女性）

（文献4より引用）

3）単純ヘルペス脳炎

　単純ヘルペス脳炎（HSE）はHSVによって引き起こされるウイルス性脳炎で，非流行性脳炎のなかでは最も頻度が高い．日本での小児における急性脳炎・脳症の発症数は年当たり約1,000〜2,000例で，そのうちHSVによるものは80〜160例と推測されている[8]．また，成人を含めたHSV脳炎・脳症の発症率は1人/100万人と報告されている[9]．HSEの発生率については，200床以上の病床を有する病院を対象とした全国疫学調査の検討[10]では3.5人/100万人・年と推計されており，また16歳以上対象の疫学調査[11]ではHSEの発生率は3.9人/100万人・年と報告されている．諸外国からの報告では，小児や高齢者にやや多くみられ，年間25万人〜50万人に1人の割合で発生するという報告[12]や，人口10万人当たり2.2人の発生率との報告[13]がある．

文献

1) 厚生労働省．感染症法に基づく医師の届出のお願い．性器ヘルペスウイルス感染症．http://www.mhlw.go.jp/bunya/kenkou/kekkaku-kansenshou11/01-05-32.html（2017年9月閲覧）
2) 厚生労働省：感染症発生動向調査（STD定点）記入用紙．http://www.mhlw.go.jp/bunya/kenkou/kekkaku-kansenshou11/pdf/01-07-04.pdf（2017年9月閲覧）
3) 厚生労働省：感染症発生動向調査事業実施要綱．http://www.mhlw.go.jp/bunya/kenkou/kekkaku-kansenshou11/dl/01_kansensho.pdf（2017年9月閲覧）
4) 国立感染症研究所感染症疫学センター：感染症発生動向調査事業年報．https://www.niid.go.jp/niid/ja/allarticles/surveillance/2270-idwr/nenpou/6980-idwr-nenpo2015.html（2017年9月閲覧）
5) 厚生労働省：性感染症報告数．http://www.mhlw.go.jp/topics/2005/04/tp0411-1.html（2017年9月閲覧）
6) Ito S et al：Male non-gonococcal urethritis：From microbiological etiologies to demographic and clinical features. Int J Urol **23**：325-331, 2016
7) 森島恒雄ほか：新生児ヘルペスの全国調査．日小児会誌 **93**：1990-1995，1989
8) 森島恒雄ほか：新生児ヘルペス，単純ヘルペス脳炎．ヘルペスウイルス感染症，新村眞人ほか（監修・編集），臨床医薬研究協会，東京，p144-151，1996

9) 国立感染症研究所感染症情報センター（多屋馨子）：ヘルペス脳炎とは. https://www.niid.go.jp/niid/ja/component/content/article/392-encyclopedia/516-herpes-encephalitis.html（2017年9月閲覧）
10) Kamei S et al：Nationwide survey of the annual prevalence of viral and other neurological infections in Japanese inpatients. Intern Med **39**：894-900, 2000
11) Wada-Isoe K et al：Epidemiological study of acute encephalitis in Tottori Prefecture, Japan. Eur J Neurol **15**：1075-1079, 2008
12) Whitley R et al：Predictors of morbidity and mortality in neonates with herpes simplex virus infections. The National Institute of Allergy and Infectious Diseases Collaborative Antiviral Study Group. N Engl J Med **324**：450-454, 1991
13) Hjalmarsson A et al：Herpes simplex encephalitis in Sweden, 1990-2001：incidence, morbidity, and mortality. Clin Infect Dis **45**：875-880, 2007

7 水痘，帯状疱疹の疫学

　最初の帯状疱疹（HZ）の疫学は，Hope-Simpson[1]により1965年に報告されている．彼は，英国Cirencesterでの1947～1962年の16年間192例のHZの臨床観察のなかで，高齢者の発症率が高いこと，またHZの発症と水痘流行に関係があることを明らかにしている．それ以降，多くの調査が行われてきており，それらのHZの疫学について世界各国の論文をまとめ紹介したものとしてはKawaiら[2]の文献がある．わが国でも，病院などのHZ患者の集計があるが，大規模なものとしては宮崎県のHZの調査「宮崎スタディ（1997-2006）」と兵庫県皮膚科サーベイランスの調査がある[3,4]．米国[5]ではHZの年間推定発症数は約100万とされ，わが国[3]でも約60万人が発症すると思われる．

1）発症頻度

　Hope-Simpson[1]の報告では毎年のHZ発症率は千人当たり3.4であり，北米・欧州・アジア太平洋地域では3～5/千人・年で[2]，「宮崎スタディ（1997-2016）」では4.63/千人・年である（以下，発症率の「/千人・年」を略す）．

2）発症数・発症率の年次変化

　HZは年々増加傾向にあり，海外でも30年間で発症率が64％増加しており[6]，「宮崎スタディ（1997-2016）」（以下の宮崎スタディのデータは「1997-2016」版のものを示す）でも1997～2016年のこの20年間で，宮崎県の人口は117.6万から109.6万と8万人減少したにもかかわらず，HZの発症数は総計105,712人で，1997年の4,243人が2016年では6,485人と52.8％増加している．また，発症率も3.61が5.97へと65％増加している．
　HZの発症頻度影響を及ぼす要因としては，a) 水痘との関係，b) 年齢，c) 季節変動，d) 性別，e) 免疫異常，f) 再発性などの要因が挙げられる．これらの要因としては，水痘帯状疱疹ウイルス（VZV）に対する細胞性免疫が低下し，その結果HZが発症することが推測されている．

a　帯状疱疹と水痘との関係

　Hope-Simpson[1]は，水痘またはHZを有する個体からのVZVへの外因性曝露が，VZV特異的細胞性免疫を高めることにより，HZのリスクを減少させるとの仮説を立てた．そのうえで水痘の流行がHZの発症を減少させているという彼の調査結果は，水痘患者との接触およびHZの発症に関する他の疫学研究によっても統計的に確認されている[7]．また，水痘予防接種プログラムは，地域社会のVZVを減少させ，VZVに対する免疫力を高める可能性を減少させるため，水痘ワクチン接種の導入は集団におけるHZ発生を増加させる可能性があるとの仮説が立てられている．Yihら[8]によれば，1998～2003年の間のMassachusettsでの，Oka水痘ワクチンによる全面的なワクチン接種により，水痘発症率が16.5から3.5まで減少する一方，HZ発症率は1999～2003年の間に2.77から5.25に増加した．宮崎スタディでも水痘ワクチン定期接種施行後は大幅に増加している．さらに，Oxmanら[9]によると，Zostavax®（Oka水痘ワクチン）接種により，HZの頻度は半分に減少し，帯状疱疹後神経痛（PHN）が1/3に減少した．したがって，水痘患者との接触やOka水痘ワクチンによるVZVへの免疫のブースター効果は，HZの発症に影響を及ぼす重要な要素の1つであると考えられる．しかしながら実際には，水痘ワクチン接種プログラムを導入する前にすべての年齢層にわたって発症率が連続的に増加し，ワクチン接種後も増加し続けているという各国での報告があるので，水痘ワクチン接種プログラムが，HZ発症率の増加と関連しているかどうかの決定的な証拠は現時点ではない[2]．したがって，いま

のところHZ発症率が増加している理由は不明である.

b 年齢と発症率

Hope-Simpson[1]の報告では,10歳以下の発症率は0.74であるのに対し,20～50歳は2.5,60歳以上では7.8と年齢とともに高くなることが報告されている.この傾向は,多くの研究で認められている.HZの50％以上は60歳以上に生じており,80歳までに約30％の人がHZを経験すると推定される[3,10].発症頻度は10歳代に最初の小さなピークがあり,20～30歳代でやや下がる.20～30歳代では子育て世代が水痘患者と接触することにより,水痘に関する免疫賦活が起こり,HZ頻度を若干下げているとみられる.その後上昇し,多くの国で50歳以降,急激に増加し,70歳代に大きなピークのある二峰性,もしくはその傾向が,いくつかの研究においても観測されている[1-4].各国の発症率は,60歳代で6～8,80歳代で8～12といずれも高齢者で高くなっている[2].宮崎スタディでも同様な傾向を認め,平均発症率は年2.24～8.61であり,全体の平均は年4.63である.このようにHZ発症率が50歳以上で上昇すること,またPHNの発症率も高くなることから,欧米ではすでに水痘ワクチンがHZ予防ワクチンとして50歳以上において使用されており[9],わが国でも2016年3月から予防ワクチンとして認可された.

c 季節変動

Hope-Simpson[1]がすでにHZの発症と水痘流行に関係があることを明らかにしているように,HZは水痘の発症と逆相関することは広く知られている[1,3,9].水痘の流行しない夏にHZは多く,逆に水痘が流行する冬には少なくなる[3,4].水痘患者が夏に減少するのは,夏は紫外線が多く,温度が高くなるのでVZVの感染性が不活化され,感染伝播が起こりにくくなるためと考えられている[11].したがって夏は,水痘の比率が最も低く,逆にHZの比率が最も高い.夏には,水痘の流行が少ないためVZVによるブースター効果が強まらず,その結果,夏にHZの増加をもたらすのかもしれない.しかしながら,わが国でも2014年10月からの水痘ワクチンの定期接種により水痘の発症は激減しており,これが今後,HZの季節変動に影響を及ぼすことが考えられる.その影響のためか,宮崎スタディでは水痘ワクチン定期接種開始後,夏に多く冬に少ないという季節性に変化がみられつつある.

d 発症率の男女差

わが国でも海外でも高齢になるほど女性の発症率が高いとする報告が多い[2-4].

宮崎スタディ(図1)によると全体の発症率は,男性(4.09)より女性(5.10)が,かなり高かった.50歳未満ではほぼ同様であるが,50歳以上になると発症率の性差は顕著となり,女性の発症率は,50～60歳代で男性よりかなり高かった.70歳代が各年代で最も高く,男女とも近似した発症率であった.80歳以上では発症率は減少に転じ,女性より男性のほうが高かった.80歳以上になると,女性は人口そのものが男性より多いため,HZの発症数自体は多くなっているが,発症率は逆に低くなっている.このことは,80歳以上になると,女性のほうが男性よりHZにかかりにくいことを示している.全体の発症率の増加の主因は,50歳以上の発症率の年々の増加,特に50歳以上の女性の発症率の増加によるものであると明確に示している.このことから,高齢者,特に50歳以上の女性の発症率上昇が,この20年間での全体の発症率を65％も引き上げる主な要因となっていると思われる.

e 免疫異常

HZは,加齢とともに細胞性免疫が低下することにより発症すると思われるが,その他の重要な危険因子としては,HIV[7]のほか,悪性腫瘍や免疫抑制療法(臓器移植,化学療法,ステロイド療法)がある[2].

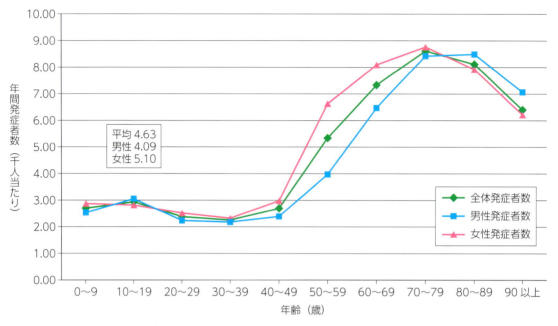

図1 HZの発症率（宮崎スタディ；1997〜2016年）

f 再発

再発の危険性は1〜6％で，長期の追跡調査でハイリスクの人は5〜6％を示している[2]．宮崎スタディでは2009年6月から2015年9月までの全HZ患者は34,877人で，再発観察10施設16,784人中，再発は1,076人（6.41％）であった[11]．

3）入院

入院率は年間10万人当たり2〜25で，高齢者でより高率になる[2]．

4）帯状疱疹後神経痛（PHN）

いくつかの長期前向きコホート研究では，PHN患者の30％以上が1年以上持続する疼痛を経験する可能性があることを実証した．HZ患者におけるPHN発症の報告されたリスクは，5％から30％以上に大きく変動した[2]．

5）今後の予測

これからの数十年の間に，高齢者の増加，悪性および自己免疫疾患の治療の変化と臓器移植の増加の結果として，また，おそらく小児の水痘ワクチン定期接種の結果として，HZ発症率はさらに上昇する可能性が高い．一方，わが国でも2016年3月に，水痘ワクチンに「50歳以上の者に対する帯状疱疹の予防」の効能・効果が追加承認されたが，まだ始まったばかりの段階で，一般へ普及していないため，その影響はまだ少ないと思われる．しかし，より高い効果を持つサブユニットワクチンも開発され，近々上市の予定であり，それらが相まって今後HZの発症頻度を下げる効果が考えられる．このように，一方でHZ増加の要因があり，一方で減少の要因があるので，その2つの要因が，今後のHZの発症率にどのように影響するかは定かでない．

HZは，人口の高齢化とともに増加すると予想される重要な世界的な健康負担であり，今後の研究が重要である．

文献

1) Hope-Simpson RE：The Nature of Herpes Zoster：A Long-term Study and a New. Hypothesis. Proc R Soc Med **58**：9-20, 1965
2) Kawai K et al：Systematic review of incidence and complications of herpes zoster：towards a global perspective. BMJ Open **4**：e004833, 2014
3) Toyama N et al：Epidemiology of herpes zoster and its relationship to varicella in Japan：A 10-year survey of 48,388 herpes zoster cases in Miyazaki prefecture. J Med Virol **81**：2053-2058, 2009
4) 法貴 憲ほか：帯状疱疹の統計. 皮病診療 **33**：961-967, 2011
5) Norman J et al：Shingles (varicella zoster) outbreaks in patients with hyperparathyroidism and their relationship to hypercalcemia. Clin Infect Dis **46**：1452-1454, 2008
6) Donahue JG et al：The incidence of herpes zoster. Arch Intern Med **155**：1605-1609, 1995
7) Thomas SL et al：What does epidemiology tell us about risk factors for herpes zoster? Lancet Infect Dis **4**：26-33, 2004
8) Yih WK et al：The incidence of varicella and herpes zoster in Massachusetts as measured by the Behavioral Risk Factor Surveillance System (BRFSS) during a period of increasing varicella vaccine coverage, 1998-2003. BMC Public Health **5**：68, 2005
9) Oxman MN et al：A vaccine to prevent herpes zoster and postherpetic neuralgia in older adults. N Engl J Med **352**：2271-2284, 2005
10) Yawn BP et al：A population-based study of the incidence and complication rates of herpes zoster before zoster vaccine introduction. Mayo Clin Proc **82**：1341-1349, 2007
11) Shiraki K et al：Herpes Zoster and Recurrent Herpes Zoster. Open Forum Infect Dis **4**：ofx007, 2017

Part 2

大丈夫？ その臨床診断

A. 単純ヘルペスと似ている疾患

1 口唇炎

1）症例➡限局性に，または口唇全体にみられる，軽度の角化を伴う紅斑または色素沈着

図1を参照.

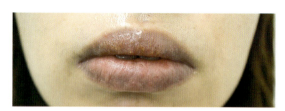

図1　口唇炎

2）単純ヘルペスとの臨床的な違い

- 痒みと違和感が主症状で，痛みはあっても軽度.
- 慢性あるいは亜急性の経過を示すことが多い.
- 局所の熱感はほとんどない.
- 皮膚表面の水疱の出現は少ない.

3）診断➡口唇炎

a 臨床症状

　口唇へ付着する香粧品，リップクリーム，食品などに反応して生じる皮膚炎．刺激性の皮膚炎とアレルギー性の皮膚炎とがある．通常全身症状は伴わない．上下口唇に，細かな鱗屑を伴う浮腫性紅斑が比較的緩徐に拡大し，時に小水疱を伴う．浮腫性紅斑に痒みを通常伴うが，時に擦過痛，灼熱感も訴える．

b 診断と検査

　診断は主に皮膚症状と痒みの程度により，本症を疑うことから始まる．一般に原因の刺激物，アレルゲンなどを認識せず繰り返し使用している場合が多いので，亜急性または慢性の経過を示すことが多いことも診断の参考になる．局所の症状のみがみられ，全身症状がないことにも注意する．

　血液検査などの臨床検査での異常値はほとんど認められない．弱めのステロイド外用薬を投与して症状が改善されることも診断の手助けになる．

　繰り返し発症する場合には，使用している香粧品，リップクリームなどのパッチテストを行って，陽性所見を得れば原因が確定する．すでに他医を受診してステロイドの外用を行っていて，一定期間以上軽快していない場合には，口腔内のカンジダの口唇への波及が生じている場合もあるので，直接鏡検を行うべきである．

c 治療の一般方針

　口唇炎は刺激性の皮膚炎が比較的多いので，原因として疑われる物質の口唇への使用を控えるように指導し，軽症例では皮膚保護作用や保湿作用のある外用薬を使用する．中等症から重症のものは接触アレルギー反応の関与も考えられるので，痒みと炎症を抑える目的で抗アレルギー薬の内服と軽めのステロイド外用を併用する．

d 処方例

①**軽症：外用**
- アズノール® 軟膏：適量を1日3回外用
- プロペト®：適量を1日3回外用

②**中等症から重症：外用，内服**
- キンダベート® 軟膏：適量を1日3回程度外用
- アレグラ®（60 mg）：1日2錠，分2

e 生活指導

　原因として疑われるものの口唇への接触を避けるようにして，病変部の安静を保つ．

2　固定薬疹

1) 症例 ➡ 色素沈着を伴う円形で浮腫性の紅斑局面で，時に多発し，水疱を形成する

図1を参照．

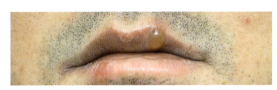

図1　固定薬疹

2) 単純ヘルペスとの臨床的な違い．

- 紅斑局面とともに出現する痛みと違和感が主症状で，同じ部位に繰り返し出現する．
- 治癒後に残る色素沈着が特徴的であり，水疱も比較的大型になりやすい．
- 全身のどの部位にも生じ，口唇や外陰部にも発症することがあるが，繰り返すたびに発疹部位は円形に拡大していく．

3) 診断 ➡ 固定薬疹

a　臨床症状

固定薬疹（固定疹）は消炎鎮痛薬を代表とする特定の薬剤を摂取した後，個人により一定の部位に固定して，円形の紅斑が出現し，薬剤の再摂取とともに再発し，拡大していく薬疹の一型である．発症部位は全身のどの部位の皮膚でもよく，粘膜以降部にも生じ得る．そのため，口唇および外陰部では，単純ヘルペスとの鑑別が常に必要となる．炎症が激しいと水疱を形成することがあり，また，多発していくこともある．個疹の治癒後は円形で褐色の色素沈着を残す．

紅斑が生じた部位には瘙痒や痛みを伴うが，発熱などの全身症状はほとんどみられない．

b　診断と検査

診断は主に皮膚症状，特に特徴的な円形の皮疹と色素沈着を観察して，本症を疑うことから始まる．一般には原因の薬剤を原因と認識せずに繰り返し使用している場合が多いので，頭痛や生理痛，感冒などで頻用する薬剤がないかどうかを問診することが重要である．局所の症状のみがみられ，全身症状がないことにも注意する．

血液検査などの臨床検査における異常値はほとんど認められない．疑わしい薬剤が存在する場合には，リンパ球幼若化反応（DLST）やパッチテストを行うと確定できる場合がある．パッチテストは発疹部位に貼付すると陽性反応が出やすいとされている．

c　治療の一般方針

固定薬疹は繰り返し発症することで個疹が拡大し，多発化し重症化しやすい．また，発症部位の治癒後の色素沈着も高度になりやすいので，原因と考えられる薬剤の使用を中止することが最も重要である．

軽症例では外来でステロイドの外用を行う．重症化した症例，特に多発して炎症が高度なものでは短期間のステロイド内服や抗アレルギー薬の内服を併用する．

d　処方例

①**軽症：外用**
- アンテベート®軟膏：適量を1日3回程度外用

②**中等症から重症：外用，内服**
- （上記に加えて）アレグラ®（60 mg）：1日2錠，分2，7日間，または，プレドニン®（5 mg）：1日4錠，分2，3日間

③**炎症後色素沈着例**
- シナール®（200 mg）：1日3錠，分3，14日間

e　生活指導

原因となる薬剤の使用を避けるようにして，日光を避けるなど病変部の安静を保つ．

3 伝染性膿痂疹

1) 症例 ➡ 口囲に多発する弛緩性の水疱と丘疹

図1を参照．

2) 単純ヘルペスとの臨床的な違い

- 主に夏期に小児を中心として出現する疾患である．
- 水疱やびらんは単純ヘルペスのものより大きく，個疹によりさまざまな大きさをとり，不均一であることが多い．
- 軽度の痒み，あるいは痛痒さを訴えるが，単純ヘルペスでみられるような灼熱感や神経痛様の症状はないことが多い．

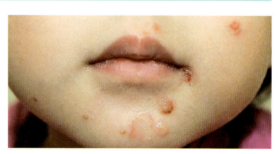

図1　伝染性膿痂疹

3) 診断 ➡ 伝染性膿痂疹

a 臨床症状

紅斑を伴う水疱とびらんが主症状で，痒みあるいは軽度の痛みがあり，局所の熱感を訴える．水疱は小水疱で始まり，次第に弛緩性のやや大きなものに進展し，びらんを形成する．

アトピー性皮膚炎に合併したものでは，広範囲に拡大し，Kaposi水疱様発疹症に類似することがあり，また，Kaposi水痘様発疹症に二次的な感染を起こして伝染性膿痂疹が合併することもある．

b 診断と検査

診断は主に皮膚症状によって，本症を疑うことから始まる．圧倒的に夏期に多く，発症の背景には外傷，虫刺，アトピー性皮膚炎などの湿疹病変などが存在することが多いことも診断の参考になる．

一般には血液検査などの臨床検査における異常値はほとんど認められないが，広範囲に病変がある場合や扁桃炎の合併症例でブドウ球菌性熱傷様皮膚症候群への進展も疑われるような症例では，白血球数増多がみられ，CRPが陽性となることがある．近年，市中感染型のMRSA（メチシリン耐性黄色ブドウ球菌）による本症の増加が報告されているので，水疱，びらん面からスワブによる細菌培養と薬剤感受性検査を行っておくとよい．

c 治療の一般方針

伝染性膿痂疹は，黄色ブドウ球菌あるいは溶血性連鎖球菌の皮膚表面への感染によって生じるので，抗菌薬の外用または内服が第一選択となる．また，菌への反応により湿疹反応も伴っている場合もあるので，症例によってはステロイド外用薬を併用するとよいこともある．

d 処方例

①軽症：外用
- アクアチム®軟膏：適量を1日3回外用

②中等症から重症：外用，内服
- アクアチム®軟膏：適量を1日3回程度外用
- セフゾン®細粒小児用：1日 9〜18 mg/kg/日，分3

e 生活指導

病変部の細菌数を減らすためにも，シャワーや入浴は禁止せずに洗浄するように指導し，共同生活では兄弟姉妹あるいは同級生に伝搬させることがあるので，病変部を被覆させる．

4 毛包炎

1) 症例➡毛孔一致性に単発あるいは多発する小丘疹と小膿疱があり，痛みあるいは痒みを伴う

図1を参照．

2) 単純ヘルペスとの臨床的な違い

- 比較的限局した部位に単発あるいは多発する毛孔一致性の紅色丘疹と小膿疱をみる．
- 軽度の痛みあるいは痒みがある．
- 局所の熱感はほとんどない．
- 浸潤は強いが，水疱を生じることはない．

3) 診断➡毛包炎

a 臨床症状

身体のどの部位にも生じるが，発汗の生じやすい夏期に多く，限局性で毛孔一致性の小丘疹が多発集簇し，一部に膿疱を伴う．軽度の熱感や痒み，痛みを訴えることがある．

b 診断と検査

診断は主に皮膚症状によって，本症を疑うことから始まる．毛包炎では，限局性に集簇する毛孔一致性の小丘疹，小膿疱で，やや浸潤がある場合が多い．発汗が多い部位や脂漏部位などに好発することも診断の参考になる．

血液検査などの臨床検査における異常値はほとんど認められない．細菌培養では，黄色ブドウ球菌，表皮ブドウ球菌，アクネ桿菌などが分離される．

c 治療の一般方針

毛包炎は，局所の乾燥などによる荒れた状態の

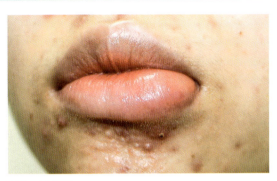

図1 毛包炎

皮膚，あるいは発汗などによる過度の湿潤状態の存在などを背景に，毛孔角栓が生じて毛包内の細菌の増殖や，搔破による黄色ブドウ球菌の感染などにより生じることが多いので，一般に痤瘡に使用される抗菌薬の外用あるいは内服を行うと有効である．軽症例では外用のみで治療を開始し，多発した中等症以上のものには内服治療を加えるとよい．

d 処方例

①**軽症：外用**
- アクアチム®クリーム：適量を1日2回外用

②**中等症から重症：外用，内服**
上記に加え，
- ミノマイシン®（100 mg）：1日2カプセル，分2, 5日間
または，
- ルリッド®（300 mg）：1日2錠，分2, 5日間

e 生活指導

皮膚の清潔保持を指導し，発汗，皮脂のコントロールを心がけるよう説明する．

5 Behçet 病

1) 症例 ➡ 小陰唇に生じたやや深い潰瘍と周辺の紅斑．局所の疼痛が強い

図 1 を参照．

2) 単純ヘルペスとの臨床的な違い

- 急速に深い潰瘍を陰部に生じ，あるいは口腔内にアフタ様粘膜疹を生じる．
- 陰部潰瘍は比較的大きく深いもので，熱感と痛みを伴う．
- 皮膚表面の水疱の出現はほとんどみられない．

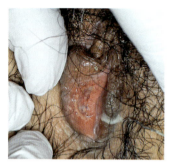

図 1　Behçet 病

3) 診断 ➡ Behçet 病

a　臨床症状

現在のところ原因の詳細は不明であるが，遺伝的な背景を持った個体に好中球主体の過剰な炎症反応が全身諸臓器に出没する症候群と考えられており，比較的若年の個体に初発することが多い．

皮膚科領域では，口腔内アフタや毛包炎様皮疹などを繰り返しながら，外陰部の深い潰瘍や結節性紅斑様皮疹を併発する．外陰部の潰瘍は，単発性で局所の痛みとともに紅斑を伴いながら出現し短時間で皮下脂肪織に至る深い潰瘍となる．口腔内のアフタ粘膜疹は痛みを伴い，周辺に紅暈を伴って中央部には白苔をつけ，比較的大きいものが多い．皮膚以外にも，ぶどう膜炎，消化器症状，神経症状などが出現することがある．

b　診断と検査

診断は種々の粘膜，皮膚症状あるいはその他の全身症状の状況とその経過から，本症を疑うことから始まる．厚生労働省研究班の診断基準では，口腔粘膜の再発性アフタ様潰瘍，結節性紅斑様皮疹，毛嚢炎様皮疹，痤瘡様皮疹などの皮膚症状，外陰部の潰瘍，ぶどう膜炎などの眼症状が主症状とされ，関節炎，副睾丸炎，消化器症状，血管病変，神経症状などを副症状としている．経過中にこれらの症状から出現したものを検討して，完全型あるいは不全型として診断する．血液検査などの臨床検査では，白血球増多，CRP 高値，補体価上昇などが一般検査でみられ，特殊検査では HLA-B51 が陽性，血清 IgD の高値，血清銅の高値などがみられる場合がある．

c　治療の一般方針

口腔内アフタ様皮疹や陰部潰瘍などの個々の皮膚症状は，その重症度と発熱，関節炎などの全身症状の有無により，局所治療と全身療法を組み合わせる．皮膚症状が限局性のものであれば，保湿剤や抗潰瘍薬，あるいはステロイド軟膏などを適宜外用する．全身症状を伴っている場合はその程度により，NSAIDs，コルヒチン，セファランチン，DDS などの内服を行うが，重症例ではステロイドあるいはシクロスポリンなどの免疫抑制薬も用いる場合がある．

d　処方例

①口腔内アフタ：外用

- アズノール® 軟膏：適量を 1 日 3 回外用
- デキサルチン® 軟膏：適量を 1 日 3 回外用

②陰部潰瘍とその他の皮膚症状：外用，内服

- ゲーベン® クリーム：適量を 1 日 1 回程度外用
- コルヒチン®（0.5 mg）：1 日 4 錠，分 2

e　生活指導

過度の疲労や上気道感染などが誘因となって，炎症反応が増悪することがあるので，日常生活において安静を心がけるよう指導する．

6 梅毒

1）症例 ➡ 口唇に限局する無痛性の潰瘍と硬結

図1を参照．

2）単純ヘルペスとの臨床的な違い

- 初期硬結では，外陰部または口腔内に自覚症状のない丘疹が生じ，次第に潰瘍化する．また，所属リンパ節の無痛性腫脹を伴う．
- 丘疹性梅毒では，自覚症状のない紅色で軽度の鱗屑を伴う丘疹が生じ，しばらくして自然に消退する．手掌と足底が好発部位であるが，顔面や陰部にも生じることがある．
- いずれの場合も水疱の形成はない．

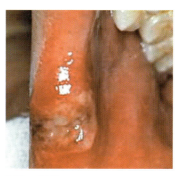

図1　梅毒

3）診断 ➡ 梅毒[1]

a　臨床症状

性行為により，梅毒トレポネーマが侵入，感染して生じる疾患であり，感染部位に感染機会から3週間ほどで無痛性の硬結（小丘疹）が生じ，しばらくすると表面が潰瘍化する（初期硬結と硬性下疳）．発症部位は陰部が多いが，口腔内，口唇などにも生じることがある．所属リンパ節の無痛性の腫脹を触診できることが多い．初期硬結と硬性下疳は自然に消退し，3ヵ月を経過した時期から，手掌，足底のほか全身に若干の浸潤を有する紅斑あるいは結節が多発する．これは，顔面や陰部にも生じることがあり，消退，再発を繰り返す．

b　診断と検査

診断は主に皮膚症状によって，本症を疑うことから始まる．梅毒が疑われた場合には，梅毒血清反応を行って診断を確定させることが重要であり，リン脂質を抗原とするSTS法と梅毒トレポネーマ（Tp）の蛋白を抗原とする検査法を組み合わせて検討し，STS法とTp抗原法の両者が陽性であれば梅毒の確定診断が可能となる．

近年では従来の用手法（ガラス板法やTPHA法など）を廃止して，次第に自動化法（RPR法あるいはTPLA法など）を採用している施設が増加しており，その結果の判断には症例の感染から検査までの期間，治療の開始時期などを考えに入れる必要がある．

c　治療の一般方針

梅毒の診断が確定したら，ペニシリン系抗菌薬の内服を行う．通常，アモキシシリンを1,500 mg/日で4～8週間内服する．現在のところ，ペニシリンに耐性を持つ梅毒トレポネーマの報告はない．

内服後の治癒判定は，一般に，STSの値が治療に比べて有意に低下したことを確認することで行われる．

d　処方例

①第1期：内服
- サワシリン®（250 mg）：1日6カプセル，分3，4週間

②第2期以降：内服
- サワシリン®（250 mg）：1日6カプセル，分3，4～8週間

e　生活指導

感染機会について問診し，パートナーも一緒に治療するよう指導する．

❖文献

1) 日本性感染症学会（編）：梅毒．性感染症診断・治療ガイドライン2016．日性感染症会誌 **27**(Suppl)：46-50, 2016. http://jssti.umin.jp/pdf/guideline-2016.pdf

B. 帯状疱疹と似ている疾患

1 接触皮膚炎

1) 症例 ➡ 右大腿部の一部小水疱を伴う紅斑

図1を参照.

2) 帯状疱疹との臨床的な違い

- 急速に痒みを伴う紅斑が拡大する.
- 比較的境界明瞭な場合が多い.
- 炎症が強いと皮膚表面に小水疱を認める.

3) 診断 ➡ 接触皮膚炎

a 臨床症状

皮膚に接触した刺激物資やアレルゲンとなる化学物質が接触することによって炎症反応を起こす．原因物質が触れた部位に限局した湿疹反応を示すが，炎症が強いと接触部位を越えて症状が拡大する．

接触皮膚炎は原因アレルゲンを確定し，その原因との接触を断つことができれば根治できる．しかし，原因が明らかでない場合や原因からの回避のための適切な防御方法がとられていない場合には難治となり，治療に苦慮することもある．

b 診断と検査

接触部位に一致して，紅斑，腫脹，丘疹，小水疱などがみられる．アレルゲンの推定には，詳しい問診が何よりも重要である．原因としては，日常生活で関わり合いを持つ物質がすべて原因になり得る．毛染めなどの化粧品類，うるし・ぎんなん・桜草などの植物，ゴーグル・ゴム手袋などのゴム類，ネックレス・イヤリング・指輪・時計バンド・眼鏡などの金属，上着の襟・下着などの衣類，絆創膏，テーピング，外用薬などの医薬品，唾液・涙・食べ物の付着などによるもの，土や砂・セメント・農薬・化学薬品・石油類など原因物質は多岐にわたる．

生活様式や職業などから接触源を推測し，原因物質の確認にはパッチテストを行う．疑われる物質を溶液や軟膏にして，皮膚に24〜48時間貼付し，赤みや痒みが生じないかどうかで判定する．接触皮膚炎の経過は急性と慢性に分かれる．急性の場合は，湿疹病変は限局した部位から始まるため問診から原因を捉えやすい．しかし，慢性の場合には皮膚症状の範囲も不規則だったり，湿疹病変も新旧が混在したりするため診断自体も難しくなる．疑うものをいかに問診から見つけ出すかが診療のポイントとなる．

c 治療の一般方針

原因物質を同定し，接触源を断つことが必須で

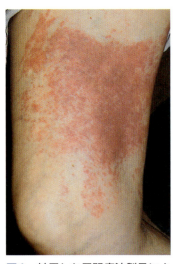

図1 外用した民間療法製品による接触皮膚炎

1 接触皮膚炎

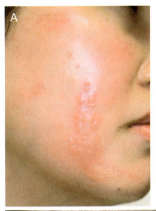

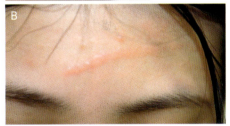

図2 植物による接触皮膚炎
よく診察すると線上の皮疹がみられる（植物に接触）．

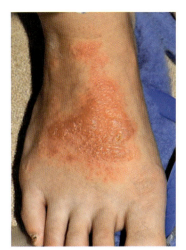

図3 外国製靴による接触皮膚炎（意外な日常品）
帯状疱疹様分布を示す．

ある．軽症例には弱めのステロイド外用薬を塗布する．中等症以上の場合は強めのステロイド外用薬を使用し，痒みの強い場合は抗アレルギー薬（抗ヒスタミン薬含む）を内服する．重症例では，ステロイドを短期間内服することもある．慢性で再発性の場合には，原因物質を同定しにくい場合もあり，治療が長期になることもある．

d 処方例
①限局した皮膚症状の場合
- （顔面）ロコイド®軟膏：1日2〜3回外用
- （体幹）アンテベート®軟膏：1日2〜3回外用

②広い範囲，痒みが強い場合（ステロイド外用薬の塗布に加えて）
- アレロック®（5 mg）：2錠，分2，朝，夕食後
- ビラノア®（20 mg）：1錠，分1，食間

③重症例（②に加えて）
- プレドニン®：20 mg/日を1週間

e 生活指導
原因アレルゲンを確認し，接触を避ける指導をする．毛染めなどの使用が止められない場合にはヘアマニキュアなど代替品を勧める．原因がはっきりしていても，職業的に接触せざるを得ない場合，手袋などによる保護を徹底させる．原因を確認するパッチテストでは，貼付部位のずれや絆創膏によるかぶれの出現があると正しく判定できない場合がある．絆創膏かぶれや貼付部位のずれがあれば医師に報告するように指導する．

f 参考
図2，3にその他の接触皮膚炎例を示す．

2 虫刺症

1) 症例 ➡ 左顔面に急速に出現した紅斑, 腫脹

図1 を参照.

2) 帯状疱疹との臨床的な違い

- 前駆痛なく, 突然の紅斑, 浮腫などをきたす.
- 小紅斑, 丘疹などが主病変である.
- 痒みを伴う.
- 膿疱を伴うことは少ない.

3) 診断 ➡ 虫刺症

a 臨床症状

吸血性節足動物 (カ, ブユ, アブ, ノミ, イエダニなど) による吸血, 刺咬性節足動物 (ハチ, ムカデなど) による刺咬, そして有毒毛 (ドクガ, イラガなどの幼虫) との接触によって生じる皮膚炎を虫刺症と称する. 虫の種類によっても異なるが, 刺咬, 吸血後の皮膚反応には個人差が大きい. アレルギー反応として, 刺咬, 吸血の直後から膨疹, 紅斑を伴う即時型反応と, 12〜48時間後に痒みを伴う紅斑, 丘疹などを生じる遅延型反応があるが, 両方の反応が混在している場合もある.

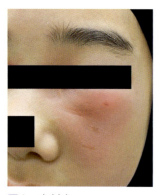

図1 虫刺症

b 診断と検査

虫刺症では診断のための検査は特になく, 詳細な問診と臨床像 (特に皮疹の分布) で原因虫を推定し, 他の疾患との鑑別のために血液検査や皮膚生検を行うことがある. ハチ刺症ではハチ毒特異的IgE抗体 (スズメバチ, アシナガバチ, ミツバチ) を測定し, 次回のハチ刺されでアナフィラキシーを生じるか否かの検討の参考にする. カ, ノミ, ブユ, トコジラミなどによる皮疹は露出部に生じやすい. 人家周辺や公園などではヤブカ類やネコノミ, 高原や山間部ではヤブカ類やブユ類, アブ類に刺される機会が多い.

c 治療の一般方針

治療では, 痒み, 疼痛, 皮膚炎の改善に主眼をおく. 虫刺症で生じた炎症反応に対しては強めのステロイド外用薬の塗布を行う. 毒成分による刺激症状に対しては局所冷却などを行う. ブユ刺症などで慢性痒疹となった場合はステロイド貼付薬, あるいは局注を用いる. 全身療法としては, 痒みが強い場合には抗ヒスタミン内服薬, 炎症反応が強い場合 (腫脹や水疱形成が認められる場合) はステロイド内服薬を併用する. ハチやムカデによる刺症でアナフィラキシーショックを生じた場合には, ただちにアドレナリンを投与し, 全身管理を行う.

d 処方例

①症状が軽い場合 (症状の程度に応じて)
- ロコイド®軟膏:1日2〜3回外用
- リドメックス®軟膏:1日2〜3回外用
- アンテベート®軟膏:1日2〜3回外用

②痒み, 炎症反応が強い場合 (①に加えて)
- アレロック® (5 mg):2錠, 分2, 朝・夕食後
- リンデロン® (0.5 mg):3錠, 分3, 毎食後

③アナフィラキシーショックを生じた場合
- アドレナリン:1回に 0.01 mg/kg (最大量;成

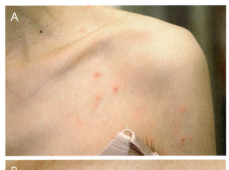

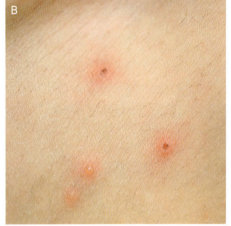

図2　左前胸部の虫刺症
本人が帯状疱疹を心配して来院．一部に小水疱あるが痒みが主体の症例．

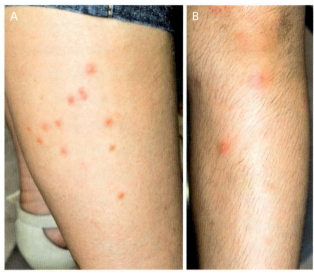

図3　水田皮膚炎
水田作業を終えた農業従事者に生じた帯状疱疹様分布を示した虫刺症の例．

人 0.5 mg，小児 0.3 mg）を筋注．症状改善まで 5〜20 分ごとに反復

e　生活指導

虫刺症では可能なかぎり原因虫を推定し，その排除と回避の指導・助言を行う．山野に入るときには，長袖，長ズボンを着用し，肌の露出を避ける．

ハチ刺されでアナフィラキシーショックを経験した患者では，自己注射のエピペン®の導入も検討する．室内の虫の駆除には燻煙型殺虫剤を使用する．イエダニ対策としてはネズミの駆除が必要である．

f　参考

図 2, 3 にその他の虫刺症例を示す．

図 3 に示す水田皮膚炎は，セルカリアという鳥類住血吸虫が原因で生じる皮膚炎である．セルカリアは主にカモやサギ，ムクドリなどの鳥類に寄生し，腸壁静脈から血液を吸収する．日本の水田や河川には中間宿主貝（タニシ，ヒメモノアラガイ，ヒラマキモドキなど）がいる．そのため，農業従事者の水田作業中に皮膚に侵入して炎症を引き起こす．河川での作業後に発症するケースもある．治療は虫刺症に準ずる．

3 臀部ヘルペス

1) 症例 ➡ 臀部に繰り返される痛みを伴う小水疱

図1を参照.

2) 帯状疱疹との臨床的な違い

- 皮疹は限局している場合が多い.
- 一見帯状疱疹の初期病変と区別しにくい場合がある.
- 問診上, 過去に性器ヘルペスを繰り返していた既往がある.
- 年齢とともに, 性器ではなく臀部に再発しやすくなる.

3) 診断 ➡ 臀部ヘルペス

a 臨床症状

臀部のみに紅斑, 小水疱を認める. 過去に何回も同じ症状を繰り返している既往がある.

顔面の単純疱疹は口唇ヘルペスを代表として, 眼瞼周囲, 頬部, 前額にも認め, HSV-1 によって生じる. HSV-1 は三叉神経節に潜伏感染する（図2）.

一方, 再発性性器ヘルペスは, 主に HSV-2 の再活性化により発症する. HSV-2 は脊椎後根神経節に潜伏感染している. HSV-2 の再発は, 年齢とともに皮疹が外陰部から臀部へ移動して発症することがある. 臀部に発症した HSV による再発性病変を臀部ヘルペスと呼ぶ.

b 診断と検査

臨床所見, 問診などから強く本症を疑う. 水疱の被膜を破り, 露出した水疱底にスライドガラスを当て, 付着した細胞成分に Giemsa 染色を行って鏡検すると, ウイルス感染による巨細胞（ballooning cell；図3）が観察される（Tzanck 試験）.

また, 迅速検出キット（イムノブロット法）を用いて水疱内容から HSV 抗原を検索可能であるが, 型の判定はできない.

血液検査では, 初感染の場合は, 病初期に IgM 抗体が陽性となり, ペア血清では IgG の上昇を認めるが, 再発の場合は抗体価を測定しても有意な情報は得られない. また, HSV-1 と HSV-2 の抗原には高い交叉性があるので, 通常の抗体価検査では型の判定はできない.

臨床・検査所見より総合的に診断する.

c 治療の一般方針

なるべく早期に抗ヘルペスウイルス薬による治療を開始する. 重症度により外用, 内服, 点滴静注を使い分ける. 基本的にはファムシクロビル, バラシクロビル, アシクロビルの内服治療となる.

d 処方例

- ファムビル®（250 mg）：3錠, 分3, 5日間
- バルトレックス®（500 mg）：2錠, 分2, 5日間
- ゾビラックス®（200 mg）：5錠, 分5, 5日間

e 生活指導

再発を予防する確実な方法はないが, 誘因とな

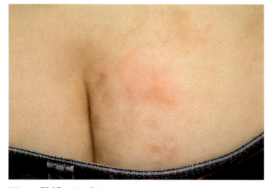

図1 臀部ヘルペス

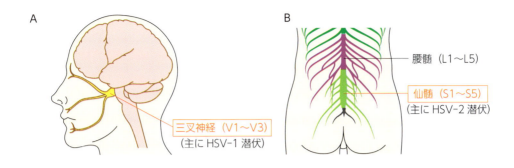

図2　HSVの潜伏感染部位
A：脳神経，B：脊髄神経．HSV-1は主に三叉神経節に，HSV-2は主に仙髄神経節に潜伏感染する．

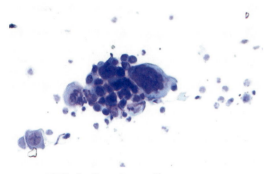

図3　巨細胞（ballooning cell）

るようなこと（寒冷，疲労，ストレス，日光曝露など）をできるだけ避けるような工夫を心がける．

　単純疱疹は再発の可能性のある疾患であり，患者自身が精神的苦痛やコンプレックスを持つことがある．精神的なサポートを行いつつ，よく患者に説明し，症状が出たら，早期に治療を行うよう指導する（88ページ，Part 4-8「臀部ヘルペス」も参照）．

4 丹毒

1）症例 ➡ 急速に左顔面に拡大した比較的境界明瞭な紅斑，腫脹

図1を参照．

2）帯状疱疹との臨床的な違い

- 急速に紅斑が拡大する．
- 局所熱感を伴う．
- ピリピリ，ズキズキの前駆痛があまりない．
- 皮膚表面の水疱の出現は少ない．

3）診断 ➡ 丹毒

a 臨床症状

潜伏期は2～5日間で，発熱，悪寒，頭痛，倦怠感などの全身症状を伴い突然発症する．皮膚に境界明瞭な赤い腫れが現れ，急速に周囲に広がる．表面は皮膚が張って硬く光沢があり，その部分は熱感があり，触れると強い痛みがある．辺縁部は扁平に隆起し，毛孔が明瞭になり，オレンジの皮様となる．水疱や出血斑を伴うこともあるが，潰瘍を形成することはまれである．蜂窩織炎と似ているが，丹毒は皮下組織よりも浅い真皮レベルにおける主にA群β溶血性連鎖球菌による皮膚細菌感染症である．好発部位は顔面であるが，近年は下肢に発症することが多い．男女比では女性に多い．

虫刺症，耳介外傷，爪周囲炎，足白癬，下腿潰瘍などの皮膚外傷部からの侵入と考えられるが不明なことが多い．高齢者や糖尿病などの免疫低下例，下肢静脈瘤などの循環不全例に好発する．同じ部位に習慣性に再発を繰り返す習慣性丹毒の場合，ほとんどが慢性リンパ浮腫などの基礎疾患を有する．その他，浮腫が著明で水疱を伴う水疱性丹毒，壊死を伴う壊死性丹毒などの病型がある．また，片側性ではなく，しばしば顔面全体に拡大する．

b 診断と検査

丹毒の診断で最も重要なのは視診である．丹毒でみられる境界明瞭な赤みの強い発赤病変がみられた場合，疼痛，熱感，擦過痛，灼熱感や全身症状（発熱，悪寒，頭痛，嘔吐），圧痛のある局所リンパ節の腫大をチェックする．丹毒で上昇する白血球増加（核左方移動），CRP上昇，赤沈亢進，ASO，ASKを測定する．細菌検査（水疱内容，生検材料，血液培養）での菌の検出率は低い．

皮疹の境界が明瞭でない場合は，鑑別疾患である蜂窩織炎を考慮する．蜂窩織炎は丹毒より病変の部位が深く皮下脂肪織に至るため，深い浸潤を触れ発赤も弱く境界も不明瞭な場合が多いが，両者の鑑別は時に困難である．

水疱が著明な例では帯状疱疹と紛らわしい例もある．また，ショックを伴う場合や重症感がある場合は，壊死性筋膜炎を除外しなければならない．

下腿の場合，うっ滞性脂肪織炎や血栓性静脈炎，結節性紅斑などが鑑別疾患となる．超音波，血管MRIなどの画像診断が一助となる．

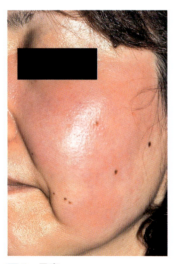

図1 丹毒

c 治療の一般方針

軽症例では外来での抗菌薬の内服，重症例では入院での点滴治療を行う．

主に化膿連鎖球菌が原因なので，治療はペニシリン系抗菌薬の内服または注射が第一選択になる．またセフェム系やニューマクロライド系抗菌薬も有効である．投与3日後に症状の改善がみられないときには，診断の再考，薬剤の変更を考慮する．

再発予防や腎炎の併発も考えて，改善がみられてからも腎炎併発や再発予防のため約10日間は抗菌薬を内服する．正しい治療が行われないと，敗血症，髄膜炎，腎炎などを合併して重篤になることがある．また，壊死性筋膜炎への移行の可能性を念頭に入れて注意深く経過を観察する．

d 処方例

①軽症ないし軽快後（経口）
- サワシリン®：1日1g，分4
- セフゾン®：1日300mg，分3
- ファロム®：1日600mg，分3

②中等症から重症（点滴静注）
- ビクシリン®：1回1g，1日2回
- セファメジン®α：1回1g，1日2回

e 生活指導

病変部の安静を保ち，冷却する．下肢の丹毒では長時間の立ち仕事，歩行の回避や下肢挙上を行う．十分な抗菌薬投与を行わないと完治せず再燃しやすいので，自己判断で薬剤を中止しないように指導する．

習慣性で再発を繰り返す場合は，顔面では弾力のあるマスク，下肢では弾力ストッキングでリンパのうっ滞を改善することも大切である．再発の徴候がみられたら早期に治療を開始するようあらかじめ注意しておく．

病変は経過中しばしば両側に波及することがある（図2）．

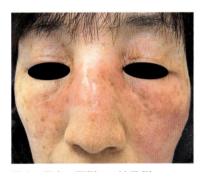

図2　丹毒の両側への波及例

5　伝染性膿痂疹

1）症例➡湿疹で掻いている間に痛痒いジュクジュクした皮疹が拡大

図1 を参照．

2）帯状疱疹との臨床的な違い

- 湿疹や虫刺症など掻破などの後に生じやすい．
- 皮疹は急速に拡大し，水疱，膿疱，びらんが混在する．
- 体幹などの他の部位にも同様の病変を認める．

3）診断➡伝染性膿痂疹

a　臨床症状

　伝染症膿痂疹は，夏期に好発し，感染力の強い，小児の代表的な表在性皮膚細菌感染症である．化膿球菌が皮膚表層に感染し，表皮角層から有棘層上層にかけて水疱や膿疱が生じる．接触によって容易に感染し，同一個体の他部位に伝播するために「とびひ」と呼ばれる．主要な原因菌は表皮剥奪毒素（exfoliative toxin）を産生する黄色ブドウ球菌である．感染後は，紅斑，水疱，小水疱，膿疱，びらん，痂皮などを生じる．

　水疱やびらんが主症状であれば水疱性膿痂疹と呼ばれ，黄色ブドウ球菌により生じた病態である．また，厚い痂皮にすぐに被われる場合は非水疱性膿痂疹と呼ばれ，A群β溶血性連鎖球菌によって引き起こされる．臨床的には水疱性膿痂疹が圧倒的に多い．

b　診断と検査

　破れていない水疱や膿疱の中にある液体を培養し，起炎菌を調べる．また，検出される細菌の薬剤感受性試験を行い，効果のある抗菌薬を選択する．ブドウ球菌ではMRSA（メチシリン耐性黄色ブドウ球菌；methicllin-resistant *Staphylococcus aureus*）の割合が高く（20〜40％），近年，市中感染型MRSAが問題となっている．連鎖球菌による痂皮性膿痂疹では，血液検査で白血球数の増加，CRPの陽性がみられる．腎臓の障害を確認するために，腎機能，尿検査も必要である．

c　治療の一般方針

　皮膚病変が全身性または広範囲の場合は，抗菌薬の内服と外用の併用が一般的な治療である．伝染性膿痂疹の治療としては，わが国のガイドラインでは経口β-ラクタム系薬が第一選択として推奨されている．また，伝染性膿痂疹の治療としては外用薬が併用されるケースが多いが，わが国のガイドラインでは内服薬が基本であり，外用薬はあくまでも補助的とされている．しかし，病変が軽い場合であれば，外用療法のみでも治癒が期待できる．瘙痒が強い場合は，痒みを抑える治療も併せて行う．

①外用療法

　抗菌外用薬としてよく使用されるのが，アクアチム®軟膏，フレジンシオ®軟膏，ゲンタシン®軟膏である．しかし，ゲンタシン®軟膏は菌が耐性化し，その効果は期待できなくなっている．耐性している菌にも強いもの（アクアチム®軟膏など）を使用する．

②全身療法

　水疱性膿痂疹では，ペネム系薬，第三世代経口セフェム系薬，あるいはβ-ラクタマーゼ阻害薬

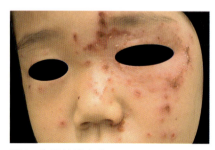

図1　伝染性膿痂疹

配合ペニシリン系薬から選択する．場合によってはニューマクロライド系薬を選ぶこともある．

　非水疱性膿痂疹ではペニシリン系薬を第一選択とする．内服薬を使用しても，なかなか治らないときには，内服薬である抗菌薬に対して細菌が耐性化していると考えられる．培養後の感受性をみて，抗菌薬を変更していく．ミノマイシン®やニューキノロン系薬は患者の年齢を考慮して選択する．小児の連鎖球菌性膿痂疹の場合には，糸球体腎炎の併発予防の観点から，軽快後さらに約10日間の内服を続ける必要性がある．

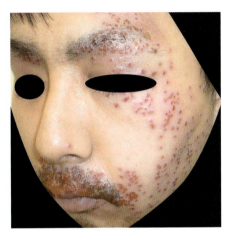

図2　Kaposi水痘様発疹症

d　処方例

①外用療法
- アクアチム®軟膏：1日2回外用
- フシジンレオ®軟膏：1日2回外用

②全身療法

②-1　水疱性膿痂疹
- ファロム®ドライシロップ小児用：15 mg/kg，分3，3日間
- セフゾン®細粒小児用：9〜18 mg/kg，分3，3日間

以上で3日間投与して変化なければ，
- ホスミシン®ドライシロップ：40〜120 mg/kg，分3，5日間

を併用するか，
- ミノマイシン®顆粒：2〜4 mg/kg（8歳以上），分2，5日間
- オゼックス®細粒小児用：12 mg/kg，分2，5日間

に変更する．

②-2　非水疱性膿痂疹
- クロバモックス®小児用ドライシロップ：96.4 mg/kg，分2，5日間
- ユナシン®細粒小児用：15〜30 mg/kg，分3，5日間

いずれにしても投与3〜5日後には再度診察したほうがよい．

e　生活指導

　病変が広範囲の場合や全身症状のある場合は，学校を休んでの治療を必要とすることもある．しかし，病変部が適切に処置されていれば原則，登園・登校禁止の必要はない．伝染症膿痂疹の予防には清潔が第一で，汗が多い場合には，シャワー浴にて「あせも」などが生じないように皮膚を清潔に保つ．浸出液を触ったり，引っ掻いたりすると，細菌で次々にうつってしまう．特に鼻の入口にはブドウ球菌などの細菌が多く存在しているので，鼻をいじらないようにする．

　さらに鑑別すべき疾患としてはKaposi水痘様発疹症がある（図2；79ページ，Part 4-5「Kaposi水痘様発疹症」も参照）．

Part 3

ヘルペス診断のための検査を知る

1 Tzanck 試験と蛍光抗体法

1) 原理

単純ヘルペスウイルス (HSV) 感染による単純ヘルペス (単純疱疹) や，水痘帯状疱疹ウイルス (VZV) 感染による帯状疱疹は，病理組織学的に表皮内のケラチノサイトに HSV や VZV が感染した棘融解細胞や多核巨細胞を含む小水疱を形成するという共通の特徴を持つ (図 1, 2)．この変化は，HSV/VZV 感染に特異的な変化であるため，これらの細胞を確認することが診断に役立つ．小水疱内にはこれらの細胞が多数存在するため，スライドグラスに塗抹標本を作製し，さまざまな染色法により非侵襲的に皮膚病変部に HSV/VZV 感染細胞の存在を証明することができる．

2) 目的

a Tzanck 試験

視診で明らかに単純ヘルペスや帯状疱疹と診断できる場合は問題ないが，なかには表 1 のようなさまざまな疾患と鑑別が困難な例がある．このような場合に HSV/VZV 感染症と診断するためには Tzanck 試験を行う．スライドグラスに塗抹標本を作製し，細胞変性効果 (cytopathic effect：CPE) により認められるウイルス感染細胞の形態的な変化 (巨細胞や棘融解細胞) を Giemsa 染色により確認する方法である．保険適用対象である．

①利点
- 非侵襲的に検査を行うことができる．
- 迅速性に優れており，数分から 30 分程度で結果を得ることができる．

②欠点
- HSV 感染と VZV 感染の区別ができない．
- 病変が痂皮形成傾向を示すような古い病変では巨細胞や棘融解細胞は検出されない．
- 膿疱をサンプルとした場合は，判定が困難である．
- 細胞診の判断能力が必要なため，ある程度の習熟が必要である．

b 蛍光抗体法

HSV 感染症と VZV 感染症の区別が難しい例も

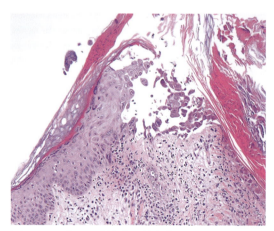

図 1 HSV/VZV 感染症に特徴的な病理組織像 (HE 染色)
表皮内に水疱形成があり，その中に巨細胞や棘融解細胞を認める．

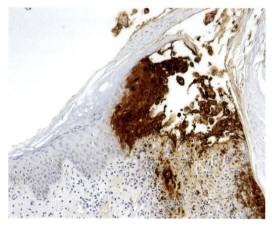

図 2 HSV/VZV 感染症に特徴的な病理組織像 (免疫染色)
免疫染色 (HSV 染色)．小水疱内の細胞やその周囲のケラチノサイトに HSV 感染を認める．

表1 HSV/VZV 関連疾患と鑑別を要する疾患

A. ヘルペス性歯肉口内炎と鑑別を要する疾患
- 帯状疱疹
- 固定薬疹
- 尋常性天疱瘡
- Behçet 病
- Stevens-Johnson 症候群
- 手足口病

B. 口唇ヘルペスと鑑別を要する疾患
- 伝染性膿痂疹
- 接触皮膚炎
- 固定薬疹
- 扁平苔癬
- 日光口唇炎

- 種痘様水疱症

C. 性器ヘルペス，臀部ヘルペスと鑑別を要する疾患
- 硬性下疳（1期梅毒）
- 固定薬疹
- Behçet 病
- 帯状疱疹
- カンジダ症
- 毛嚢炎

D. Kaposi 水痘様発疹症と鑑別を要する疾患
- アトピー性皮膚炎
- 丹毒
- 水痘

E. ヘルペス瘭疽と鑑別を要する疾患
- 細菌性爪囲炎（瘭疽）
- 伝染性膿痂疹

F. その他，単純疱疹と鑑別を要する疾患
- 伝染性膿痂疹
- 尋常痤瘡
- 帯状疱疹

G. 帯状疱疹と鑑別を要する疾患
- 単純疱疹
- 臀部ヘルペス
- 接触皮膚炎
- 毛虫皮膚炎
- 伝染性膿痂疹

日常診療ではしばしば遭遇する（表1）．HSV-1/2，およびVZVの感染の区別を行うためには，ウイルス抗原検査（蛍光抗体法）が有用である．本検査法はTzanck試験と同様に，水疱底の細胞を用いてスライドグラスに塗抹標本を作製し，HSV-1/2，VZV特異的モノクローナル抗体を用いてウイルス感染細胞を検出する方法である．保険適用の対象である．

①利点
- 非侵襲的に検査を行うことができる．
- ウイルスの種類（HSV/VZV），ウイルスのタイプ（HSV-1/2）を区別できる．

②欠点
- 検出には蛍光顕微鏡が必要であるため，設備のある施設のみ検査可能である（自施設で行わなくても，検査会社へ提出することにより結果を得ることができるが，結果判明までに2～3日を要する）．

3) 方法

a 塗抹標本の作製

Tzanck試験，蛍光抗体法ともに検体の採取法は同じである．水疱底の細胞をスライドグラスに塗り付けて塗抹標本を作製する．なるべく早期の水疱病変を検体とする．痂皮形成しているような病変や膿疱はサンプルに適さない．このとき，病変部にワセリンなどが付着していると，うまく染色されないため，アルコール綿などで除去してからサンプル作成を行う．鑷子や剪刀などを用いて，水疱蓋を除去し，綿棒で水疱底に存在する細胞を水疱液とともに採取し，スライドグラスに塗抹する．そのまま自然乾燥させて，塗抹標本を作製する．

b Tzanck 試験

（正規）Giemsa染色液を用いた方法，簡易Giemsa液を用いた方法，ディフ・クイック®染色（シスメックス社）を用いた方法などがある．どの方法も遜色なく巨細胞や棘融解細胞を確認できる．

①（正規）Giemsa 染色液を用いた方法

塗抹標本を作製した後，メタノールで2分間固定する．Giemsa染色液を15～30分反応させた後，水で洗浄して自然乾燥させ，顕微鏡で観察する．所要時間：20～40分

②簡易 Giemsa 液を用いた方法[1]

塗抹標本を作製した後，簡易Giemsa液をスライドグラスに数滴滴下し，カバーガラスを載せて顕微鏡で観察する．洗浄などの操作が不要である

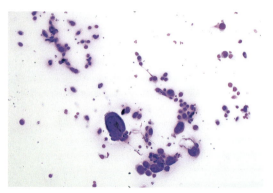

図3 Tzanck試験の鏡検像（ディフ・クイック®染色）
周囲の細胞より明らかに大型の細胞が存在すれば，HSVまたはVZV感染症と診断できる．多核巨細胞が確認できれば，診断価値は高い．

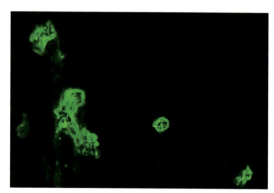

図4 蛍光抗体法の鏡検像
ウイルス感染細胞は緑色に発光する．

ため，洗い場を汚すことなく行える．簡易Giemsa液は長期間の保管ができないため，数ヵ月で新しく調製し直す必要がある．所要時間：数分以内．簡易Giemsa液の組成：イソプロパノール 12 mL＋プロピレングリコール 20 mL＋Giemsa液 15 mL＋水 28 mL

③ディフ・クイック®染色を用いた方法[2]

塗抹標本を作製した後，ディフ・クイック®固定液（メタノール）に5秒間浸す．ディフ・クイック®染色液Ⅰに30秒間浸漬後，ディフ・クイック®染色液Ⅱに30秒間浸漬し，水で洗浄して自然乾燥させ，顕微鏡で確認する（図3）．この染色液は市販されているため，院内で試薬を調製する必要がなく便利である．所要時間：数分間

c 蛍光抗体法

FITC標識モノクローナル抗体を用いて，HSVまたはVZV感染細胞を蛍光顕微鏡で確認する[3]．検出キットが市販されている．

塗抹標本を作製した後，アセトンで固定させ，乾燥させた状態とする（この状態で検査会社に提出し，検査を依頼することもできる）．FITC標識抗HSV-1モノクローナル抗体，FITC標識抗HSV-2モノクローナル抗体，またはFITC標識抗VZVモノクローナル抗体をプレパラートに滴下し，37℃で15〜30分間遮光して，乾燥させないようにして反応させる．水で洗浄して乾燥させた後，封入液でスライドグラスを封入し，蛍光顕微鏡で観察する．ウイルス感染細胞が存在すれば，細胞が緑色に発光する（図4）．所要時間：1時間程度

4）解釈の仕方

a Tzanck試験

顕微鏡は100倍拡大で観察する．周囲の細胞の大きさと比較して，明らかに大型で円形の細胞が確認できれば，HSVまたはVZV感染症と診断できる．特に多核巨細胞が確認されれば，診断価値は高い．HSV/VZV感染症における多核巨細胞と棘融解細胞検出の感度は84.7％，特異度は100％とする報告もある[4]．迅速検査としては有用な検査であるが，HSV/VZV感染症の区別，さらにはHSV-1/2の区別は本検査ではできないため，臨床所見より判断するか，蛍光抗体法やPCR法などで鑑別する必要がある．古い病変をサンプルとした場合や，好中球を多く含む膿疱をサンプルとした場合は，陽性所見を得にくい．

b 蛍光抗体法

FITC標識モノクローナル抗体で反応させるため，緑色に染まる細胞が確認できれば陽性と判断できる．抗体の種類によりHSV-1/2，VZVの区別が可能となる．しかし，本検査法は感度81.8％

という報告[3]もあり，その感度は決して高くない．サンプル採取時の操作が重要である．このため蛍光抗体法で陰性という結果のみでは，完全にHSV/VZV感染症を否定できるものではない．

❖文献

1) 篠　力ほか：細胞診用簡易染色法．皮膚臨床 **25**：366, 1983
2) Oranje AP et al：The Tzanck smear：old, but still of inestimable value. Pediatr Dermatol **5**：127-129, 1988
3) 川名　尚ほか：光標識モノクローナル抗体(Microtrack Herpes)による単純ヘルペスウイルス感染症の診断．感染症誌 **61**：1030-1037, 1987
4) Durdu M et al：The value of Tzanck smear test in diagnosis of erosive, vesicular, bullous, and pustular skin lesions. J Am Acad Dermatol **59**：958-964, 2008

2 抗体価測定

1) 原理

a 血清学的検査のあらまし

　光学顕微鏡では見えないウイルスを証明することは簡単ではない．しかし，ヒトには感染後にそのウイルスに特異的な免疫が生じるので，宿主側，すなわちウイルス特異抗体を測定することによってどのウイルスに感染しているかを診断することができる．このような抗体検査は別名，血清学的検査（serological test）と呼ばれる．

b 抗体の種類とその経時変化

　抗ウイルス免疫に関与する血清中抗体には主に2つのクラス，すなわちimmunoglobulin（IG）GとIgMがある（図1）．IgG抗体は1分子で2つの抗原結合部位を持つ抗体で，IgM抗体はそれが5分子集合した形をしていて，分子量が大きい．両者は補体を活性化する能力を持っている（IgG4を除く）．抗体を産生するB細胞は，ウイルス感染に際して最初にIgM抗体の産生を開始する．その後，1〜2週間程度でクラススイッチと呼ばれる現象で産生する抗体をIgGに切り替える．したがってIgM抗体は感染後にすぐに消失し，その後はすべてIgG抗体になる．IgG抗体は一般に永続的にみられる（図2）．

c ペア血清

　単回の検査では，ある値を示した抗体価がずっとそのままなのか，それともこれから上昇していく，あるいは下降していくかの判断はできない．ウイルス感染症ではしばしばそのような状況に遭遇する．その際に，2週後に再度検査を行うことを「ペア血清を取る」と表現する．ペア血清はHSV/VZV感染の一部で有用な結果を与えてくれる．

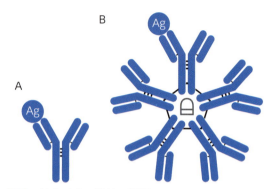

図1　抗ウイルス抗体の種類
A：IgGは1つの分子で2ヵ所の抗原結合部を持つ．B：IgMはIgGの5量体でJ鎖（中心の灰色の部分）で結合している．黒い部分はジスルフィド結合．Ag：抗原

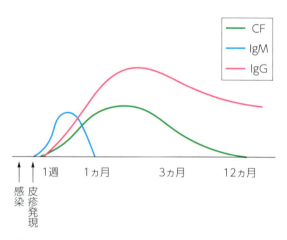

図2　ウイルス特異抗体価の経時的変化
IgM抗体価は皮疹発症時には陰性の場合もあるが，その後速やかに上昇し，下降して消失する．CF抗体価はIgM抗体価を反映しないが，感染後に上昇して1年程度で消失する．IgG抗体価はIgM抗体価に遅れて上昇し，緩やかに減少していく．

d 抗体価の測定方法の種類と原理

　ウイルス抗体価の測定法には，①補体結合反応，②中和反応，③HI法，④蛍光抗体法，⑤ELISA（あるいはEIA）法の5種類がある．④⑤では，それぞれIgG，IgMをクラス別に測定することができる．ヘルペスの検査では主に①②⑤が

用いられており，これらの検査の原理を簡単に述べる．

①**補体結合反応（complement fixation test：CF法）**

抗原と抗体が結合すると，抗体が補体活性化能を獲得するが，この補体の活性化能を測定する．目的とするウイルス抗原，補体，ヒツジ赤血球に患者血清を加える．患者の血清に特異的な抗体がある場合，ウイルス抗原と免疫複合体を形成してこれが補体を消費するため，ヒツジ赤血球が溶血しなくなる．この現象をCF陽性と判断し，何倍まで希釈したらこの反応が消失するかで価を測定する．もともと血清中に免疫複合体であるリウマトイド因子やクリオグロブリンがある患者の場合は偽陽性となるので注意が必要である．感度，特異度ともに高くないが，感染から時間が経過すると消失するので，現在の感染や病勢の目安になる．

②**中和反応（neutralization test：NT法）**

培養細胞にウイルスと患者血清を入れ，ウイルス感染が抑制されるかを検出する．CF法では検出できない細かなウイルスの型別に検出できるが，HSV-1とHSV-2は区別できず，いずれの感染でも陽性となるので解釈には注意が必要である．結果は希釈倍数で表される．

③**EIA法**

抗原となるウイルスをプレートに固定し，患者血清を加えて，その後洗浄して結合した抗体がプレートに残っているかどうかを検出する．検出には抗体に対する抗体（二次抗体）に蛍光色素などのマーカーを付着したものを用いて，その色素を定量する．定量的に行うことができ，IgG，IgMなど型別の判定も可能である．結果はindexとして表される．倍数希釈ではないので，ペア血清で4倍変動という基準がはっきりしにくいが，通常IgGはおよそCFと同程度と考えてよい．IgMは特異度が低く変動幅が狭いので（通常1～10），通常1以上を陽性と判断するが，低値（1～2）の場合は他の検査と合わせて判断したほうが無難である．

e 血清膠質反応

抗体が血中に増加すると血清の粘稠度が増し，血清膠質反応が増加する．膠質反応のうち，Kunkel試験（ZTT）は主にIgGの量を，チモール混濁反応（TTT）は主にIgMとIgGを反映し，急性のウイルス感染症で初期に増加する場合がある．特異的な検査ではないが，予想したヘルペスのウイルスの抗体価に反応がみられず，これらの反応に急な上昇がある場合は，他の急性のウイルス感染症を考慮する必要があり，初診時にスクリーニングとして行っておくと有用な場合がある．

2）目的

a HSV/VZV感染症で血清検査をする目的

臨床的にHSV/VZV感染症を疑った場合に，抗体検査で診断できるものとできないものがあるので，検査する目的ははっきりとさせておく必要がある（表1）．

抗体を調べるのは，現在の症状がHSV/VZVによるものかどうかを判断する，あるいは以前に本当に罹ったことがあるか，あるいは一度も罹っていないかを判断するといった目的で行われる．しかし，普通のウイルス感染症と違ってHSV/VZVともに再発があり，その点でもう少し具体的に症状に応じて検査の解釈をする必要がある．一般的に，初感染がはっきりせず再発を繰り返すHSVの場合，抗体検査による診断は難しいので他の検査法が望ましいといえる．一方，VZVは急性感染のかたちを取り，症状は必ず顕性なので抗体検査が有用である．以下に目的別に述べる．

3）方法と解釈

a 顔面のHSVの初感染を診断したいとき

HSV初感染では歯肉口内炎や，やや重症の口唇・顔面のヘルペスやKaposi水痘様発疹症として発症する．しかし，顔面のヘルペスの初感染は非常に多くの場合に不顕性で，患者が初めてと申

表1 HSV/VZVの感染時期と各種検査による抗体価の結果

		初診日（0〜5日）			2週後			1年後		
		IgM	IgG	CF	IgM	IgG	CF	IgM	IgG	CF
HSV	初感染	−〜++	−〜+	−〜+	+++	+++	+++	−	+〜++	+〜++
	再発	−	+〜++	+〜++	−	+〜++	+〜++	−	+〜++	+〜++
VZV	水痘	−〜+++	−〜+	−〜+	−	+++	+++	−	+〜++	−〜+
	帯状疱疹	−〜+ (10%)	+〜++	−〜++	−〜+ (10%)	+++	+++	−	+〜++	−〜+

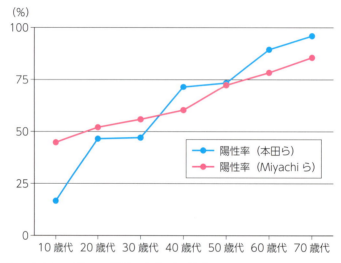

図3 わが国の抗HSV抗体の年齢別陽性率
（文献1, 2より作成；対象は本田らのものは皮膚科受診の患者，Miyachiらのものは口唇・性器に病変のある患者）

告する場合でも再発の場合があるので，病歴だけでは判断できない．初感染が疑われる場合はIgM陽性で確定できるが，早期では陰性か低値の場合がある．時間が経過すると，IgG，CFも陽性になるのでペア血清で診断できる．

b 性器ヘルペスの初感染を診断したいとき

性器ヘルペスの初感染は多くの場合，顕性で重症感が強い．ヘルペスと診断するにはHSV-IgM陽性，あるいはIgG，CFのペアでの陽転化で診断できる．

c 口唇・性器の再発性ヘルペスを診断したいとき

HSVは一度感染すると，症状はなくてもしばしば粘膜でのウイルス粒子を産生しているので抗体価が維持される．したがって，一度感染していればいつ血液検査しても中等度の抗体価が陽性となる．陽性率は年齢に伴って上昇し，ほとんどの高齢者は陽性である[1,2]（図3）．したがって，目の前の病変がHSVによるかどうかは抗体価が陽性であっても診断できない．また，たとえ口唇の病変が本当にヘルペスであっても，抗体価はペアで測定してもほとんど変動しない（表1）．確定

診断が必要であれば抗原検査を行う．逆に IgG や CF が陰性であれば，患者は HSV 感染の既往はなく，病変もヘルペスではない可能性が高い．

d 水痘（VZV の初感染）の診断をしたいとき

VZV の初感染は水痘で臨床的にわかりやすい．ただし，ワクチン接種を受けている患者が市中の VZV に感染した際は発熱，皮疹ともにごく軽症の場合があるので，注意が必要である．初診時血液検査で IgM 陽性なら確定的であるが，水痘の早期では IgM 抗体も陰性，あるいは低値の場合があるので注意が必要である．IgM 抗体価は特異度が低く，高値（>5.0）を以て陽性と判断するほうがよい．ペア血清は確実で，2 週間隔での IgG または CF の 4 倍以上の上昇がみられれば確定的である．

e 帯状疱疹（VZV の再発）または VZV の再感染の診断をしたいとき

VZV の再発である帯状疱疹も臨床的に診断しやすい．発症早期には IgG あるいは CF が低値であるが，ペア血清では上昇が認められる．IgM は帯状疱疹患者の 10〜30％程度で陽性になるが，多くは低値陽性（<5.0）である．高齢者の水痘（あるいは初発症状がはっきりしない帯状疱疹）の場合も IgM が陽性となる．IgG と CF 抗体価も 2 週間以上空けたペアで上昇がみられる．しかし，初診時には陰性や低値の場合も多く，初診時に抗 VZV-IgG，CF 抗体価が陰性だからといって帯状疱疹を否定できないことに注意する．

❖文献

1) 本田まりこほか：小児のウイルスによる皮膚感染症．小児科 **43**：1925-1934，2002
2) Miyachi M et al：Incidence of serum antibody titers against herpes simplex virus in Japanese patients. J Dermatol **44**：47-51, 2017

3 イムノクロマト法（性器ヘルペス）

近年，感染症診療の最前線では迅速抗原検出検査法としてイムノクロマト法を測定原理とする簡便なキット化された試薬が数多く活用されている．一般感染症領域（表1）ではインフルエンザウイルス，アデノウイルスなどに対する迅速検査があり，インフルエンザに関しては年間1,500万件以上の検査が実施されている．性感染症領域でもクラミジア抗原検出キットなども一般的に普及してきており，最近，性器ヘルペスに対してもイムノクロマト法を用いた単純ヘルペスウイルス（HSV）抗原検査が保険適用となり，一般施設でも使用可能となった．イムノクロマト法の全般的な特徴（表1）としては，キット化されている製品が多いこと，操作が簡便で手間を要さず検査が可能なこと，約2～15分程度と迅速に判定が可能であること，特殊な機器などなくても検査が可能であること，どこでもいつでも検査ができること，結果を目視で判定できること，キット自体がコンパクトで保管に場所を取らず携帯できること，また検査コストも比較的負担が少ないことなどが挙げられる．

これらの特徴からイムノクロマト法による迅速診断法は，感染症領域の臨床において標準的病原診断法となりつつある．

表1　イムノクロマト法による病原診断法

A. 臨床的に普及
- インフルエンザウイルス
- アデノウイルス
- ロタウイルス
- ノロウイルス
- RSウイルス
- 病原性大腸菌O-157
- マイコプラズマ
- クラミジア
- その他

B. 特徴
- 操作が簡便で手間を要さない
- 迅速に判定可能（2～15分程度）
- 特殊な機器が不要
- 検査する場所を選ばない
- 目視で判定できる
- コンパクトで場所を取らない
- 経済的負担が比較的少ない

1）原理（図1）

イムノクロマト法は抗原抗体反応を利用した迅速検査法である．性器ヘルペスの診断に用いるHSV抗原検出用試薬の場合，テストプレート内のメンブレン上には抗HSVモノクローナル抗体（マウス）が固定化してあり，また金コロイド標識抗HSVモノクローナル抗体（マウス）パッドがセットされている[1]．

検体滴下部に滴下された検体中のHSV抗原は，金コロイド標識抗HSVモノクローナル抗体（マウス）と反応した後，メンブレン上を移動し，判定部に固定化された抗HSVモノクローナル抗体（マウス）と結合して，試料中のHSV抗原を介した3者のサンドイッチ複合体を形成する．

この複合体を形成することにより判定ラインが赤～赤紫色を呈し，検体中のHSV抗原を検出することができる[1]．

2）目的

性器ヘルペスの場合，鑑別疾患も多く，また，非典型的な病変を呈することも多々あるため，診断に苦慮することも多い[2,3]．性器ヘルペスはウイルスの感染が原因であり，HSVの証明である病原検出診断法が間違いもなく確実である．イムノクロマト法は病原診断法として使用し，病変部でのウイルスの証明に使用される．すなわち，性器ヘルペスでは水疱や潰瘍などの病変部からのHSVの検出を目的としている．

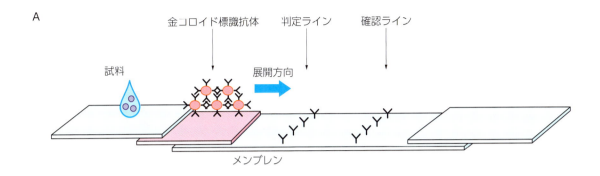

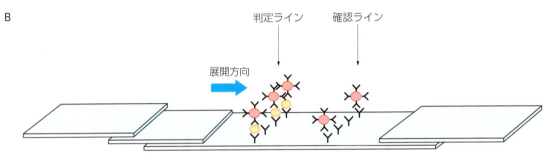

図1　イムノクロマト法の測定原理

（文献1より引用）

3）方法

　性器ヘルペスにおけるイムノクロマト法によるHSV抗原検出法は，現在キット化された製品（図2）が保険適用となっており，一般診療で利用可能となっている．

　このキットには，検体採取用の綿棒，検体抽出用のチューブ，検査判定用の本体プレートが含まれており，キットのみですべて完結できるようになっている．そのため特殊な機械も不要で，検査する場所や条件を選ばずに検査を実施できるようになっている[4, 5]．

　検査では，付属の綿棒を用い病変患部を擦過し検体を採取し，その検体をキット付属の試液入りチューブに入れ，撹拌，懸濁したのち，本体プレートの丸いウェルに懸濁液を4滴滴下し，室温で15分静置後，目視で判定が可能となる（図3）．判定部に「確認ライン」（赤〜赤紫色）のみが現れ

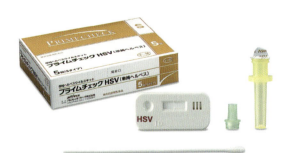

図2　イムノクロマト法を用いたHSV迅速検出検査キット（プライムチェックHSV®，アルフレッサファーマ社）

た場合はHSV陰性，「確認ライン」と「判定ライン」の両方が現れた場合はHSV陽性と判定する（図4：再発症例における陽性例）．

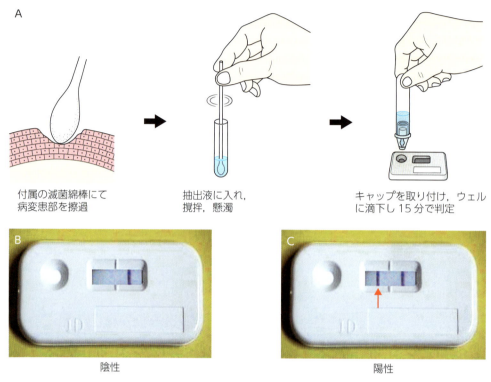

図3　検査キットの操作手順と結果判定
A：操作手順，B, C：結果判定の表示

（文献4, 5より引用）

4）解釈の仕方

　イムノクロマト法による検査は病変部のウイルスの証明であるため，性器ヘルペスの場合，検査キットにて陽性判定となれば，病変部よりHSVが検出されたこととなり，確定診断となり得る．

　性器ヘルペスの典型例では問診と臨床所見によってのみ診断できることもあり，必ずしも病原診断が必要でない場合もあるが，実際は病変や病状が多彩で非典型例も多い．イムノクロマト法による検査では簡便かつ迅速に病変部からのウイルス検出が可能であるため，診断に苦慮する類似疾患との鑑別にも非常に有用なツールとなる．また，性器ヘルペスの場合（特に初発症例）は，性器の局所症状以外に発熱や倦怠感などの全身症状も伴うため専門科目以外にも受診することがあり[3]，専門医以外でもこのような簡便な病原検出法があれば，性器ヘルペスの診断補助に有用と思われる（表2）．

　ただし，臨床検査の常ではあるが，使用にあたっては検査の限界について十分な理解と注意が必要である．イムノクロマト法は抗原抗体反応を利用した検査法であり，検査感度は概ね検体のウイルス量と特異抗体の性能に依存している．ウイルス量が少ない場合，結果が出るのに時間がかかることもあり，検体滴下から必ず15分経った時点で判断したほうがよく，薄い陽性ラインで判定できることもある．また，採取時の病変の状態によっては偽陰性となることもあるため注意が必要である．特に，発症から時間が経過しているものや病変部が乾燥しているもの，クリームなどの外用薬を塗布している病変，すでに治療薬を服用している症例などでは，病変があっても検査結果が陰性化することがあり得るため，この検査の陰性

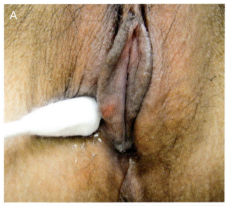
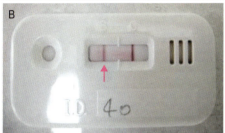

図4 検査キットの臨床での使用例
A：性器ヘルペス（再発，HSV-2），発症からの日数：2日，病変患部：潰瘍
B：HSV 迅速検出検査キット：陽性（矢印は判定ライン），ウイルス定量（リアルタイム PCR）：2.3×10^7 copy/綿棒（4.6×10^7 copy/mL）

結果だけを鵜呑みにすることがないよう，診断は臨床症状なども十分考慮して総合的に判断すべきである[4,5]．

また，この原稿を執筆時点では，HSV-1 と HSV-2 を同時に検出することは可能だが型判別はできない．しかしながら，HSV の型によって治療法が変わるようなことはないため，早期診断・早期治療を遂行する観点からは臨床上あまり大きな問題ではないと考えられる．

表2 イムノクロマト法による性器ヘルペスの診断の特徴と注意点

A．特徴
- HSV-1 と HSV-2 を同時に検出可能
- ごく短時間（10〜15分）で結果判定が可能
- 手順が簡単で手間を要さない（簡便性）
- 目視判定が可能であり，特殊な機器を必要としない
- 常温で検査可能，保管も常温で場所を取らない
- 専門医以外でも性器ヘルペスの診断の補助に使える
- 診断に苦慮する類似疾患との鑑別（陰部潰瘍性疾患など）

B．注意点
- 現時点では HSV の型判別はできない
- 検出感度に限界があり，偽陰性となることもある

現在さらに検出感度が鋭敏なキットや HSV-1 と HSV-2 の型判別可能なキットも開発・研究が行われており，将来的に臨床の最前線での利用が期待される．

文献

1) 早川 潤：イムノクロマト法を用いた HSV 迅速検査による性器ヘルペスの診断．Visual Dermatol **15**：838-842, 2016
2) 早川 潤ほか：単純ヘルペスウイルス（性器ヘルペス）．臨婦産 **63**：135-141, 2009
3) 早川 潤ほか：性器ヘルペスの診断における問題点，見落とされていた初発症例についての検討．日性感染症会誌 **27**：115-122, 2016
4) 早川 潤ほか：イムノクロマト法を測定原理とする単純ヘルペスウイルス抗原検出キットの臨床的性能評価．日性感染症会誌 **21**：134-138, 2010
5) 早川 潤ほか：新しい単純ヘルペスウイルス迅速検出キットの性能評価．日性感染症会誌 **23**：119-123, 2012

4 PCR法，LAMP法

1) 原理

　PCR（polymerase chain reaction）法は，3段階からなるDNA合成反応を繰り返し行うことでテンプレートDNAを増幅する方法である．まず，鋳型となる二本鎖DNAを加熱し変性させて一本鎖DNAとし（denature），次にプライマーが相補的な部位につき二本鎖を形成し（annealing），プライマー部位からテンプレートの遺伝子配列にしたがいDNA相補鎖を合成する（extension）．核酸増殖法のなかで主流となっているリアルタイムPCR法は，ウイルスDNAの定性だけでなく定量も可能である．リアルタイムPCR法では反応後に電気泳動で増幅産物の確認を行う必要はなく，増幅産物量をリアルタイムでモニタリングすることにより正確な定量を行うことができる．通常，モニタリングは蛍光試薬を用いて行われ，サーマルサイクラーと分光蛍光光度計を備えたリアルタイムPCR装置が必要である．PCR法ではサイクルごとにDNAが指数関数的に増幅していくため，既知のDNA量のスタンダードサンプルを段階希釈してPCR法を行うと，希釈系列順に増幅曲線が得られる．ある一定の増幅産物量になるところに閾値を設定すると，各々の希釈系列がその閾値に達したサイクル数（Ct値）が算出される．希釈系列のDNA量とそのCt値には直線関係があり，検量線を作成することができるため，実際のサンプルもCt値を算出して検量線に当てはめれば，そのDNA量を定量することが可能となる．

　loop-mediated isothermal amplification（LAMP法）は，栄研化学が開発した核酸増殖法である．同じ核酸増殖法であるPCR法よりも簡便でより迅速な検査であることが知られている．LAMP法は標的遺伝子上に設定した6つの領域に対して4種類のプライマーを使用することで標的遺伝子配列を特異的に効率よく増幅することができ，また鎖置換型DNAポリメラーゼを使用することにより引き剝がしたDNA鎖を新たな鋳型としてDNA増幅起点とすることができる．また，PCR法のように二本鎖DNAを一本鎖に熱変性する過程を必要としないため，一定温度で反応させることで核酸増幅から検出までを同一の工程で行うことができ，増幅産物の有無を濁度測定器によりリアルタイムで測定する．

2) 目的

　単純疱疹，Kaposi水痘様発疹症，帯状疱疹および水痘は日常診療でよく遭遇する疾患であるが，臨床的に典型的でない場合は診断に苦慮することも少なくない．たとえばアトピー性皮膚炎の患者では皮膚感染症を合併しやすく，膿痂疹とKaposi水痘様発疹症の鑑別が非常に困難である場合がある．また，口唇ヘルペスでは接触皮膚炎などの鑑別疾患も疑われ，臀部ヘルペスでは帯状疱疹との区別に苦慮することもある．帯状疱疹の発症初期で浮腫性紅斑や丘疹がわずかにしか出現していない時期には，帯状疱疹を鑑別疾患として提示すること自体が困難である場合もある．水痘においては空気感染も問題となるため，発症初期に確実に診断することができれば感染対策を早期に講じることができる．以上のような理由から，初期対応をより適切に選択するために皮膚ヘルペス感染症を迅速に精確に診断することが望ましく，迅速に単純ヘルペスウイルス（HSV-1，HSV-2）および水痘帯状疱疹ウイルス（VZV）を同定することができるLAMP法は特に臨床的有用性がある．

　核酸増殖法であるPCR法やLAMP法の大きな利点として，少ないDNA量しか採取できない場合でもウイルスの同定を行えることが挙げられる．DNA量を多く含む水疱内容液を採取できればよりよいが，水疱後のびらんしか残っていない

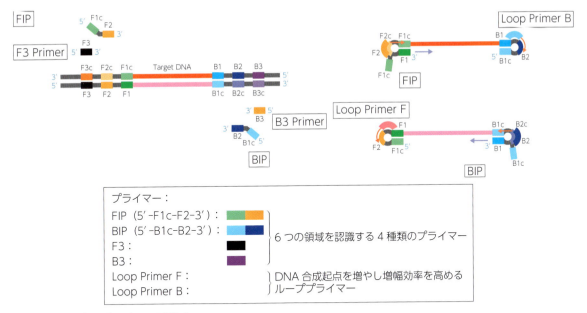

図1 LAMP法のプライマーデザイン

[栄研化学ホームページ．http://loopamp.eiken.co.jp（2017年9月閲覧）]

3）方法

皮膚ヘルペス感染症の迅速診断を行う際には皮膚拭い検体が用いられる．蒸留水で湿らした滅菌綿棒で皮疹部を数回擦過し，蒸留水1 mLの入った滅菌スピッツに綿棒の先端を入れる．その皮膚拭い液を検体としてPCR法およびLAMP法を施行する．

強調したい点として，HSV-1，HSV-2およびVZVの同定に対してPCR法は皮膚拭い検体のDNA抽出が必要であるが，LAMP法ではDNA抽出を省いても検査精度に違いはなく，必ずしもDNA抽出を必要としない[1, 2]．

PCR法ではDNA抽出した皮膚拭い検体を，ウイルスに特異的な配列を標的として設計したプライマー，DNAポリメラーゼなどを含む反応試薬（PCRキット）と混合してサーマルサイクラーで反応させる．従来のPCR法では増幅した核酸をアガロース電気泳動で分離して確認するが，リアルタイムPCR法では反応液に蛍光試薬や蛍光標識プローブを添加して分光蛍光光度計でDNA増幅を直接確認する．

LAMP法では皮膚拭い検体を，標的領域に対して専用に設計したプライマー（図1），鎖置換型DNAポリメラーゼを含む反応試薬（Loopamp® DNA amplification kit）と混合し，濁度測定装置により63～65℃の一定温度を保ちながら1時間程度反応させ，濁度上昇をモニタリングすることでDNA増幅を確認し，濁度が0.1以上になった検体を陽性と判断する（図2, 3）．

4）解釈の仕方

ウイルスの同定において，PCR法はウイルス分離培養よりも感度が高く頻繁に用いられるが，その感度の高さゆえにコンタミネーションには注意が必要であり，またHSVの潜伏感染による唾液内への無症候性排泄による少量のDNAも同定してしまうことも念頭に置くべきである．ウイルスの無症候性排泄と再活性化との区別にはリア

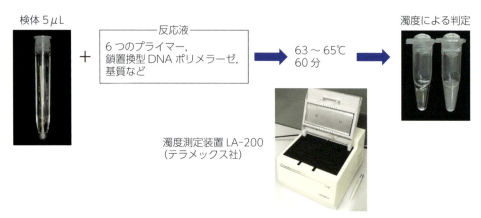

図2　LAMP法の手順

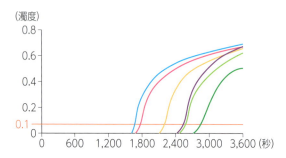

図3　LAMP法の濁度モニタリング

表1　ウイルス別のLAMP法における感度，特異度

ウイルス	報告者	比較対象の検査法	感度（%）	特異度（%）
HSV-1	Sugiyamaら[4]	ウイルス分離培養同定	90	98
		リアルタイムPCR法	83	100
HSV-2	Sugiyamaら[4]	ウイルス分離培養同定	100	95
		リアルタイムPCR法	78	100
VZV	Okamotoら[5]	リアルタイムPCR法	87	100

表2　皮膚ヘルペス疾患別のリアルタイムPCR法を基準としたLAMP法の検査精度

臨床診断	感度（%）	特異度（%）	陽性的中率（%）	陰性的中率（%）
単純疱疹（n=38）	96	100	100	93
Kaposi水痘様発疹症（n=11）	78	100	100	50
帯状疱疹（n=47）	93	100	100	57
水痘（n=10）	100	100	100	100

（文献1より引用）

タイム PCR 法による DNA 定量が有用なこともある[3].

一方で，HSV および VZV における LAMP 法はリアルタイム PCR 法と比べると若干感度が低いことが明らかになっており[4, 5]，HSV に対する LAMP 法の感度はウイルス分離培養と同等とされる[4]（表1）．その分 PCR 法よりもコンタミネーションの影響を受けにくい可能性はあるが，拭い検体を採取する皮疹が水疱やびらんではなく丘疹であった場合などには，十分な DNA 量を採取できず偽陰性になることがある[1]．

皮膚ヘルペス疾患別のリアルタイム PCR 法と LAMP 法の検査精度の比較（表2）によると，LAMP 法は迅速検査としては十分に高感度であり，特異度が 100% であることから確定診断にも有用である[1]．各検査の特徴を踏まえて検査を選択し，検査精度を理解したうえで結果を解釈することが大切である．

文献

1) Kobayashi T et al：Clinical utility of loop-mediated isothermal amplification assay for the diagnosis of common alpha herpesvirus skin infections. J Dermatol **40**：1033-1037, 2013
2) Enomoto Y et al：Rapid diagnosis of herpes simplex virus infection by a loop-mediated isothermal amplification method. J Clin Microbiol **43**：951-955, 2005
3) 吉川哲史：PCR 法，LAMP 法による微生物遺伝子検査. 小児内科 **39**：1960-1966, 2007
4) Sugiyama H et al：Comparison of loop-mediated isothermal amplification, real-time PCR, and virus isolation for the detection of herpes simplex virus in genital lesions. J Med Virol **75**：583-587, 2005
5) Okamoto S et al：Rapid detection of varicella zoster virus infection by a loop-mediated isothermal amplification method. J Med Virol **74**：677-682, 2004

Part 4

単純ヘルペスの
さまざまな病型

1 ヘルペス性歯肉口内炎

1）疾患概念

　単純ヘルペスウイルス（HSV-1, HSV-2）は皮膚・粘膜より初感染し，病変を形成した後，知覚神経終末から逆行性に移動し，後根神経節に潜伏する．そして，潜伏感染したウイルスが何らかの刺激で再活性化すると，神経細胞内で増殖したウイルスは神経線維を順行性に進み，再び皮膚・粘膜で増殖して病変を形成する．ヘルペス性歯肉口内炎は主として HSV-1 による小児の初発病変の代表的な疾患であり，日常臨床上時々遭遇する疾患である．一般に HSV の初感染は不顕性感染で終わることが多いといわれている．一方，初発型のヘルペス性歯肉口内炎は HSV 感染小児にみられる最も多い顕性症状であり，感染小児の 25〜30％に観察されるという報告もある[1]．

2）臨床所見（図1）

　HSV-1 の初感染初発型として生後 6 ヵ月〜6 歳頃までの小児に発症するものが典型的である．ヘルペス性歯肉口内炎の 9 割は HSV-1 によるものである．HSV-2 によるものも報告されているが，両ウイルスによる臨床症状には差がないといわれている．疫学的に，ヘルペス性歯肉口内炎の発症年齢は二峰性であり，最初のピークは生後 6 ヵ月〜5 歳頃に，次のピークは 20 歳代前半にみられる．まれに新生児や高齢者に発症するケースも報告されている．

　前駆症状として不機嫌，発熱，食思不振，倦怠感といった感冒様症状が 2〜3 日間みられた後，口唇部や口腔粘膜に小水疱が出現し，舌・咽頭・頬粘膜などに白苔がみられる．歯肉は腫脹し，易出血性となる．顎下・頸部リンパ節は有痛性に腫脹し，発熱，倦怠感などの全身症状を伴う．口腔内の水疱はすぐに破れてびらんになるため疼痛が激しく，食物の経口摂取が困難になるため脱水や栄養障害に対する対応も必要となる．口腔内の急性症状は 1 週間〜10 日程度続く．ヘルペス性歯肉口内炎の小児 36 人の臨床経過を追った研究では，口腔内病変は 12.0±3.4 日，口腔外病変は 12.0±3.9 日，発熱は 4.4±2.4 日，摂食障害は 9.1±3.0 日，飲水障害は 7.1±3.1 日の治癒期間を必要とした．また，ウイルス排出は 7.1±2.5 日続いていた．成人の場合には，初感染初発の場合と既感染（不顕性感染）後の誘発型の場合があり，後者の場合は免疫抑制状態の患者に発症することもある．また，本疾患は時に重篤な合併症を引き起こす場合もある．

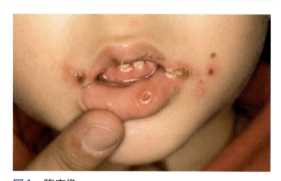

図1　臨床像
口唇および口周囲に痂皮，びらんがみられる．
（文献 4 より引用）

3）診断のポイント

　診断では，Tzanck 試験やモノクローナル抗体の検出，血清学的診断を行う．ヘルペス性歯肉口内炎の鑑別診断としては，アフタ性口内炎，ヘルパンギーナ，手足口病，口腔カンジダ症，天疱瘡などがある．ヘルパンギーナは乳幼児に好発し，夏期に流行するエンテロウイルス（主にコクサッキーウイルス A 群）感染症である．口腔咽頭の後部に病変が認められ，歯肉病変を欠き，より急性発症で，経過が短いこと，春と夏に多い季節性であることなどから鑑別可能である．手足口病

表1 治療法

	用法
内服療法（小児）	アシクロビル顆粒（40％）：20 mg/kg，1日4回，5日間
内服療法（成人）	アシクロビル：1,000 mg，分5，5日間 バラシクロビル：1,000 mg，分2，5日間 ファムシクロビル：750 mg，分3，5日間
点滴療法	アシクロビル：5 mg/kgを1日3回点滴静注，7日間

は，コクサッキーウイルスA型もしくはエンテロウイルス71型による感染症であり，乳幼児に好発し，夏期に多い．歯肉腫脹を伴わず手足の病変が対称的にみられる点で鑑別する．口腔カンジダ症は，主として口腔内常在真菌である Candida albicans 感染によるもので，周囲の炎症を伴わない淡雪状白苔が付着した偽膜を形成し，それを除去すると血のにじんだ部位が露出する．糖尿病，AIDS，ステロイド投与患者など免疫不全者に多く発症する．

4）治療のポイント

抗ヘルペスウイルス薬（アシクロビル，バラシクロビル）の内服を行い，重症例や免疫不全者に対しては抗ヘルペスウイルス薬の点滴静注を行う（表1）．細菌の二次感染を伴うこともあるので，抗菌薬の全身投与または外用を行うこともある．抗ヘルペスウイルス薬の発症早期（48時間以内）からの投与は，自覚症状の早期改善，口腔内病変の早期治癒，また感染力の低下についてのエビデンスがある[2]．単純ヘルペス発症早期からの抗ヘルペスウイルス薬の投与により，潜伏感染ウイルス量を減らすことができ，その後の再発回数も減少させる可能性があるため[3]，特に初感染病変であるヘルペス性歯肉口内炎では，早期から十分な期間（7日間）の抗ヘルペスウイルス薬の投与が望ましい．

文献

1) Amir J et al：The natural history of primary herpes simplex type 1 gingivostomatitis in children. Pediatr Dermatol **16**：259-263, 1999
2) Hudson B et al：Towards evidence based medicine for paediatricians. Does oral aciclovir improve clinical outcome in immunocompetent children with primary herpes simplex gingivostomatitis? Arch Dis Child **94**：165-167, 2009
3) Sawtell NM et al：Early intervention with high-dose acyclovir treatment during primary herpes simplex virus infection reduces latency and subsequent reactivation in the nervous system *in vivo*. J Infect Dis **184**：964-971, 2001
4) 渡辺大輔：case 08単純疱疹：子ども，おとなの初発例；ヘルペス性歯肉口内炎とKaposi水痘様発疹症．Visual Dermatol **11**：1276-1277, 2012

2 口唇ヘルペス（再発型）

1）疾患概念

　再発型口唇ヘルペスは単純疱疹のなかで最も一般的な臨床像である．原因ウイルスはほぼ全例で単純ヘルペスウイルス1型（HSV-1）であるが，まれに2型（HSV-2）による．本症は，初感染（約90％が不顕性感染）後に一生涯にわたって三叉神経節に潜伏感染するHSVが，感冒，紫外線曝露，月経，外傷，過度の運動などのさまざまなストレスや宿主の細胞性免疫の低下が引き金となって神経節細胞の中で再活性化し，神経節から知覚神経軸索内を順行輸送され，再び口唇およびその周囲皮膚・粘膜でウイルスが増殖することによって引き起こされる（回帰発症）．唾液中にウイルスを排泄するのみで，皮膚・粘膜に病巣を形成しない無症候性排泄の場合もある．

2）臨床所見

　口唇あるいはその周囲皮膚・粘膜に，紅暈を伴う数mm大の小水疱が集簇性あるいは孤立性に認められ，中心臍窩を伴いやすい（図1, 2）．明らかな皮膚病変が出現する1～2日前に局所の違和感や瘙痒感が出現することが多い．水疱は次第に破れてびらんとなり，痂皮を形成して7～10日で治癒する．経過中に細菌感染を併発し，膿疱化することがある（図3）．自覚症状は軽度の疼痛・熱感程度のことが多い．発熱などの全身症状を伴うことはまれであるが，時にリンパ節腫脹をみる．

3）診断のポイント

　診断は比較的容易であるが，診断が困難な場合はTzanck試験や抗HSV抗体による蛍光抗体直接法，イムノクロマト法を用いた迅速検査キット，PCR法によるHSV DNA検出，HSVの分離培養などを適宜行う．血清中の抗体価測定は通常有用ではない．

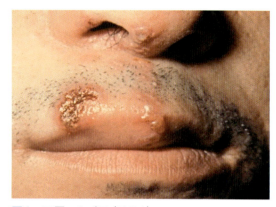

図1　口唇ヘルペス（その1）
（関東中央病院，日野治子先生ご提供）

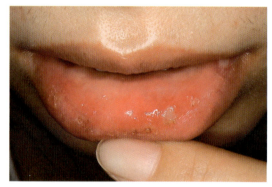

図2　口唇ヘルペス（その2）

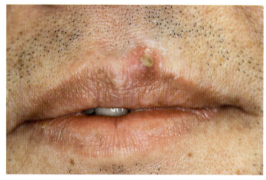

図3　口唇ヘルペス（その3）

4）治療のポイント

　第一選択となる治療は抗ヘルペスウイルス薬の内服であるが，症状がごく軽微な場合のみアシクロビル軟膏あるいはビダラビン軟膏を外用する．内服抗ヘルペスウイルス薬としてバラシクロビル（1回500 mg，1日2回内服），あるいはファムシクロビル（1回250 mg，1日3回内服）を通常5日間投与する．ファムシクロビルはバラシクロビルに比べてウイルス感染細胞内での半減期が長いことや耐性化が生じにくいといった特徴がある．重症例や免疫不全の患者にはアシクロビル点滴静注を行う．腎機能障害患者に投与する場合は，クレアチニンクリアランスによって内服あるいは静注の投与量を決定する．また，細菌感染併発例には抗菌薬内服を併用する．

❖文献

1) Opstelten W et al：Treatment and prevention of herpes labialis. Can Fam Physician **54**：1683-1687, 2008

3　眼瞼ヘルペス，角膜ヘルペス

1）疾患概念

単純ヘルペスウイルス1型（HSV-1）の初感染は不顕性感染となる場合が多く，時に眼瞼ヘルペス，急性濾胞性結膜炎，口内炎などの症状を呈する．その後，三叉神経節に潜伏し，発熱，紫外線曝露，ストレス，過労など何らかの誘因でウイルスの再活性化が起こり，眼瞼ヘルペスや角膜ヘルペスとして再発する．

2）眼瞼ヘルペス

a　臨床所見

眼瞼ヘルペスでは，周囲に紅暈を伴った，中心に臍窩のある小水疱が眼瞼に集簇してみられる．皮疹の分布は三叉神経の支配領域とは関連がなく，上下の眼瞼に分布することもある[1]．眼瞼の小水疱は数日で破れて痂皮となる．発症初期に，ピリピリ，チクチク程度の軽度の疼痛を自覚し，眼瞼腫脹，発赤を伴う．再発の場合は，同側の眼瞼に再発することが多く，同時に，同側の急性濾胞性結膜炎や耳前リンパ節腫脹を伴うことがある．角膜ヘルペスを合併することはまれである．

b　診断のポイント

水疱内容を検体とし，モノクローナル抗体を用いた蛍光抗体法で病因診断が可能である．眼瞼腫脹をきたす麦粒腫，霰粒腫との鑑別が難しい場合がある．瞼結膜所見，小水疱や痂皮の有無が診断の参考になる．眼瞼ヘルペスの初期に結膜炎を伴うと，耳前リンパ節腫脹を伴う濾胞性結膜炎の臨床像を呈し，感染力の強いアデノウイルス結膜炎と類似する．鑑別にはアデノウイルス抗原検査とともに，再発の既往歴が役に立つ．アデノウイルス結膜炎の再発はまれだが，眼瞼ヘルペスの再発はまれではない．眼瞼ヘルペスの分布が片側の眼周囲の三叉神経の支配領域に限局した場合には，眼部帯状疱疹との鑑別が必要となる．眼瞼ヘルペスでは，激しい疼痛を伴わない点が異なる．

c　治療のポイント

保険適用となっている治療法は，抗ヘルペスウイルス薬の内服である．バラシクロビル，ファムシクロビルのいずれかを5日間投与する．外用薬としては5％アシクロビル軟膏があるが，目に入ると刺激があるため眼瞼ヘルペスには使用しにくい．皮膚所見がごく軽度の場合には，3％アシクロビル眼軟膏を1日2，3回，眼瞼の病巣部に塗布する．ただし，3％アシクロビル眼軟膏は眼瞼ヘルペスに対する保険適用はない．急性濾胞性結膜炎を伴っていれば，同時に結膜にも点入する．

3）角膜ヘルペス

a　臨床所見

角膜ヘルペスは，主病変の部位により，上皮型，実質型，内皮型に分類される．

①上皮型角膜ヘルペス（樹枝状角膜炎，地図状角膜炎）

上皮型角膜ヘルペスは，ウイルスの角膜上皮における増殖で，ウイルスがcell to cellに感染した結果，連続性の角膜上皮びらんが生じ，樹枝状や地図状角膜炎の病型を呈する．樹枝状角膜炎は，病巣部の先端のterminal bulb（末端膨大部）を有する枝分かれした角膜病変（図1）で，周囲に灰白色の浸潤を伴っている．特徴的な臨床所見に加え，角膜知覚低下（神経麻痺性疼痛）があれば臨床診断はより確実となる．

②実質型角膜ヘルペス（円板状角膜炎，壊死性角膜炎）

円板状角膜炎は実質内のウイルス抗原に対する遅延型アレルギーが病態として考えられている．細隙灯顕微鏡所見では，角膜中央部に類円形の前房側に突出する角膜浮腫を特徴とする．浮腫の部

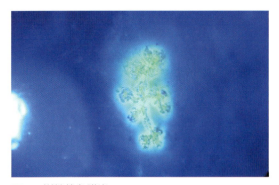

図1 樹枝状角膜炎
フルオレセイン染色．terminal bulb（末端膨大部）を有する枝分かれした角膜潰瘍がみられる．

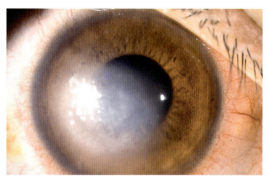

図2 円板状角膜炎
角膜中央部の類円形の前房側に突出する角膜浮腫と混濁がみられる．

位に角膜後面沈着物を伴う（図2）．角膜浮腫，混濁のため視力低下を自覚する．壊死性角膜炎は，ウイルス抗原に対するⅢ型アレルギーが病態として考えられている．実質炎の重症型で角膜実質内の濃白色の浸潤病巣を形成する．

③内皮型角膜ヘルペス（角膜内皮炎，輪部炎）

　角膜周辺部の実質浮腫，病巣部および病巣先端部に沿った角膜後面沈着物を特徴とする．輪部炎では，輪部結膜の隆起を伴う充血，角膜輪部を中心とした実質の浮腫，混濁を特徴とする．角膜混濁は実質深層に著明で，その部位に微細な角膜後面沈着物を認める．しばしば一過性の眼圧上昇を伴うが，輪部所見の改善に伴い正常化する．

b 診断のポイント

①上皮型角膜ヘルペスの診断

　眼ヘルペス感染症研究会の診断基準（表1）[2]では，病巣部の角膜擦過物からHSVを分離・培養すること，および典型的な臨床所見と免疫組織化学を用いたウイルス抗原の証明を確定および確実診断としている．また，PCR法によるウイルスDNAの証明は偽陽性もあるため補助診断となっている．ウイルス分離は陽性であれば診断を確定できるが，感度が低く，迅速には結果が得られない．一方，蛍光抗体法は短時間で結果が得られ，簡便で感度もよく，上皮型角膜ヘルペスの診断として日常診療で行いやすい検査法である．病巣が小さい場合には，十分量の検体が採取できず，偽

表1 上皮型角膜ヘルペスの診断基準（眼ヘルペス感染症研究会，2002年）

A．角膜擦過物のウイルス学的診断
◎ウイルス分離・同定
○蛍光抗体法によるウイルス抗原の証明
△PCR法によるウイルスDNAの証明
B．典型的な臨床像
○terminal bulbを持つ樹枝状・地図状角膜炎
△角膜知覚低下
△上皮型ヘルペスの確実な既往

◎：確定診断，○：確実診断，△：補助診断
（文献2より引用）

陰性となる可能性がある．ウイルスDNA量を定量的に検出できるリアルタイムPCR（RT-PCR）法は偽陽性が少ないため，上皮型のみならず実質型角膜ヘルペスの診断にも応用されている．

　HSV-1とHSV-2に共通の抗原のglycoprotein Dに対するモノクローナル抗体を用いた免疫クロマト法により角膜上皮細胞中のHSV抗原を検出できるキット（チェックメイト®ヘルペスアイ）が保険適用となっている．角膜病巣部の上皮をスワブで擦過し，検体抽出液に浸す．この溶液を反応シートに滴下し，15分後には判定できる[3]．

②実質型および内皮型角膜ヘルペスの診断

　上皮型と異なり，病巣を擦過しての検体採取ができないため，臨床所見からの診断になる．1回のエピソードでは病因診断は難しい．上皮型角膜ヘルペスの確実な既往があれば補助診断となる．

c 治療のポイント

細隙灯顕微鏡所見から角膜ヘルペスの病型を見極めることが，適切な治療方針の選択に結びつく．上皮型であれば，アシクロビル眼軟膏が奏効する．一方，実質型角膜ヘルペスの治療は，ウイルス抗原に対する免疫反応に対する消炎が主体となる．角膜の浮腫，混濁が遷延すると視力予後不良となる場合もあり，早期に炎症の重症度に応じたステロイドを用いる必要がある．

①上皮型角膜ヘルペスの治療

上皮型角膜ヘルペスに対しては3％アシクロビル眼軟膏を1日5回用いる．病巣部への混合感染予防として抗菌点眼薬を併用する．アシクロビル眼軟膏の投与期間は，原則として2週間は継続し，その後中止している．治療経過によっては，1週間に5回投与の後，回数を漸減する方法もある．ただし，最初から2，3回といった不十分な投与回数では，改善が得られなかった場合に，不十分な治療のためなのか，アシクロビル耐性のウイルスによるものか判断が難しくなる．病巣除去は，角膜上皮のウイルスの絶対量を減らすためには有用な治療法と考えている．点眼麻酔後，綿棒やスパーテルなどで病巣部を軽く擦過する．

②実質型角膜ヘルペスの治療

ステロイド点眼薬をアシクロビル眼軟膏の併用のもとに用いる．炎症の重症度に応じた必要最小限のステロイド点眼薬を選択し，症状の改善に伴い点眼回数を減らしたり種類を変えたりして漸減するといった「さじ加減」が治療のポイントとなる．強いステロイド点眼薬を長期に用いれば，角膜実質の混濁，浮腫は早期に改善するが，経過中に上皮性病変の再発を起こし，治療の変更を余儀なくされる場合も出てくる．

筆者らは治療に用いた点眼薬の使用経験から，ステロイド点眼薬の作用の強さを，種類，濃度によって分類し，使い分けている．強いステロイド点眼薬としてベタメタゾン点眼薬，中等度では0.02％デキサメタゾン点眼薬，弱いものでは0.02％フルオロメトロン点眼薬を使用している．併用するアシクロビル眼軟膏の投与回数は，治療に用いるステロイド点眼薬の強度や病型，重症度によって決めている[4]．

③内皮型角膜ヘルペスおよび輪部炎の治療

内皮型および輪部型角膜ヘルペスの治療は実質型角膜ヘルペスの治療に準じ，ステロイド点眼薬とアシクロビル眼軟膏の併用を行う．眼圧上昇例には抗緑内障点眼薬や炭酸脱水酵素阻害薬を併用するが，消炎すれば速やかに眼圧は正常化するので，抗緑内障薬の併用期間は短期間のことが多い．

④上皮型および実質型角膜ヘルペス合併例の治療

樹枝状角膜炎（上皮型）と円板状角膜炎（実質型）合併例では，上皮型の治療，すなわちアシクロビル眼軟膏（1日5回）を優先的に行う．実質型に対しては，上皮型が治るまで2週間ステロイドを使わずに待つか，ステロイドを内服で併用する．ステロイド内服を併用する場合は，プレドニゾロン20 mgから開始し，3，4日で5 mgずつ減量する方法を用いている．通常，2週間で樹枝状病変は治癒するので，その後はステロイドを内服から点眼に変更する．

⑤アシクロビル眼軟膏の副作用

アシクロビルは宿主のDNAにはほとんど作用しない安全な薬剤ではあるが，眼軟膏特有の副作用もある．角膜瞼裂部から下方にかけ，点状びらんが集簇する角結膜上皮障害や下方の球結膜に不整形のびらんとして観察される[5]．アシクロビル眼軟膏の減量，中止により改善するため，投与回数や期間を必要最小限とする工夫が必要である．

❖文献

1) 高村悦子：単純ヘルペス角膜炎．眼感染症診療マニュアル，薄井紀夫ほか（編），医学書院，東京，p188-199, 2014
2) 下村嘉一ほか：上皮型角膜ヘルペスの新しい診断基準．眼科 44：739-742, 2002
3) Inoue Y et al：Multicentre clinical study of the herpes simplex virus immunochromatographic assay kit for the diagnosis of herpetic epithelial keratitis. Br J Ophthalmol 97：1108-1112, 2013
4) 内田幸男：角膜ヘルペスの治療．角膜ヘルペスとその関連疾患，内田幸男（編著），メディカル葵出版，東京，p18-24, 1992
5) 高村悦子ほか：3％アシクロビル眼軟膏の副作用．あたらしい眼科 3：1631-1634, 1986

4 ヘルペス瘭疽

1）疾患概念

ヘルペス瘭疽（herpetic whitlow）は，手指先端に単純ヘルペスウイルス（HSV）が接種されて初感染あるいは再感染として発症する．いずれの場合も原因ウイルスは HSV の 1 型（HSV-1）であることが多い．成人の場合，多くは歯科医や医師，看護師などの医療従事者の手指表皮の手荒れやささくれなどの微小外傷部・バリア傷害部から HSV が侵入し，主に手指角化細胞内においてウイルスが増殖することで発症する．乳幼児では指しゃぶりをきっかけとして発症することが多い．HSV 初感染経路と同様に，ヘルペス罹患患者の唾液や病変部への接触による接種以外にも，無症候性に HSV が放出されている患者との接触感染や，ウイルスが付着したタオル，器具などからも間接的に感染することがある．また，ヘルペス瘭疽はまれに再発によっても発症し，原因ウイルスが HSV-2 の場合は再発を繰り返すことが多いとされる．

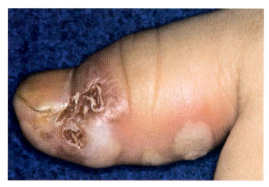

図1　ヘルペス瘭疽
（関東中央病院，日野治子先生ご提供）

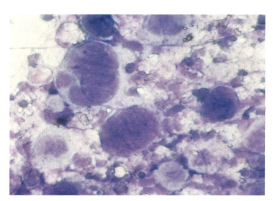

図2　Tzanck 試験の鏡検像

2）臨床所見

指尖部や手指の爪周囲に，紅暈を伴う数 mm 大の小水疱が集簇性あるいは孤立性に認められ，中心臍窩を伴いやすい（図1）．経過中に細菌感染を併発して膿疱化することがあり，膿瘍やヘルペス爪囲炎（herpetic paronychia）を生じることもある．部位的特徴から自発痛が強いことが多く，発熱などの全身症状を伴うことはまれであるが，時にリンパ管炎や腋窩リンパ節腫脹をみる．

3）診断のポイント

明らかな紅暈を伴う小水疱が確認されれば診断は比較的容易であるが，時に化膿性爪囲炎との鑑別が必要となる．Tzanck 試験（水疱底スメアの Giemsa 染色によりウイルス性巨細胞や棘融解細胞，核内封入体などを確認する；図2）や抗 HSV 抗体による蛍光抗体直接法，イムノクロマト法を用いた迅速検査キット，PCR 法などによって HSV 感染を確認する．Tzanck 試験では水痘帯状疱疹ウイルス感染との区別がつかないため，必要に応じて蛍光抗体直接法を行う．血清中の抗体価測定は初感染の場合のみ有用である．医療従事者の場合，HSV 感染患者との接触歴や針刺し事故などの有無を問診することも重要である．

4) 治療のポイント

　抗ヘルペスウイルス薬の内服が治療の第一選択であり，バラシクロビル（1回500 mg，1日2回内服）またはファムシクロビル（1回250 mg，1日3回内服）を通常5～7日間投与する．一般に難治であり，初感染，再感染，再発にかかわらず，抗ウイルス薬を使用しても治癒までに10日～2週間程度を要する．これは破壊された手指表皮の再生に数日を要することに起因すると考えられているが，角層が厚い手掌側に出現した場合は治癒までにさらに長い期間を要する．重症例や免疫不全の患者にはアシクロビル点滴静注を行う．腎機能障害患者に投与する場合は，クレアチニンクリアランスによって内服あるいは静注の投与量を決定する．また，細菌感染併発例には抗菌薬内服を併用し，膿瘍を形成している場合には切開排膿を行う．医療従事者が罹患した場合は，感染拡大をきたすことがあるため注意が必要である．

文献

1) Clark DC：Common acute hand infections. Am Fam Physician **68**：2167-2176, 2003

5 Kaposi 水痘様発疹症

1）疾患概念

Kaposi 水痘様発疹症（Kaposi's varicelliform eruption：KVE）は，オーストラリアの皮膚科医である Moriz Kaposi により，アトピー性皮膚炎（AD）患児に生じた水疱・膿疱を主体とする病変として 1887 年に初めて報告された[1]．その後，単純ヘルペスウイルス 1 型，2 型（HSV-1，HSV-2）やワクシニアウイルスといったウイルス感染との関連が指摘され，現在では先行する皮膚疾患に合併する急性のウイルス感染症として認識されている．基礎疾患には AD，Darier 病，尋常性魚鱗癬，熱傷などの皮膚疾患が挙げられるが，特に AD との合併例が多く，KVE 患者の 65～91％は AD を基礎疾患に持つと報告されている[2]．また KVE 発症の原因ウイルスには HSV-1，HSV-2，ワクシニアウイルス，コクサッキー A16 ウイルスなどが挙げられるが，ほとんどは HSV-1 の初感染または再発によって発症するとされており[3]，HSV-1，HSV-2 によって発症するものを疱疹性湿疹（eczema herpeticum：EH）ともいう．

2）臨床所見（図 1）

KVE の皮膚症状は小水疱が主として基礎疾患の皮膚病変上に播種性に多発し，経過とともに膿疱，びらん，痂皮へと変遷する．症状は顔面・頸部に好発し，全身症状が認められる場合や合併症を併発することも多い．全身症状としては発熱や倦怠感などが認められ，合併症としては KVE の原因ウイルスによる角膜炎，脳炎や，細菌の二次感染などが認められる．

前述のように KVE の発症には AD を中心とした基礎疾患が関与するが，それ以外にもケミカルピーリング後の KVE の発症例[4]や，柔道の練習

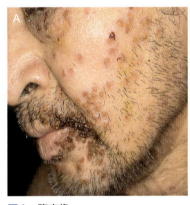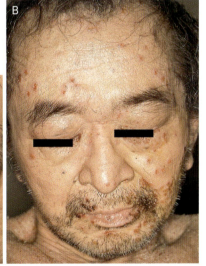

図 1　臨床像
72 歳男性．A：拡大像，B：全体像．顔面に播種状に痂皮を伴った紅色丘疹，水疱がみられる．

で継続的にバリア機能が障害される耳介部などにKVEが集団発生したとの報告[5]もあることから，KVEの発症には皮膚バリア機能の障害が強く関与していると考えられる．一方，最近の研究[6]では，KVEを発症したAD患者はその重症度が高く，総IgE値や好酸球数が高値である傾向が認められていることなどから，免疫状態もKVEの発症に大きく関わっていることが明らかになってきている．急性期のADはTh2優位な免疫状態であり，Th2サイトカインであるIL-4，IL-13が過剰に産生されている．また，AD患者の皮疹部では，IFN-α，βを産生する形質細胞様樹状細胞（pDC）や抗菌・抗ウイルス活性を持つLL-37，リポカイン2や，その他の防御因子が少ない状態であり，種々の皮膚感染症を発症しやすい状態にあると考えられる．これらのことから，AD患者では皮膚バリア機能障害を主体とし，それにAD特有の免疫状態が組み合わさることでKVEを含む播種状のウイルス感染が起こりやすいと考えられる．

それでは，KVEを発症するAD患者には共通点はあるのだろうか．KVEを発症したドイツのAD患者100人を用いた後ろ向き解析[7]では，ADの早期発症，高IgE値がKVEのリスクを上昇させたが，ADの家族歴や，他のアトピー性疾患の合併は発症リスクとは無関係であった．また，米国からの報告[6]では，KVEを発症したAD患者では，発症していないAD患者や健常者と比べ，皮疹の重症度，食物アレルギーの割合，血清IgE値，TARC値，末梢血好酸球数，喘息の合併率，黄色ブドウ球菌や伝染性軟属腫感染症の発症率などが有意に高値であった．このことは，前述のようにKVEを発症したAD患者ではTh2への免疫の偏りや，皮膚のバリア機能の低下がより高度であるためと思われる．

3）治療のポイント

KVEは基本的にHSVの感染により発症するため，抗ヘルペスウイルス薬を治療薬として使用する．抗ヘルペスウイルス薬の剤形には外用薬，内服薬，点滴薬の3種類があり，基本は全身投与となるが，重症度や症状に応じて使い分けが必要となる．

a 外用抗ヘルペスウイルス薬

KVEの局所治療における外用抗ヘルペスウイルス薬の有効性については，プラセボに比べて有効であったとする報告[8]と対照薬（抗菌薬含有軟膏）と有意差がなかったとの報告[9]があるが，KVEは播種性に皮疹が生じ，また全身症状を呈することもあることから，外用療法単独での治療は基本的には避けたほうがよい．

b 内服抗ヘルペスウイルス薬

軽症から中等症の基本治療薬とする．用法・用量は，HSV感染症に対する通常量で治療することを基本とする．また，中等症から重症の場合には増量投与や投与期間の延長も考慮する．

c 点滴抗ヘルペスウイルス薬

重症の場合は点滴薬による入院加療が望ましい．ADなどの基礎疾患の制御不良や，AIDSや血液疾患などの全身性の免疫不全状態がある場合は，中等症以下でも入院加療を考慮する．

次に，全身症状および合併症の治療についてであるが，発熱や疼痛などの全身症状が強い場合は対症療法として消炎鎮痛薬を使用してもよい．ただし，38℃以上の発熱が認められる場合は重症と診断し，入院のうえ，点滴抗ヘルペスウイルス薬で治療することを推奨する．細菌の二次感染は合併すると症状が遷延して治癒が遅れることがあるため，基本的には抗菌薬の全身投与にて治療し，場合によっては外用抗菌薬を用いて治療する．KVE患者の16%は角膜炎，結膜炎などを合併し，眼症状は両眼性に生じることもあることが報告されている[10]．眼周囲に症状が認められた場合はヘルペス角膜炎を併発している可能性が高いため，眼科専門医による診察を受けることが望ましい．

基礎疾患にADを有する患者の治療であるが，

ステロイド,タクロリムスといったAD治療外用薬は,局所免疫を低下させるため,KVE発症中は,内服あるいは点滴抗ヘルペスウイルス薬を使用したうえで,KVEの病変を避けて行うことが望ましいとされている.

❖文献

1) Kaposi M：Pathologie und Therapie der Hautkrankheiten in Vorlesungen fur praktische Arzte und Studierende, Urban & Schwarzenberg, Berlin, 1887
2) 八木沼健利ほか：アトピー性皮膚炎とカポジ水痘様発疹症. 皮病診療 **9**：1035-1038, 1987
3) 小野文武ほか：アトピー性皮膚炎とカポジ水痘様発疹症(疱疹性湿疹)の接点. MB Derma **178**：1-7, 2011
4) 渡辺大輔：case 08単純疱疹：子ども,おとなの初発例；ヘルペス性歯肉口内炎とKaposi水痘様発疹症. Visual Dermatol **11**：1276-1277, 2012
5) 藤村真美ほか：集団発生したKaposi水痘様発疹症. 皮病診療 **33**：1186-1191, 2011
6) Beck LA et al：Phenotype of Atopic Dermatitis Subjects with a History of Eczema Herpeticum. J Allergy Clin Immunol **124**：260-269, 2009
7) Wollenberg A et al：Predisposing factors and clinical features of eczema herpeticum：a retrospective analysis of 100 cases. J Am Acad Dermatol **49**：198-205, 2003
8) 上田 宏ほか：MJD-1741(Ara-A軟膏)によるカポジ水痘様発疹症の局所療法. 皮膚 **32**：293-301, 1990
9) 加地 明ほか：帯状疱疹およびカポジ水痘様発疹症に対するアラセナA軟膏の有用性の検討. 皮紀 **89**：323-329, 1994
10) 庄司 純ほか：カポジ水痘様発疹症における前眼部病変の検討. 眼科 **41**：291-296, 1999
11) 渡辺大輔ほか：カポジ水痘様発疹症の診断・治療指針の検討. 臨医薬 **32**：73-80, 2016

6 性器ヘルペス（男性）

1）疾患概念

性器ヘルペス（genital herpes：GH）は，単純ヘルペスウイルス1型（HSV-1）および2型（HSV-2）の直接接触により伝播する性感染症である．HSVは顕性あるいは不顕性の初感染ののち，主に腰仙髄神経節に潜伏し，症候性あるいは無症候性の再活性化を生涯繰り返すと考えられている．

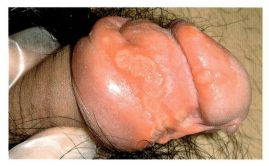

図1 性器ヘルペス初感染例
亀頭および陰茎に紅暈を伴うびらんが多発し腫脹している．

2）臨床所見

GHを含め，HSV感染症は初感染と再発時の症状は大きく異なる．初感染はHSV-1またはHSV-2の感染により生じ，感染機会から1週間以内にまず前駆症状として局所の熱感，瘙痒感，違和感に加え，倦怠感，発熱をきたす．その後，男性であれば亀頭，包皮に紅斑，小水疱，びらん，潰瘍を呈し，疼痛を伴う（図1）．皮疹は両側性に分布することが多く，肛囲，臀部，大腿に皮疹をみることもある．肛門による性行為，いわゆるアナルセックスを頻回に行うホモセクシャルでは直腸炎を伴う場合もある．鼠径リンパ節腫脹のほか，全身症状では38～39℃台の発熱や頭痛などを生じることもしばしばある．また，髄膜炎を併発した報告もある．約3週間の経過で痂皮を形成して軽快するが，抗ウイルス薬の投与で経過は短縮および軽症化できる．一般にHSV-1のGH初発は，HSV-2のそれに比べ重症と考えられている．これには，HSV-2感染症例ではHSV-1既感染の抗体保有者が多いことが関与していると考えられる．しかしながら，実際には臨床症状のみでHSV-1の初感染とHSV-2の初感染を区別することはできない．わが国で医療機関を受診するGH初感染例の6割以上はHSV-1によるものと考えられる．また，初感染は不顕性となる場合もあり，その後のウイルスの再活性化に伴い初発

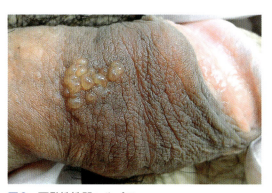

図2 再発性性器ヘルペス
陰茎包皮に小水疱が多発集簇している．

する場合もある．

再発病変は疲労，紫外線，性交渉，手術などのストレスを契機に生じることもあるが，誘因なく生じる場合も多い．典型例に関して述べれば，男性では亀頭，包皮の紅斑と小水疱が主な症状となる（図2）．実際の臨床では水疱を有する状態で医療機関を受診する頻度は比較的低く，膿疱や水疱が破れたびらん，痂皮，紅色丘疹などの状態で受診することも多い．また，皮疹は片側性に分布することが多い．男性では陰茎部の亀裂（ジッパーカット様の症状）としてみられることもあり注意が必要である．局所の熱感や疼痛は初感染に比べ軽度であり，鼠径リンパ節腫脹や発熱などの

強い全身症状を伴うことはまれである．一般に再発時の症状は無治療でも約10日間の経過で軽快する．前駆症状として発症前に局所の瘙痒感，疼痛，違和感や腰痛などを呈する場合がある．再発病変では一般にHSV-2がHSV-1に比べて分離される頻度が高く，8割以上はHSV-2によるものと考えられる．

HIV感染症またはAIDS，悪性腫瘍末期，免疫抑制療法を受けている患者などの免疫不全状態におけるHSV感染では，非常に経過が長く難治で，個疹が大きく深い潰瘍を伴う非典型的な病変を呈することがある（図3）．また，免疫不全状態により治癒機転が働きにくいため，水疱あるいは潰瘍周辺に炎症所見がみられない場合も多い．

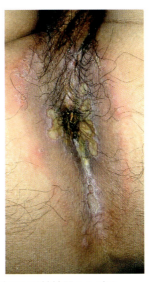

図3　難治性の再発性性器ヘルペス
HIV感染者で，肛囲に比較的大型の潰瘍，びらんおよび周囲の紅斑，辺縁には小型の小水疱およびびらんを認める．

3）診断のポイント

まずはしっかりとした視診とともに詳細な問診を行うことが，適切な診断に不可欠である．問診では，初感染を疑っている場合であれば，まず全身症状の有無，感染機会の有無の聴取を要する．再発病変を疑っているのであれば，その頻度・間隔，前駆症状の有無，疲労や紫外線曝露などの誘因と症状の相関などを中心に聴取する．

GHの診断は，典型的な皮疹を呈した症例では比較的容易である．診断に有用な検査としては，ウイルス分離培養，PCRやLAMPといった核酸増幅法，抗体価測定，蛍光抗体直接法，Tzanck試験，イムノクロマト法などが挙げられる．このうち病変がある場合に，局所から採取した検体でHSV感染を証明可能な検査としては，ウイルス分離培養，核酸増幅法，蛍光抗体直接法，イムノクロマト法が挙げられる．このうち感度，特異度が特に優れているのは核酸増幅法であるが，その保険適用は今のところ限定的で，HSV感染を強く疑った免疫不全状態の患者でリアルタイムPCRを施行した場合に限られる．ウイルス分離培養は保険適用がない．蛍光抗体直接法およびイムノクロマト法はすでに保険適用があり，わが国の現状では局所からのHSV感染の証明にはこれらに頼らざるを得ない．特に蛍光抗体直接法はHSVの型判別も可能である．Tzanck試験は，手技が容易で低コストで迅速に結果を得ることができる利点があり補助的な診断方法としては有用であるが，海外のガイドラインには感度・特異度の低さから同法を推奨しないものがある．また，Tzanck試験では単純疱疹と帯状疱疹の鑑別は不可能である．

再発を繰り返すエピソードがあるものの，診察時に病変がない患者が受診するケースは多々ある．そういった場合で可能な検査は抗体価測定になるが，現状わが国で保険適用となっている抗体価測定法ではHSVの型判別が不能であることも相まって，同法では感染の既往は証明できても感染部位の特定はできない．NT法の結果では型判別ができないことを再度銘記していただきたい．他方，保険適用はないが型特異的な抗体価測定法（HSV gG-ELISA）でHSV-2の感染は証明可能である．同法でHSV-2の感染が証明できれば，感染部位の頻度から考慮すれば，まず性器へのHSV-2の既感染者と考えられる．

臨床的に鑑別を要する疾患としては，帯状疱疹，Behçet 病，梅毒（硬性下疳）などが挙げられる．以下に，各々の臨床的な特徴と鑑別のポイントを述べる．

帯状疱疹は片側性の皮疹の分布が特徴である．蛍光抗体直接法による水痘帯状疱疹ウイルス抗原の検出ができれば確実な鑑別が可能である．

Behçet 病は外陰部に激痛を伴う深い潰瘍を呈する．単発が多いとされるが，多発することもある．口内炎が最も頻度が高い初発症状である．また，その他の皮膚症状，眼症状，関節症状などが出現する場合がある．鑑別のポイントは潰瘍の深さと外陰部以外の症状である．

梅毒の硬性下疳は硬い浸潤を触れる結節で，噴火口状の潰瘍を呈する．ただし，オーラルセックスによる感染では比較的浅い潰瘍を呈する小型の丘疹が多発する傾向があり，鑑別を要する場合がある．二次感染などがなければ無痛性のことが多い．両側無痛性鼠径リンパ節腫脹，いわゆる無痛性横痃を伴うこともある．梅毒トレポネーマの検出あるいは血清反応検査が鑑別に有用である．

4）治療のポイント

初感染では抗ウイルス薬の内服が勧められる．現在保険適用があるのはアシクロビル，バラシクロビルおよびファムシクロビルである．特に理由がなければ，保険適用があり1日2回の内服で治療の可能なバラシクロビル，あるいは1日3回の内服で治療可能なファムシクロビルが現状ではわが国で推奨される薬剤であろう．このうちバラシクロビルは，GH の初発に限り 10 日間まで処方が可能である．

再発においても抗ウイルス薬の内服が勧められる．外用療法は臨床的な利点が小さく，特に理由がなければ推奨されない．再発した場合には，初感染と同様，バラシクロビルあるいはファムシクロビルの投与を推奨する．わが国での保険適用上は，バラシクロビル1回 500 mg，1日2回を5日間まで，あるいはファムシクロビル1回 250 mg，1日3回を5日間までの投与がある．

再発の場合，抗ウイルス薬の内服は前駆症状の出現している間か，あるいは皮疹の出現後1日以内に開始するのが望ましい．あらかじめ抗ウイルス薬を処方しておき，前駆症状の生じたあるいは皮疹の出現した直後に，患者が早期に抗ウイルス薬の内服を開始する patient-initiated treatment を考慮すべきであるが，現状では厳密には保険適用外の処方である．

再発抑制療法は，GH の発症を繰り返す患者に対して抗ウイルス薬を連日内服する治療法で，わが国でもバラシクロビルで保険適用がある．保険適用がある使用方法は，免疫健常者ではバラシクロビル1回 500 mg，1日1回を連日内服するものであり，抑制療法中に再発を繰り返す場合には，1回 250 mg，1日2回，または1回 1,000 mg，1日1回の投与など用法・用量の変更を考慮する．再発抑制療法は再発頻度の減少，再発時の症状の軽減，および無症候性ウイルス排泄の抑制，ひいてはセックスパートナーへの感染のリスク軽減に効果がある．特に無症候性ウイルス排泄の抑制効果がある治療法は，現状では他にない．ただし，完全に無症候性ウイルス排泄を抑制するものではないため，感染の予防のためにはコンドームの適正使用が望ましい．

免疫不全の患者などで重症化した場合や，髄膜炎や脳炎などの合併症がある場合などではアシクロビルの点滴も考慮する．また，抗ウイルス薬の投与時には，腎障害あるいは腎機能の低下のある患者や高齢者で血中濃度が高度になって生じる，いわゆるアシクロビル脳症に注意が必要であり，投与量や投与間隔の変更を考慮する必要がある．

GH の診断を受けた患者とそのパートナーにとって，カウンセリングは診療上不可欠であるが，それについては次項「性器ヘルペス（女性）」にて詳述する．

7 性器ヘルペス（女性）

1）疾患概念

性器ヘルペス（genital herpes：GH）は，単純ヘルペスウイルス1型（HSV-1）および2型（HSV-2）の直接接触により伝播する性感染症である．HSVは顕性あるいは不顕性の初感染ののち，主に腰仙髄神経節に潜伏し，症候性あるいは無症候性の再活性化を生涯繰り返すと考えられている．

2）臨床所見

GHを含め，HSV感染症では初感染と再発時の症状は大きく異なる．初感染はHSV-1あるいはHSV-2の感染により生じ，感染機会から1週間以内にまず前駆症状として局所の熱感，瘙痒感，違和感に加え，倦怠感，発熱をきたす．その後，女性であれば大陰唇，小陰唇，腟粘膜に，小水疱，びらん，潰瘍を呈し，疼痛を伴う（図1～3）．皮疹は両側性に分布することが多く，肛囲，臀部，大腿に皮疹をみることもある．鼠径リンパ節腫脹のほか，全身症状では38～39℃台の発熱や頭痛などを生じることもしばしばある．男性に比べ女性の場合は，特に尿道口周囲の腫脹と疼痛により排尿障害をきたすことがある．時に疼痛が治まった後も尿閉が続く場合があり，これは両側の仙骨神経根障害を原因として生じた急性排尿障害で，Elsberg症候群と呼ばれる．初感染の症状は約3週間の経過で痂皮を形成して軽快するが，抗ウイルス薬投与で経過は短縮および軽症化できる．

一般にHSV-1のGH初発は，HSV-2のそれに比べ重症と考えられている．これには，HSV-2感染症例ではHSV-1既感染の抗体保有者が多いことが関与していると考えられる．しかしながら，実際には臨床症状のみでHSV-1とHSV-2の初感染を区別することはできない．わが国で医療機関を受診するGH初感染例の6割以上は

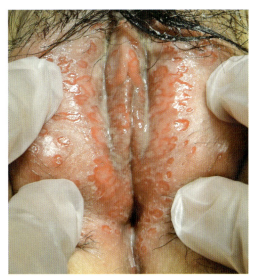

図1 性器ヘルペス初感染例（その1）
両側の小陰唇・大陰唇に小型のびらんが多発し，一部は融合して発赤・腫脹を伴っている．

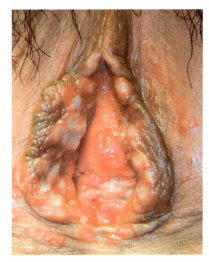

図2 性器ヘルペス初感染例（その2）
両側の小陰唇・大陰唇および腟前庭にびらん潰瘍が多発し，膿苔を伴う．

HSV-1によるものと考えられる．また，初感染は不顕性初感染となる場合もあり，その後のウイルスの再活性化に伴い初発する場合もある．

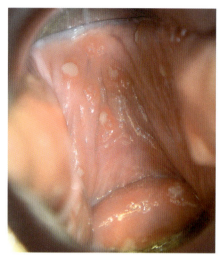

図3　性器ヘルペス初感染例（その3）
腟内部にも小型のびらんが多発している．

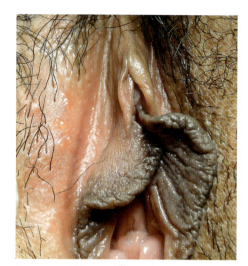

図4　再発性性器ヘルペス（その1）
大陰唇外側に小水疱を認める．

　再発病変は，疲労，紫外線，性交渉，手術，妊娠，出産などのストレスを契機に生じることもあるが，誘因なく生じる場合も多い．典型例としては，女性では外陰部の皮膚を中心に紅斑と小水疱が出現する（図4〜6）．局所の熱感や疼痛は初感染に比べて軽度であり，鼠径リンパ節腫脹や発熱などの強い全身症状を伴うことはまれである．一般に再発時の症状は，無治療でも約10日間の経過で軽快する．前駆症状として発症前に局所の瘙痒感，疼痛，違和感や腰痛などを呈する場合がある．再発病変では，一般にHSV-2がHSV-1に比べて分離される頻度が高く，8割以上はHSV-2によるものと考えられる．

3）診断のポイント

　前項「性器ヘルペス（男性）」に詳述したので参照されたい．

4）治療のポイント

　抗ウイルス薬の使用に関しては，前項「性器ヘルペス（男性）」に詳述したので参照されたい．

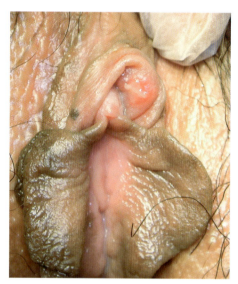

図5　再発性性器ヘルペス（その2）
陰核包皮にびらんを認める．

　GHの診断を受けた患者は大きなストレスを感じ，さまざまな悩みを抱える．こうした患者に対応する際には抗ウイルス薬の投与のほかに，適切なカウンセリングや指導が必要不可欠である．患者にとって有益な指導あるいはカウンセリングをするために前提として重要なことは，医師あるい

7 性器ヘルペス(女性)

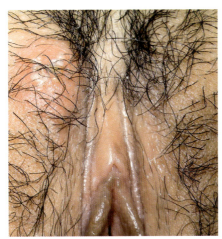

図6 再発性性器ヘルペス(その3)
恥丘に小膿疱の集簇と浮腫性紅斑を認める.

は医療に携わる者がHSV感染症に関する正しい知識を持つことである．生物学的なHSVの性質，検査方法や診断，治療法に関する理解は特に重要である．正確ではない情報を話すことにより，患者に不必要なストレスをかけることは厳に慎みたいものであり，同時に必要な説明をされずに無用な不安を抱える患者や，感染のリスクを理解しない患者を生み出さないようにしたい．

GHにおいてはその説明と指導の主な目的は患者自身が適切に症状に対処できるようにすることと，セックスパートナーへの感染あるいは母子感染を防ぐことにある．説明のポイントは，①HSVが神経節に生涯潜伏し，時に再発を繰り返すこと，②感染局所の皮膚粘膜からは病変があるときはもちろん，無症候時もウイルスが排泄されているときがあること（無症候性ウイルス排泄），③無症候性ウイルス排泄はパートナーへの感染源になり得ること，④無症候性ウイルス排泄を抑制するにはバラシクロビルによる再発抑制療法が有効であること，⑤再発抑制療法をしていても無症候性ウイルス排泄は完全に防げるものではないこと，⑥感染予防にはさらにコンドームの適切な使用が有効であること，などである．

妊娠希望している女性患者の相談は多い．パートナーとGHの感染リスクを完全に避けながらセックスをして妊娠する方法は残念ながらない．再発中や前駆症状のあるときはもちろんセックスを避けるべきだが，症状のないときにも無症候性排泄による感染リスクは残る．男性であれば再発抑制療法をしながらセックスをすることは，無症候性排泄を減らして妊娠する方法として有効かもしれないが，妊娠を考えている女性に再発抑制療法を行うことに関しては意見の分かれるところであろう．この場合も禁忌ではないので，妊娠希望の女性に対する再発抑制療法は患者の置かれている状況（再発状況，妊娠希望時期）を踏まえ，本人とよく相談したうえで決定すべきである．妊娠中のGHの対応に関しては日本産科婦人科学会策定の「産婦人科診療ガイドライン」も参考になる．

カウンセリングや指導は必要不可欠とはいえ多くの時間がかかり，多忙な日常診療の支障となりやすい．疾患について詳しく説明した小冊子などの使用は，限られた診察時間内で情報を提供するうえで有効な手段である．抗ウイルス薬の製造販売会社のなかには，GHや再発抑制療法に関する一般の患者向けの小冊子を発行しているところもある．こういったものを提供してもらうのも一法である．

8 臀部ヘルペス

1）疾患概念

　臀部ヘルペスを正確に定義した文献などは見当たらないが，臀部に生じる再発性の単純ヘルペスを指して話題に上ることが多く，以下はそれに沿って解説する．

　臀部ヘルペスは，主に単純ヘルペスウイルス2型（HSV-2）の感染による再発性性器ヘルペスの一亜型と考えられる．経験則ではあるが，臀部ヘルペスで受診する患者は比較的高齢者が多く，問診上若い頃に再発性の性器ヘルペスの既往があることが多い．また，再発性性器ヘルペスの既往はあるものの，臀部ヘルペスを発症した患者では，外性器への再発は認めなくなっていることが多い印象がある．第2～第4仙骨神経の知覚神経節の支配は外陰部のみならず臀部や肛囲にも分布しているので，発症部位が移動した性器ヘルペスが臀部ヘルペスなのではないかと想像されるが，そうだとしても高齢者ではなぜ再発病変の発症部位が変化するのかについてはよくわかっていない．

2）臨床所見

　臀部ヘルペスは再発性病変であることが多く，その臨床像は性器ヘルペスの再発症状に似る．典型例では肛囲あるいは臀部の皮膚に紅暈を伴う小水疱および浮腫性紅斑を生じる（図1, 2）．水疱は徐々に膿疱，びらん，痂皮となり，紅斑は徐々に消退し，免疫健常者であれば2週間程度で自然治癒傾向を示す．発熱などの全身症状を伴うことはほとんどないが，疼痛の訴えは強いことが多い印象である．再発性性器ヘルペスと同様に再発頻度は患者ごとにさまざまであるが，1, 2ヵ月に1回程度再発を生じる患者に遭遇することもまれではない．

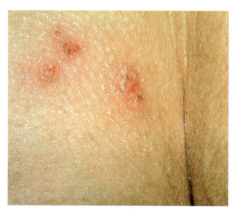

図1　臀部ヘルペス典型例（その1）
殿裂左上方に紅暈を伴う小型の痂皮を伴うびらんを認める．小水疱が破れた後と考えられる．

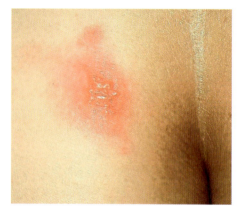

図2　臀部ヘルペス典型例（その2）
殿裂左上方に浮腫性紅斑を認め，中央に小水疱が集簇し，一部は融合している．

3）診断のポイント

　問診では疾患概念で述べたように，以前の性器ヘルペスの既往は参考所見となり得る．ただし既往があっても本人が性器ヘルペスと認識していない可能性もあり，性器ヘルペスの具体的な症状を例示しながら問診するなどの工夫が必要な場合もある．

　検査に関しては，再発性性器ヘルペスの一亜型として考えてよい．前々項目「性器ヘルペス（男

性)」に詳述したが，ウイルス分離培養，PCR や LAMP といった核酸増幅法，抗体価測定，蛍光抗体直接法，Tzanck 試験，イムノクロマト法などの検査方法から症例に適したものを選択する．

　保険適用のある検査で，免疫健常者の臀部ヘルペス病変から HSV 感染を確定できる診断法はイムノクロマト法か蛍光抗体直接法に限られる．診察時に臀部ヘルペスを疑う症状を呈している場合にはこれらの検査が選択しやすいが，検査の感度を考慮すると偽陰性に注意すべきである．

　診察時に病変がない場合には抗体価測定が施行可能ではあるが，「性器ヘルペス（男性）」の項で詳述した通り，そもそも血液検査では感染の既往は証明できるものの，感染部位は特定できず，また保険適用のある抗体価測定法では HSV の型判別は不能であることを銘記すべきである．

　PCR や LAMP といった核酸増幅法は感度・特異度が高いが，保険適用が非常に限定的で日常診療には用いにくい．今後の保険適用の拡大が待たれる．

4）治療のポイント

　再発性性器ヘルペスと同様の治療を考慮する．すなわちバラシクロビルあるいはファムシクロビルの投与を推奨する．わが国での保険適用上は，バラシクロビル 1 回 500 mg，1 日 2 回を 5 日間まで，あるいはファムシクロビル 250 mg，1 日 3 回を 5 日間までの投与である．

　性器ヘルペス同様，抗ウイルス薬の内服は前駆症状の出現している間，あるいは皮疹の出現後 1 日以内に開始するのが望ましい．あらかじめ抗ウイルス薬を処方しておき，前駆症状の発生，あるいは皮疹の出現直後に，患者が早期に抗ウイルス薬の内服を開始する patient-initiated treatment は有効である．

　前述したが，頻回に再発する症例に遭遇することもまれではないので，そうした症例では性器ヘルペスの亜型として，性器ヘルペス同様に再発抑制療法を検討すべきである．再発抑制療法は，免疫健常者ではバラシクロビル 1 回 500 mg，1 日 1 回を連日内服するもので，抑制療法中に再発を繰り返す場合には 1 回 250 mg，1 日 2 回，または 1 回 1,000 mg，1 日 1 回の投与など用法・用量の変更を考慮する．再発抑制療法は再発頻度の減少，再発時の症状の軽減を図れるので，前述したような頻回の再発で比較的強い疼痛に悩まされるケースでは恩恵は大きいであろう（症例については，44 ページ，Part 2-B-3「臀部ヘルペス」も参照）．

コラム
Kaposi水痘様発疹症の重症度をどう考える？

　Kaposi水痘様発疹症（KVE）は，皮膚科領域において重症の部類に入るウイルス感染症である．基礎疾患としてアトピー性皮膚炎（AD）が，そして原因ウイルスとしては単純ヘルペスウイルス（HSV）がほとんどを占める．KVEの臨床症状は発熱，リンパ節腫脹などの前駆症状とともに顔面，頸部を主体として多発性の小水疱が出現し，播種状に拡大し膿疱，びらんとなった後痂皮を形成する．びらん病変は黄色ブドウ球菌などによる二次感染を生じ，伝染性膿痂疹との鑑別が必要な場合もある．一般にHSV初感染の場合は，全身症状が強く，またびらん形成による局所の疼痛も強い．一方，再発の場合は初感染に比べ軽症となるのが一般的である．KVEの治療の基本は抗ヘルペスウイルス薬の全身投与であるが，症状別の用量や剤形（内服，点滴）などに対する指針は存在しないのが現状である．

　それではKVEの重症度はどのような因子で規定されるのであろうか？　HSVの皮膚感染は角化細胞の細胞膜とウイルスのエンベロープ糖蛋白が吸着，融合することで成立する[1]．つまり，KVEの皮膚症状の多くは，バリア機能が障害されている基礎皮膚疾患部位に出現しやすい．そのため，基礎皮膚疾患の皮膚症状が重症なほど，KVEの皮疹面積も広がり，症状も重症化する可能性が高い．また，KVEの合併症としては，HSV感染の拡大によるものとして，角膜炎を中心とした眼合併症や，まれではあるが脳炎その他の臓器障害（肺，肝臓）が発症する可能性がある．また，細菌の二次感染が起きると伝染性膿痂疹，さらには敗血症を発症する可能性があり，KVEの病態に影響を与える．このようなウイルスおよび細菌感染，敗血症の状態により，発熱，倦怠感，リンパ節腫脹といった全身症状も出現する．つまり，KVEの重症度は「皮疹の部位および面積」「全身症状および眼合併症の有無」「細菌の二次感染の有無」で規定されると考えられる．この点を踏まえ，最も簡便に判別できる「皮疹の部位および面積」を基軸とし，全身症状や合併症の有無，症状の程度を加味して，「帯状疱疹・単純ヘルペスに関する抗ヘルペスウイルス療法研究会」（HZ・S研究会）で作成されたKVEの重症度分類（案）について示す（表1）[2]．また，軽症，中等症，重症に相当する臨床写真も図1～3に示す．それぞれ

表1　KVEの重症度分類（案）

- KVEの重症度を規定する因子としては，「皮疹の部位および面積」「全身症状および眼合併症の有無」「細菌の二次感染の有無」が主要となる
- 皮疹面積による重症度判定の目安として，顔面の皮疹面積が手掌大（1%[*1]）未満を軽症，手掌大（1%）以上顔面全体（5%）未満を中等症，顔面全体（5%）以上を重症とする
- 顔面以外にも皮疹がある場合は，全身の5%未満を軽症，5%以上20%未満を中等症，20%以上を重症とする
- 全身症状や合併症などを有するものは，中等症以上に分類する[*2]

[*1] 皮疹面積は体表面積に対する割合で示す．
[*2] 考慮点（全身症状，合併症の有無）：
　軽症：全身症状はみられないか軽微なものにとどまり，細菌の二次感染，眼症状の合併がないもの
　中等症：全身症状（発熱など），細菌の二次感染，眼症状を伴うことがあるが，重度ではないもの
　重症：重度の全身症状（38℃以上の発熱など）もしくは合併症（細菌の二次感染，眼症状など）を有するもの
（文献2より引用）

コラム：Kaposi 水痘様発疹症の重症度をどう考える？

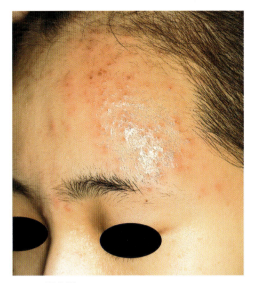

図1 軽症例

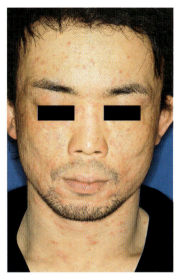

図2 中等症例

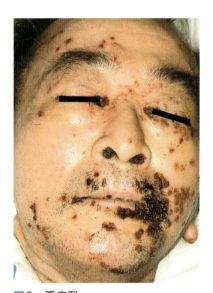

図3 重症例

の重症度別の治療選択については，Part 6-A-2「Kaposi 水痘様発疹症の治療選択」(128 ページ)を参照されたい．

文献
1) 川口　寧：単純ヘルペスウイルス (HSV)．ウイルス **60**：187-196，2010
2) 渡辺大輔ほか：カポジ水痘様発疹症の診断・治療指針の検討．臨医薬 **32**：73-80，2016

コラム
性器ヘルペス診療の注意点

性器ヘルペス（genital herpes：GH）の診療で，患者には病気の苦痛だけではなく，人間関係や精神的な悩み（トータルダメージ）がある．筆者はこれを最小限に食い止めるよう診療しており，その要点を解説する．

1）GH患者のトータルダメージ

GHに限らず性感染症患者には身体的症状に加えて，少なからず精神的なストレスが存在し，それが患者のquality of life（QOL）を著しく低下させる．特にGHは仕事による疲労や性的刺激によって再発することが多く，恋愛や結婚，妊娠と出産への悪影響を心配する患者が多い．GH患者を対象とした全米約5,000人の聞き取り調査では，回答者の約60％が「医師の診断が貧弱か，または間違えている」と回答している．その不満で最も多かったのは「心理的不安に対するアドバイスの欠如」であった．さらにその後の調査[1]で「患者と医師の良好なパートナーシップのもとでは，病気のマネジメントおよび治療計画の決定において患者は積極的，協力的であった」としている．そのためGH診療において「患者を一人にはしない＝"not alone"の心構え」が必要である．

2）GHはコントロールできる

インターネットでGHについて検索すると，「一生治らない」「パートナーや家族にうつしてしまう」「お産のときには帝王切開される」といった情報が強調されている．さらに旧性病予防法の影響から患者差別が後を絶たない．これらの情報に触れた患者は将来を悲観し，非常に混乱する．パートナーへの不用意な告知によって破談や熟年離婚，最悪自殺に追い込まれるケースも見聞する．医師は患者に情報を正確に伝えなくてはならないが，その際にポジティブな情報も示しつつ，「GHはコントロールできる」ことを強調する．

3）GHは神経のウイルス感染症

GHは単なる皮膚病ではなく，皮膚から神経節にまで及ぶ単純ヘルペスウイルス（HSV）感染症なので，典型的な皮膚症状がみられない．また，いわゆる「前兆」は再発の前触れではなく，再発そのものと考えてその都度内服抗ウイルス薬で治療する．治療機会のたびに「やれるだけのことをやる」姿勢を患者にみせることで，医師と患者間の良好なパートナーシップが構築できる．

4）患者指導の要点

従来再発予防のために「疲れすぎない」「睡眠を十分取る」「無理のない生活を心がける」「セックスにはコンドームを使用する」といったアドバイスをしてきたが，こうした制限的な指導こそが患者のトータルダメージを助長してきた[1]．そこで筆者は，普段から他人とタオルの共有を避け，自覚症状が少しでもあるときには性行為を避けるなどの最低限の注意をさせるだけで，なるべく社会生活の制限をしないようにしている．一方で，症状の軽重にかかわらず積極的に治療に参加することで「患者本人がHSVをコントロールしている」意識を持つように指導する．

5）GH再発抑制療法をためらう理由とその対策

発症時治療よりもGH再発抑制療法が患者のQOLを著しく改善することは明白であるが[1,2]，医師，患者双方にこれをためらう傾向がある．その理由と対策について以下に述べる．

a 長期間投与による耐性化の心配

抗HSV薬は前駆体として血中に存在し，HSV感染細胞内でHSV由来のチミジンキナーゼ（TK）によって活性体となり，DNA合成阻害作用を発揮する．TKを産生しないTK欠損株（耐性株）

は，もともと TK が HSV 自身の増殖に不可欠な酵素であるため，増殖能や病原性がなく[3]，臨床的に問題になることはない．一方，抗 HSV 薬は DNA の構造変化に関わる DNA ポリメラーゼも阻害することで HSV 再活性化を阻害するので，抗 HSV 薬を投与し続けることでむしろ耐性化の突然変異は起こりにくくなる．

b 妊婦や胎児への影響

欧州における調査[4]で抗 HSV 薬は妊娠前，妊娠中のどの時期に投与しても催奇形性に対する影響はなかった．妊娠が判明した時点で再発抑制療法は中断して発症時治療に切り替えるが，その理由は時々再発させることで，血中抗 HSV 抗体価を高めに誘導して HSV の経胎盤感染を防ぐためである．出産時産道に GH 病変がみられなければ経産道感染のリスクは 10,000 回に 2 回しかないことから，欧米では出産直前に GH 再発抑制療法を再開することで帝王切開を回避している[5]．残念ながらわが国の健康保険制度では認められていないが，これらの情報は妊娠出産を望む多くの人々にとって心の支えになる．

文献

1) Alexander L, Naisbett B：Patient and physician partnerships in managing genital herpes. J Infect Dis **186** (Suppl 1)：S57-S65, 2002
2) 澤村正之：性器ヘルペスの患者背景．日性感染症会誌 **19**：115-117, 2008
3) Suzutani T et al：Analysis of the relationship between cellular thymidine kinase activity and virulence of thymidine kinase-negative herpes simplex virus types 1 and 2. Microbiol Immunol **39**：787-794, 1995
4) Pasternak B, Hviid A：Use of acyclovir, valacyclovir, and famciclovir in the first trimester of pregnancy and the risk of birth defects. JAMA **304**：859-866, 2010
5) ACOG Committee on Practice Bulletins：ACOG Practice Bulletin. Clinical management guidelines for obstetrician-gynecologists. No. 82 June 2007. Management of herpes in pregnancy. Obstet Gynecol **109**：1489-1498, 2007

Part 5

帯状疱疹のさまざまな病型

1 帯状疱疹

1）疾患概念

　水痘帯状疱疹ウイルス（varicella zoster virus：VZV）は水痘および帯状疱疹の原因ウイルスであり，単純性ヘルペスウイルスとともにα-ヘルペスウイルス亜科に属する．このウイルスのゲノムの大きさは約125,000塩基で，約70の遺伝子をコードするopen reading frame（ORF）からなる二本鎖DNAウイルスである．米国の統計では水痘は30歳までに95％以上の人口が罹患し，このウイルスは神経節に潜伏感染し，一生涯を通じて30％の人口に帯状疱疹を引き起こす．帯状疱疹のリスクファクターの1つに年齢が挙げられ，20～30歳代で一過性に患者数は増加し，50歳以上でそのリスクは年齢とともに上昇し，85歳までに1回ないしそれ以上帯状疱疹を経験する確率は50％にも上る．また，水痘患者と接する保育園や幼稚園の従事者，小児科医は発症リスクが下がり，内科医よりも皮膚科医のほうが帯状疱疹を発症しづらいという報告もある．代表的な帯状疱疹の合併症に帯状疱疹後神経痛（PHN）が挙げられるが，50歳を過ぎるとその発症リスクは高まり，60歳以上では帯状疱疹発症者の40％以上に及ぶ（図1）[1]．

2）疫学

　宮崎県内の医療機関が1997～2006年に行った4万8,388例（男2万181人，女2万8,207人）に対する宮崎スタディ[2,3]では，夏期の8月に多く，冬では少なく，帯状疱疹と水痘の流行は逆の相関関係にある．この現象は，10年間毎年観測されたとしている．従来からも同じような統計は出されており8月に帯状疱疹患者が増加するという結果が示されており，その原因として8月に水痘患者が減るため，ブースター効果が低下するためと説明されていたが，8月という1ヵ月間の増加を説明するものとしてはこの理論は理解しがたい．

3）発症のメカニズム

　小児期に水痘に感染するとVZVは後根神経節や三叉神経節に潜伏感染を起こすと同時に，VZV特異的T細胞性免疫が確立される．時を経

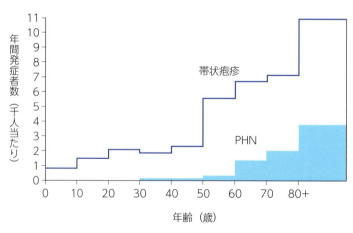

図1　帯状疱疹と帯状疱疹後神経痛（PHN）の疫学

（文献1より引用）

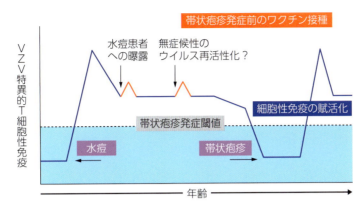

図2 加齢と水痘帯状疱疹ウイルス（VZV）特異的T細胞性免疫
（文献4より引用）

てこのVZV特異的T細胞性免疫が低下し，帯状疱疹の発症閾値を下回るとVZV神経細胞を取り巻いているサテライト細胞中で再活性化し，帯状疱疹が発症する（図2）[4]．時に水痘患者からのブースター効果がなくても，帯状疱疹の症状を伴わず抗体価の上昇を確認できることがあり，このような状態を不顕性活性化と呼び，早期に免疫応答が始まるため臨床症状が出現しないと考えられている．

4）症状（図3, 4）

帯状疱疹の一般的な症状としては，片側性の知覚神経の走行に一致して疼痛や瘙痒を伴った浮腫性紅斑が出現し，紅斑，水疱，膿疱へと変化し，痂皮を形成する．紅斑の発症時期には毛包上皮にVZV特異的抗原が検出される．毛包は有髄性末梢神経に囲まれており，この末梢神経から毛包上皮，さらには表皮細胞にウイルスは感染，波及し，水疱形成に至ると考えられている．水疱は中央が陥凹しており，臍窩と呼ばれる．病理組織を観察すると，水疱の中央に毛包を認めることが多く，水疱蓋が毛包に引かれて窪みが生じるため臍窩が形成されると考えられるが，毛包以外にもエクリン汗管も関与していると考えられている[6]．

皮疹出現前に約70～80％[1]の患者が数日から，長い場合は2週間以上痛みを感じることもある．痛みが最大の苦痛で，連続的，断続的，焼けるような，打たれるような，刺されるような，などさまざまな表現で例えられる．帯状疱疹全体の0.1％は複数の神経支配領域に症状が出現することがあり，複発性帯状疱疹と呼ばれる．全身症状としては，20％以下[3]の患者に微熱，頭痛，不快感などの症状を伴う．また，頻度は不明であるが皮疹を伴わない帯状疱疹（zoster sine herpete）も存在するため，他疾患との鑑別が必要である．この皮疹を伴わず神経支配領域に疼痛や知覚異常を発生するzoster sine herpeteは，VZVに対する細胞性免疫を含めた免疫が早期に働いたために生じたものであり，皮膚でのウイルス増殖が抑制され，皮疹が出現しないと考えられている．

神経支配領域以外に紅斑，丘疹などの皮疹が出現した場合は汎発疹と呼び，この場合，ウイルス血症を発症している．

三叉神経第1枝の帯状疱疹では上眼瞼の腫脹をきたしやすく，三叉神経第3枝では顔面神経麻痺（Ramsay Hunt症候群）の合併症を起こしやすいため注意を要する．一般的には一生に一度のことが多いが，5％以下の患者では2回以上罹患する．膠原病，AIDS，骨髄移植などで免疫が抑制状態にあると短期間に何度も繰り返すこともある．複数回繰り返す帯状疱疹の場合，80歳までは回数

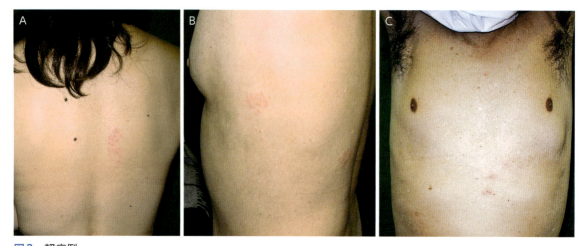

図3 軽症例
A：背部帯状疱疹，B：側背部帯状疱疹，C：胸腹部帯状疱疹．単純性疱疹，虫刺症，接触性皮膚炎などとの鑑別が必要となる．

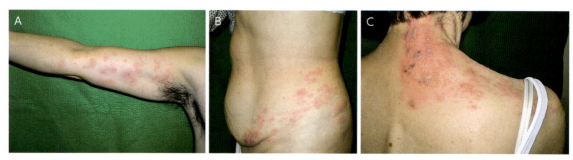

図4 中等症から重症例
A：上腕帯状疱疹，B：側腹部帯状疱疹，C：頸部帯状疱疹．汎発疹の確認や疼痛の管理が必要になる．

を重ねるごとに一般的に症状は軽くなると考えられている．

5）患者からのウイルスの散布

帯状疱疹患者からのウイルスの散布は少なく，ウイルス血症を起こしている場合を除いては，病変部位をカバーすれば就労も登校も問題ないとされているが，近年の疫学調査では帯状疱疹患者からの周囲への水痘としての感染率は水痘と変わらないとの報告[5]もあり，帯状疱疹患者の就労規則などを改める必要がある．このことは，帯状疱疹でも水痘と同様に汎発疹がみられなくてもウイルス血症を起こしており，唾液や上気道分泌物を介しVZVが排泄され，散布されると考えられる．

6）水痘ワクチン

2014年10年1日より日本でも小児への水痘ワクチン接種が定期接種化された．このワクチンは世界保健機関（WHO）から唯一安全と認められた弱毒化ワクチンであり，大阪大学微生物学研究所の高橋理明先生により1974年に開発されたものである．米国をはじめ多くの国で定期接種としてすでに使用されているにもかかわらず，わが国で定期接種化がここまで遅れたことは本当に悲しむべきことである．

米国のデータと同様に水痘ワクチンの定期接種

が進むにつれて，水痘を発症する子どもが激減し，ブースター効果が得られづらくなるため，帯状疱疹の発症率は増加すると考えられる．このような状況下で，2016年3月に50歳以上の水痘既感染者に帯状疱疹予防として水痘ワクチンを使用することが認可された．水痘ワクチン接種者は帯状疱疹を発症しても症状が軽いことから帯状疱疹の予防に関しては，まず小児期に水痘ワクチンにて野生株からの感染を回避し，将来的には帯状疱疹ワクチンによる予防が重要と考える．

最後に，帯状疱疹の治療メカニズム，病態解明の鍵となるVZV潜伏感染実験モデルが現在のところ存在せず，潜伏感染や再活性化の機序が解明されていない．この機序が解明されれば潜伏感染しているVZVをターゲットとした治療が将来可能になる日が来ると確信するが，現在のところ，水痘ワクチン（高橋ワクチン）を用いた帯状疱疹の発症予防がどんな治療よりも重要であることは言うまでもない．

文献

1) Hope-Simpson RE et al：Postherpetic neuralgia. J R Coll Gen Pract **25**：571-575, 1975
2) 水痘が減ると帯状疱疹が増加. 日経メディカルオンライン，2009年10月13日 記事. http://medical.nikkeibp.co.jp/leaf/mem/pub/hotnews/int/200910/512634.html（2017年9月閲覧）
3) Toyama N et al：Epidemiology of herpes zoster and its relationship to varicella in Japan：A 10-year survey of 48,388 herpes zoster cases in Miyazaki prefecture. J Med Virol **81**：2053-2058, 2009
4) Arvin AM：Aging, immunity, and the varicella-zoster virus. N Engl J Med **352**：2266-2267, 2005
5) Dworkin RH et al：Recommendation for the Management of Herpes Zoster. Clin Infect Dis **44**：S1-S26, 2007
6) Stankus SJ et al：Recommendations for the management of herpes zoster. Am Fam Physician **61**：2447-2448, 2000
7) Viner K et al：Transmission of varicella zoster virus from individuals with herpes zoster or varicella in school and day care settings. J Infect Dis **205**：1336-1341, 2012
8) 吉田正巳：単純ヘルペス，水痘・帯状疱疹―周辺疾患も含めて，メディカルトリビューン，東京，p12-41, 1991

2 汎発性帯状疱疹

　通常の帯状疱疹では神経領域にしたがい，有痛性の紅斑や水疱を伴う．しかし，典型的な帯状疱疹が発症後，遅れること数日してから全身に水痘に似た紅色丘疹や小水疱などの皮疹（汎発疹）が出現し，このような皮疹が全身に汎発的に出現する状態を汎発性帯状疱疹と呼ぶ（図1, 2）．発熱を伴いやすいことも特徴の1つである．帯状疱疹の病変部位で増殖した水痘帯状疱疹ウイルスがウ

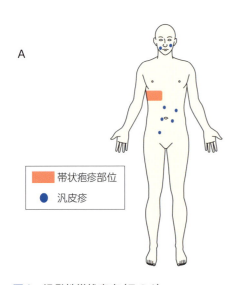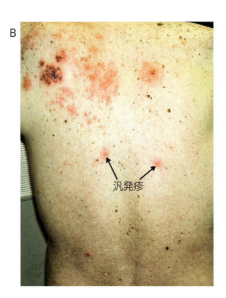

図1　汎発性帯状疱疹（その1）
A：第4～第6胸椎神経領域の帯状疱疹．B：神経支配以外に汎発疹を認める．

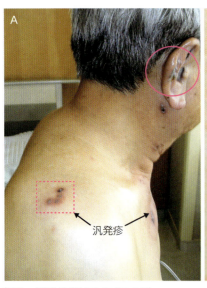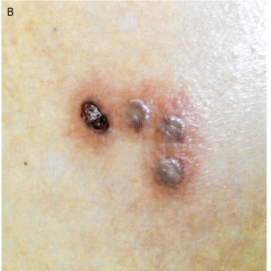

図2　汎発性帯状疱疹（その2）
A：赤丸部は三叉神経第2枝，第3枝領域の帯状疱疹，B：水痘様の皮疹（A図の点線囲み部の拡大）

イルス血症を起こし，血行性に全身に散布されるものである．通常の帯状疱疹では飛沫感染は起こらないが，汎発疹のある患者では水痘と同様の病態のため，飛沫感染を起こし，特に水痘の既往のない者に水痘として感染を起こす可能性があるため注意が必要となる．治療は通常の帯状疱疹と同じでよいが，重症な場合は入院治療が望ましい．汎発性帯状疱疹は，基礎疾患のある患者，高齢者などの免疫状態が低下した帯状疱疹患者に生じやすいが，少数ではあるが健常者にもみられる．免疫抑制状態にある患者や重症な場合はウイルス性脳炎を生じるリスクがあるため，この点においても注意が必要となる．

文献

1) 新村眞人：水痘・帯状疱疹の臨床．ヘルペスウイルス感染症，新村眞人ほか（監修・編集），臨床医薬研究協会，東京，p207，1996

Part 5 帯状疱疹のさまざまな病型

3 複発性帯状疱疹

　帯状疱疹は，通常1ヵ所ないしは隣接する2〜3ヵ所の神経支配領域の皮膚に疼痛を伴った水疱や紅斑が集簇ないし帯状に配列する．しかし，まれな例として，隣接しない複数の異なった神経支配領域に同時に帯状疱疹を生じることがあり，このような例を複発性帯状疱疹と呼ぶ（図1）．複発性の帯状疱疹は極めて珍しく，全体の帯状疱疹の0.1％前後と考えられている．帯状疱疹が複発性となる場合，免疫異常などがみられるとされているが，わが国の統計では通常の帯状疱疹と差はなく，治療経過も通常の場合と同様で重症化もみられていない．

　複発性帯状疱疹の発症機序については，神経節内での水痘帯状疱疹ウイルスの再活性化が複数の神経節内で同時に生じたものと考えられる．しかし，この現象が偶然に生じるのか，あるいはそこに何らかの要因が関与しているのかについては，現在のところその病態は解明されていない．

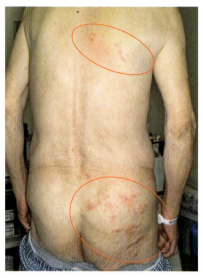

図1　複発性帯状疱疹
85歳男性．Basedow病．5年前に胃癌切除．明らかな免疫抑制状態はない．
（愛知医科大学皮膚科，渡辺大輔先生ご提供）

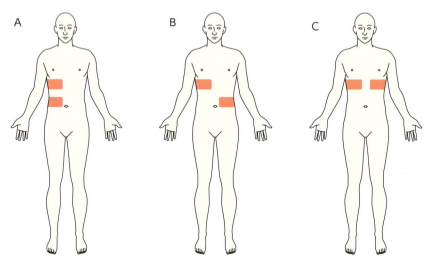

図2　複発性帯状疱疹
赤い部分は帯状疱疹部位を示す．A：片側性複発性帯状疱疹，B：両側性非対称性帯状疱疹，C：両側性対称性帯状疱疹

（文献4より引用）

3 複発性帯状疱疹

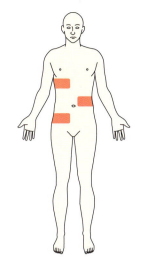

図3 多発性帯状疱疹（3部位以上）
赤い部分は帯状疱疹部位を示す．

1928年にSchönefeldはこのような帯状疱疹を複発性帯状疱疹と分類した[1]．その後，桜根と鳥羽は3ヵ所以上の隣接しない神経支配領域に生じた症例を多発性帯状疱疹と定義し，Schönefeldの分類に追加した[2]．現在では，臨床形態から隣接しない2ヵ所の神経支配領域に分布する場合を片側性複発性帯状疱疹，両側性非対称性帯状疱疹，両側性対称性帯状疱疹に，3ヵ所以上に帯状疱疹がみられる場合を多発性帯状疱疹に分類することが多い（図2, 3）[3]．

1970年以降の90例について，相馬，竹内[4]らがその特徴を報告している．発症年齢の平均は51.7歳で，50～70歳代が全体の61％，20～30歳代が15％と，他の年齢層より発症率が高く二峰性となっているが，これは通常の帯状疱疹と変わりはない．性差は1：1.15とやや女性に多いとされているが，性差はないという報告もあり，一様でない．病型は両側性非対称性帯状疱疹が最も多く，片側性複発性帯状疱疹，両側性対称性帯状疱疹，多発性帯状疱疹の順の傾向があるようである．発症部位については胸椎領域，頸椎領域，腰椎領域の順であったが，これも通常の帯状疱疹と変わりはない．皮疹発症の時間差は約8割が3日以内の傾向があると報告されている．経過に関しても，通常の帯状疱疹に対する治療経過と同様で3週間以内の治癒例がほとんどであると報告されている．

文献

1) 小島理一ほか：皮膚と泌尿 **21**：606，1959
2) 桜根太郎ほか：皮膚と泌尿 **9**：290，1941
3) 山路雅己ほか：片側性帯状疱疫の1例．皮膚 **37**：279-283，1995
4) 相馬孝光ほか：症例報告：複発性帯状疱疹の1例．臨皮 **63**：1045-1048，2009

4 眼部帯状疱疹の眼合併症

1) 概要

眼部帯状疱疹は，三叉神経節に潜伏感染した水痘帯状疱疹ウイルス（VZV）の三叉神経第1枝（眼神経）領域における再活性化によって生じるが，その際に同じ三叉神経第1枝の支配を受けている眼球に種々の合併症を生じてくる．帯状疱疹に伴う眼合併症は，単純ヘルペスウイルス（HSV）による角膜炎や虹彩炎に類似した病像を呈するが，これは両者がともにα-ヘルペスウイルスに属しており，多くの特徴を共有していることによると思われる．

帯状疱疹の皮疹の範囲は眼部帯状疱疹に限らず，通常その神経の支配領域に限定されるが，これは皮膚の疱疹は神経を介してその末端の皮膚にVZVが直接出てきたことによるものであり，皮膚面上での拡大は少ないためである．このことは，VZVが細胞の外に出るとすぐ不活化されることによると考えられている．そのため，皮膚面上で長期にウイルスが排出されることはないが，涙液中には数ヵ月にわたってかなりの量のVZV DNAが検出される例があり，皮膚とは異なり眼局所ではウイルス増殖が遷延化することがあるようである．遷延化する眼合併症の多くは，その病態として基本的にウイルスの増殖よりもそれに対する免疫反応が主と考えられているが，以上のような例もあることから，免疫反応を抑制するためステロイド点眼薬を使用した場合，アシクロビルなどの抗ヘルペスウイルス薬の併用が必要と考えられる．

眼合併症は皮疹のピークよりも遅れて生じてくることが多いので，皮膚科医は眼の症状が一見ないように見えても，あとで眼合併症が生じてくる可能性を考慮し，眼科受診を勧めたほうがよい．特に，皮疹が鼻尖や鼻翼にあれば眼合併症を起こす頻度が高いこと（Hutchinson 徴候）が知られているので[1]，特に注意を要する．これは三叉神経第1枝が前頭神経，涙腺神経，鼻毛様体神経の3本に分枝しており，眼と鼻がいずれも鼻毛様体神経の支配を受けていることによる．

眼合併症は非常に多彩であり[2]，結膜炎，角膜炎（上皮型，実質型，内皮型），強膜炎，上強膜炎，虹彩炎（虹彩毛様体炎），虹彩萎縮，眼筋麻痺，涙腺炎[3]などがある．

HSVの場合，まったく疾患と関係なく，ウイルスが無症候性に排出される spontaneous shedding という現象が知られているが，VZVではそれは確認されていない．基本的に，眼部帯状疱疹の眼合併症は完全に終息すればHSVの場合と異なり再発することは極めてまれである．しかし，遷延・再燃する例はかなりあり，治療に苦慮する．

2) 眼所見・病態

a 角膜炎

角膜は一番表層の上皮，一番内側の内皮，その間の実質に分けられる（図1）．上皮は重層扁平上皮であり，活発に増殖しており，1週間でターンオーバーしているが，皮膚と異なり非角化上皮である．角膜の大部分を占めている実質はコラーゲンと基質（ケラタン硫酸，コンドロイチン硫酸など），そして少数の細胞を含んでいるが，その8割弱が水である．内皮は単層の細胞で，角膜実質内の水分の量をコントロールして角膜が膨潤しないようにする重要な役割を果たしており（膨潤すると角膜は不透明になってしまう），非常に重要な細胞だが，ヒトや霊長類では増殖しないため，その障害は大きな視力障害につながる．HSVもVZVもこの3つの層に疾患を起こしてくるが，各々の層でその病態が異なる．

VZVの病変が上皮で生じた場合は，上皮がもともと増殖が盛んな細胞であるため，ウイルス増殖が活発に生じ，上皮細胞が細胞変性を起こし脱

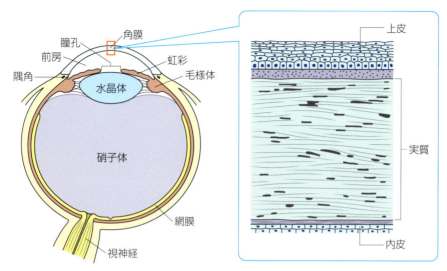

図1 眼球と角膜の構造

落する．HSVでも同様なことが起き，ウイルスが特徴的な広がりを呈して，樹枝状角膜炎という病態を呈する．しかし，VZVではHSVほど大きく広がらず，細くて小さい枝分かれした上皮欠損となるため偽樹枝状角膜炎といわれている．また，帯状疱疹後，数ヵ月以上たってから角膜上皮に小さく少し隆起した偽樹枝状病変を認めることがある（delayed corneal mucous plaque, delayed pseudodendrite, mucous plaque keratitis など種々の呼称がある）[4]．上皮はいくら障害されても増殖して回復し，上皮そのものは混濁しないため，上皮での病変は異物感にはつながるが，視力障害は軽微である．

　VZVによる角膜実質での病変では角膜実質の細胞が少ないため，ウイルスの増殖はそれほど活発には起こらない．特にcell associationが強く，cell to cellにしか感染が広がりにくいVZVにとっては，不利な組織である．しかし，いったんウイルス抗原が実質に貯まると，それは長期にわたって実質にとどまるため，これに対して免疫反応が生じ，主としてリンパ球が流入して，基本的には円形の混濁を生じる（図2）．混濁であるため，視力に対する影響は大きい．これも上皮型同様にHSVのほうが混濁が大きく，円板状角膜炎とい

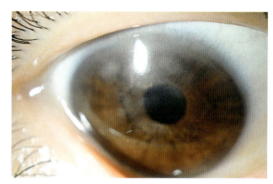

図2 VZV角膜炎（実質型）
角膜実質に多数混濁を生じている．

われている．ちなみにアデノウイルスによる流行性角結膜炎でも角膜実質表層に混濁が生じるが，この場合は小さい浸潤が多発するかたちをとる．VZVはアデノウイルスに似たかたちをとることもあれば，HSVに似たかたちをとることもあり，variationが大きい．

　VZVは角膜内皮にも病変を生じてくる（内皮炎）．その病態はまだ不明な点が多いが，実質炎を伴わず単独で生じた場合は内皮でのウイルス増殖と考えられている．しかし，内皮はもともと増殖しない細胞なので，上皮のように活発な増殖は起こりにくく，それでは説明できない側面があ

る．なお，単独の内皮炎はヒトサイトメガロウイルスによるものが多いことが最近知られるようになってきている．HSV や VZV による内皮炎はむしろ実質炎に伴って生じることが多く，免疫反応がその病態にかなり関係していると思われる．実質炎と内皮炎の線引きが困難であるが，内皮炎では実質内の水分を前房内にくみ出すポンプ作用が障害されるため，角膜に浮腫が生じるが（実質型でみられる細胞流入による混濁とは異なる），やはり不透明となるため視力が障害される．また，内皮炎では線維柱帯という眼の隅角（図1）にある眼内の水分が眼外に出ていく出口となる組織での炎症を伴うことが多く，その場合，眼圧が上昇し，長期化すると視神経を障害して緑内障となる．

ウイルス増殖と免疫反応が帯状疱疹後の角膜炎の2つの大きな病態だが，頻度は低いながら神経麻痺による病態がある．それが神経麻痺性角膜炎である．角膜には血管はないが，神経は密に分布しており，その恒常性維持に神経由来の substance P などの神経ペプチドが関与している．そのため，三叉神経が眼部帯状疱疹で重度に障害されると，上皮の恒常性が障害され，神経麻痺性角膜炎を生じる．軽症では点状のびらんですむが，時に大きな上皮欠損を生じて，遷延性となり，さらには実質も障害される．これを栄養障害性角膜潰瘍（図3）と呼ぶ．

b 虹彩炎（虹彩毛様体炎）

虹彩や毛様体（図1）で炎症が生じている場合，角膜のように直接観察することはできない．虹彩炎が生じると，角膜近傍の球結膜に充血が生じ（毛様充血といわれている），前房中には白血球が浮遊しているのが観察されるようになる．また，この白血球は角膜後面に集積して，白いやや大きめの沈着物（豚脂様角膜後面沈着物）を形成する．虹彩炎では眼圧上昇を伴うことがあるが，帯状疱疹に合併した虹彩炎では，より高頻度に眼圧上昇を伴う．また，通常の虹彩炎と異なり，限局性の扇型の虹彩萎縮を後に伴ってくることが帯状疱疹

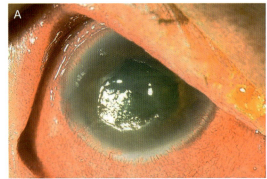
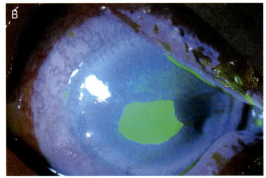

図3　栄養障害性角膜潰瘍
A：角膜の神経が重度に障害された結果，縁に重篤な角膜潰瘍を生じている．B：蛍光色素で染色しブルーフィルターで観察すると潰瘍部が染色される．

に伴う虹彩炎の1つの特徴である．

c その他の眼合併症

ウイルス性結膜炎では眼瞼結膜に濾胞を形成することが多いが，帯状疱疹での結膜炎は初期に合併し，単に充血するだけのことが多い．

強膜炎とそれより表層で軽症の上強膜炎は，直接病巣からサンプルなどを取ることが難しいため病態がよくわかっていないが，ウイルス増殖と免疫反応の両者が関与していると推測される．虹彩炎や角膜炎を伴うことも多く，遷延例が多い．

まれながら，重症の帯状疱疹では眼筋麻痺を生じることもある．

帯状疱疹では，涙腺炎を合併することも報告されている[3]．涙腺神経も三叉神経第1枝の枝であることを考えると十分起こり得る合併症であるが，眼部帯状疱疹では上眼瞼が腫れていることが

多く，涙腺炎を生じていてもわかりにくい．

3）治療

初期の皮疹・神経痛の著明な段階では，皮膚科にて全身的にバラシクロビルやファムシクロビルが投与されるが，皮膚で活発にウイルスが増殖している期間は短く，また保険適用上の問題もあって，これらの抗ヘルペスウイルス薬の全身投与期間は短い．しかし，眼局所ではウイルス増殖が遷延化し，多くの眼合併症は皮疹・神経痛のピークが過ぎてから生じてくることが多いので，眼科医の立場としては，重症例ではもっと長めに抗ヘルペスウイルス薬が全身投与されたほうがよいのではないかと考えている．

眼科における治療としては，角膜上皮の病変に対してはアシクロビル眼軟膏の投与を行うが，角膜実質炎，角膜内皮炎，虹彩炎，強膜炎に対しては，アシクロビル眼軟膏に加えて，ベタメタゾンなどのステロイド点眼薬を使用する．これらに伴って眼圧が上昇することがあるが，これは炎症に伴う二次的な眼圧上昇がほとんどであり，消炎すると眼圧も低下するので，極端に眼圧が高いケースを除いては急いで抗緑内障点眼薬を併用する必要はない．アシクロビル眼軟膏とステロイド点眼薬による治療は長期にわたることがしばしばあり，数週間で止めると再燃することが多いので，半年あるいはそれ以上かけて漸減しながら治療を継続することが多い．

文献

1) Harding SP et al：Natural history of herpes zoster ophthalmicus：predictors of postherpetic neuralgia and ocular involvement. Br J Ophthalmol **71**：353-358, 1987
2) 日本眼感染症学会：感染性角膜炎診療ガイドライン（第2版）．日眼会誌 **117**：467-509，2013
3) Obata H et al：A case of acute dacryoadenitis associated with herpes zoster ophthalmicus. Jpn J Ophthalmol **47**：107-109, 2003
4) Pavan-Langston D et al：Delayed herpes zoster pseudodendrites. Polymerase chain reaction detection of viral DNA and a role for antiviral therapy. Arch Ophthalmol **113**：1381-1385, 1995

5　Ramsay Hunt 症候群

1）疾患概念

　Ramsay Hunt 症候群は耳介帯状疱疹と顔面神経麻痺，内耳障害を三主徴とする疾患である．1907 年に James Ramsay Hunt は，この一連の疾患が三叉神経節ではなく，顔面神経の膝神経節におけるヘルペス性炎症で生じることを報告した[1]．その根拠として，膝神経節は顔面神経の中間神経に由来する知覚神経節であり，大・小錐体神経や鼓索神経を分枝して耳介の皮膚や舌，軟口蓋に分布すること，内耳道内で中間神経が顔面神経や前庭神経に交通枝を持つことを解剖学的に示した．そして，膝神経節で生じたヘルペス性炎症がこれらのネットワークを介して伝播し，顔面神経麻痺は膝神経節で生じた炎症や浮腫が周囲の運動線維を圧迫して生じると推測した．

　その当時にはウイルスの存在が知られていなかったが，現在では顔面神経の膝神経節に潜伏感染している水痘帯状疱疹ウイルス（VZV）の再活性化により Ramsay Hunt 症候群が発症することが解明されている．顔面神経麻痺では，神経炎による脱髄とそれに伴う神経浮腫により，腫脹した顔面神経が骨性の神経管内で圧迫，絞扼されることで静脈還流が障害される．このような神経の浮腫・絞扼・虚血の悪循環が神経変性を助長すると考えられている（図 1）．

2）臨床所見

　Ramsay Hunt 症候群は，前述のように顔面神経麻痺，耳介帯状疱疹，第Ⅷ脳神経障害（内耳障害；めまい，難聴，耳鳴）を三主徴とする．すべてが揃ったものを完全型と称し，帯状疱疹か内耳障害を欠くものを不全型と称する．名古屋市立大学病院を受診した 80 例を検討したところ，完全型は 33％とやや少なく，顔面神経麻痺に耳介帯状疱疹を伴うものが 41％，顔面神経麻痺に内耳障害を伴うものが 26％であった．症状の出現には時間差があり，顔面神経麻痺より前に耳介帯状疱疹や内耳障害が出現したものが 67％を占めた．すべての症状が出揃うのに最長 14 日かかったという報告[2]もあり，経時的な診察が肝要である．

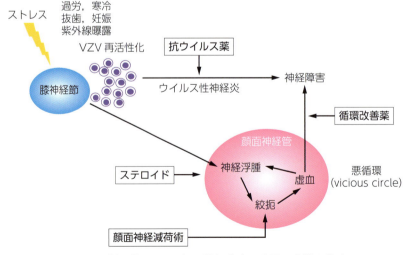

図 1　Ramsay Hunt 症候群における顔面神経麻痺の病因，病態と治療

3）診断のポイント

a　顔面神経麻痺

顔面神経麻痺の評価は，日本顔面神経学会が推奨する40点法（柳原法）を主に用いる．安静時の左右非対称性と表情運動9項目の計10項目を評点する（図2）．各項目は4点（ほぼ正常），2点（部分麻痺），0点（高度麻痺）の3段階で評価し，総合点で10点以上を不全麻痺，8点以下を完全麻痺と定義する．最低点が20点以上である顔面神経麻痺の予後は極めて良好であるが，麻痺発症後数日間に麻痺が悪化する症例もあり，注意が必要である．

b　帯状疱疹

自験例においては，74％の症例で帯状疱疹が出現した．帯状疱疹は主に耳介のみに出現するが，外耳道や口腔内に出現する症例もあり，外耳だけでなく耳内や口腔内の観察も重要である．出現部位別の頻度については，耳介のみに帯状疱疹が出現したものが84％，耳介と他の部位に出現したものが10％，耳介には出現せず他の部位のみに出現したものが5％と報告されている[2]．

c　第Ⅷ脳神経障害

自験例では30％に難聴，41％にめまいが発生した．難聴の程度の検討では，5～30 dBの軽度難聴が68％，30～60 dBの中等度難聴が30％，65 dB以上の高度難聴が2％と報告されている[2]．難聴の軽い症例においては顔面神経麻痺の予後も良好である傾向がみられた．

d　他の脳神経麻痺

三叉神経障害は比較的高頻度にみられるが，舌咽神経，迷走神経などの多発性脳神経傷害の症例も存在する．舌咽神経が麻痺すると嚥下障害，迷走神経が麻痺すると嗄声として症状が現れる．軟口蓋の挙上，声帯の開大を観察することにより，舌咽神経，迷走神経の麻痺の有無が観察される．VZVは膝神経節だけでなく前庭神経節，三叉神経節，頚胸髄神経節などにも潜伏感染しているため，これらの神経節でも先行，あるいは同時にVZVが再活性化している可能性が考えられる．

e　帯状疱疹を伴わない症例

顔面神経麻痺のみを呈するBell麻痺（特発性顔面神経麻痺）とRamsay Hunt症候群で，顔面神経麻痺症例の8割以上が占められる．しかし，Bell麻痺と比較してRamsay Hunt症候群の顔面神経麻痺は重症で，かつ予後不良例が多い．

臨床の場では，顔面神経麻痺が帯状疱疹に先行した症例にしばしば遭遇する．これらの症例は初診時にはBell麻痺と鑑別がつかないため，経時的に診察が重要である．また，VZVによって麻痺を生じるが帯状疱疹を呈さない，無疱疹性顔面神経麻痺（zoster sine herpete：ZSH）にも遭遇する．ZSHとBell麻痺の鑑別は困難であるが，ZSHはBell麻痺より予後が不良であるため，鑑別が必要である．ペア血清を用いたVZV抗体価により診断可能であるが，結果が判明する頃には急性期を過ぎていることが多い．

4）治療のポイント

a　総論

ステロイドはウイルス性神経炎による神経浮腫を軽減させる目的で，抗ウイルス薬は病因ウイルスに対して感染を断ち切る目的で使用される．麻痺が発症したときにはすでにウイルスが増殖していることから，抗ウイルス薬はできるだけ早期に，遅くとも発症3日以内に開始しなければ効果は期待できない．また，神経浮腫は1週間前後でピークに達し，2週間で終息するので，ステロイドも浮腫がピークに達する以前の1週間以内に投与しなければ十分な効果は期待できないと考えられている．この2剤が治療の柱となるが，循環改善薬やビタミンB_{12}，アデノシン三リン酸（ATP）製剤も神経絞扼による血流障害や神経の再生促進目的に使用される．薬物治療にもかかわらず神経変性が高度な症例においては，顔面神経減荷術を

Part 5 帯状疱疹のさまざまな病型

A

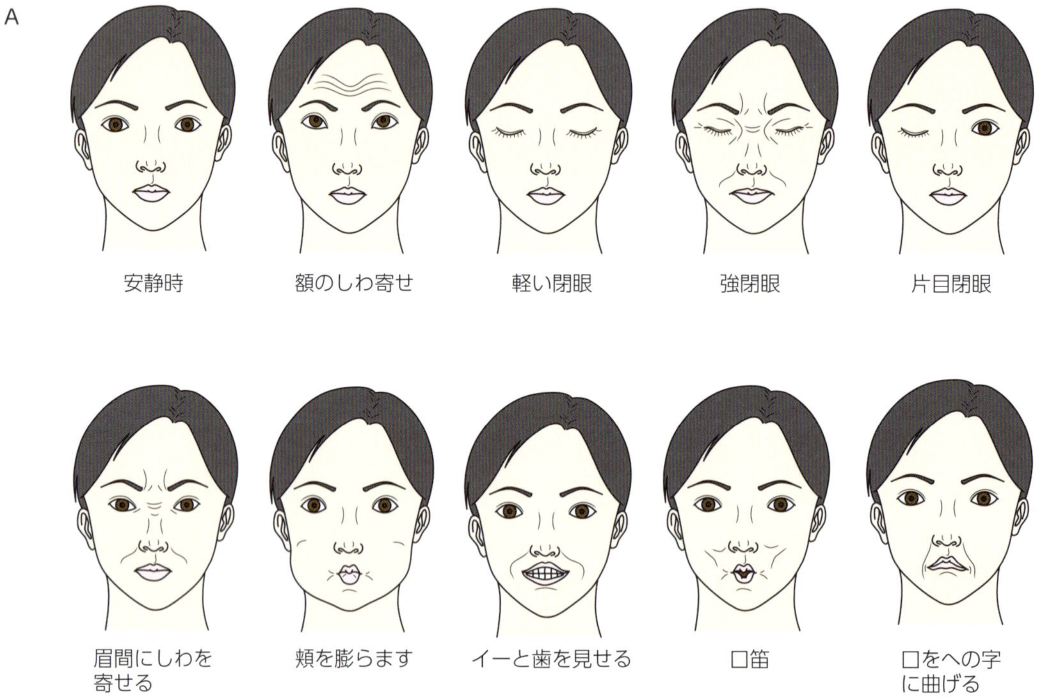

| 安静時 | 額のしわ寄せ | 軽い閉眼 | 強閉眼 | 片目閉眼 |

| 眉間にしわを寄せる | 頬を膨らます | イーと歯を見せる | 口笛 | 口をへの字に曲げる |

B

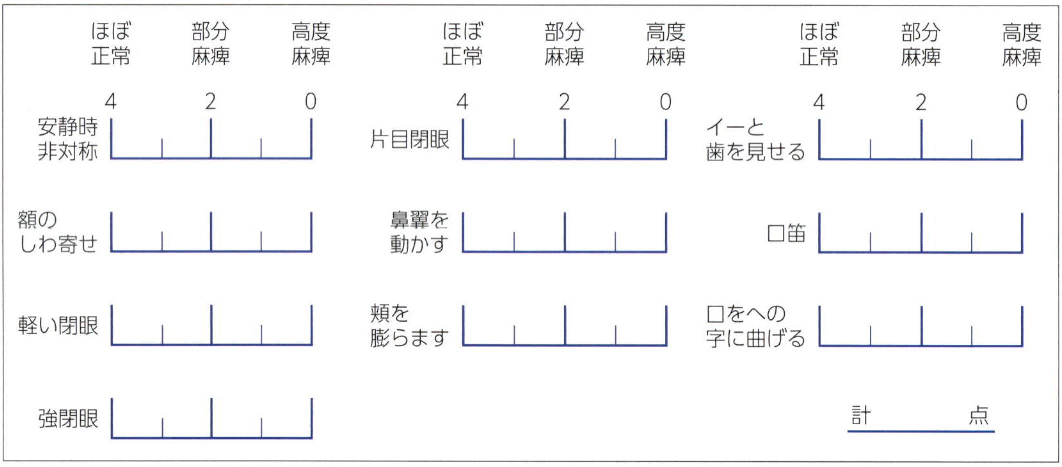

	ほぼ正常	部分麻痺	高度麻痺		ほぼ正常	部分麻痺	高度麻痺		ほぼ正常	部分麻痺	高度麻痺
	4	2	0		4	2	0		4	2	0
安静時非対称				片目閉眼				イーと歯を見せる			
額のしわ寄せ				鼻翼を動かす				口笛			
軽い閉眼				頬を膨らます				口をへの字に曲げる			
強閉眼									計　　　点		

4点：左右差がない，または，ほとんどない（ほぼ正常）
2点：明らかに左右差があるが，患側の筋収縮がみられる（部分麻痺）
0点：筋収縮がまったくみられない（高度麻痺）

図2 40点法（柳原法）
A：評価の際に10表情，B：スコアシート．各表情を4点ずつ評点して40点満点とする

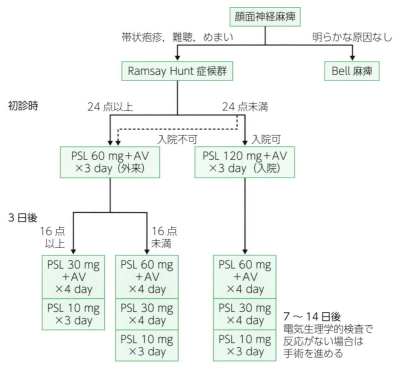

図3 Ramsay Hunt症候群の実践的治療プロトコール
PSL：プレドニゾロン，AV：抗ウイルス薬

進める．治療ターゲットについては図1に示した．

b ステロイド

強力な抗浮腫，抗炎症作用を有し，顔面神経管内における神経浮腫を改善させる目的で用いられ，保険診療上使用可能であるプレドニゾロンが通常使用される．プレドニゾロンは5～10 mg/日で抗炎症効果，30 mg/日以上で免疫抑制効果が発現する．ステロイドの至適用量に関する検討はなく，投与量はプレドニゾロン換算で30～200 mg/日と報告によりさまざまである．筆者らは重症例には60 mg/日（1 mg/kg/日）以上投与することが望ましいと考えている．副作用として消化性潰瘍，糖尿病，精神症状などがあり，麻痺の程度と合併症により投与量を検討する．投与前に問診，血液・尿検査を行い，糖尿病を合併している場合には内科医と相談し，厳重な血糖管理下に投与する．

c 抗ウイルス薬

抗ウイルス薬はアシクロビルとそのプロドラッグであるバラシクロビル，およびペンシクロビルのプロドラッグであるファムシクロビルが用いられる．経口アシクロビルは4,000 mg/日，静注アシクロビルは750 mg/日，バラシクロビルは3,000 mg/日，ファムシクロビルは1,500 mg/日がVZVの増殖を抑制するために必要であり，保険診療上7日間の投与が可能である．

d Ramsay Hunt症候群の実践的治療

プレドニゾロンを60 mg/日から漸減し，アシクロビルを4,000 mg/日併用して治療した結果，治癒率は53％となったが[3]，筆者らはさらなる治癒率の向上を目指して新しいプロトコールを作成し，使用している（図3）．抗ウイルス薬はファムシクロビルもしくはバラシクロビルを用い，プレドニゾロンは麻痺の程度により投与量を変化さ

せ，麻痺が重度で入院可能な患者には120 mg/日，軽症例や入院不可能な症例では外来で60 mg/日より漸減して投与する．また，3日後に診察し，麻痺の程度によりプレドニゾロン投与量を変化させている．本プロトコールを用いた90例では，87%の治癒率が得られている．

e　手術療法

顔面神経減荷術は骨性の顔面神経管を開放し，神経浮腫を軽減させ，二次的な神経変性を防止することを目的としている．表情筋スコアが柳原法で8/40点以下で，電気生理学的に神経変性が高度な患者［NET（神経興奮度検査）が無反応，ENoG（神経筋電図検査）が10%以下］が手術適応となる．末梢で神経変性を検出できるのは1週後であるが，高度神経変性した症例においては発症後4週以内に手術することが望ましい．

❖文献

1) Hunt JR：On herpetic inflammations of the geniculate ganglion：a new syndrome and its complications. J Nerv Ment Dis **34**：73-96, 1907
2) 村上信五ほか：Ramsay Hunt症候群の臨床像と予後に関する検討．日耳鼻会報 **99**：1772-1779, 1996
3) Murakami S et al：Treatment of Ramsay Hunt syndrome with acyclovir-prednisone：significance of early diagnosis and treatment. Ann Neurol **41**：353-357, 1997

6 帯状疱疹による腹筋麻痺

1) 疾患概念

　帯状疱疹に合併する運動神経麻痺のなかでは，三叉神経第3枝領域など耳介の皮疹に伴い顔面神経麻痺を生じるRamsay Hunt症候群の知名度が高く，QOLの低下も著しい．しかし，他の部位に生じた帯状疱疹でも運動神経麻痺は起こり，眼瞼周囲に生じると，眼球の内転や外転障害，上腕領域では上肢の挙上障害などがみられる．そして，体幹部においては腹部が膨隆することがある．

　帯状疱疹は，後根神経節の神経細胞・サテライト細胞に潜伏感染している水痘帯状疱疹ウイルス（VZV）が再活性化，増殖して遠心性に波及し，末梢の知覚神経が侵されることにより生じる．炎症が高度な場合は，VZVが後根神経節から後角を介し，運動性ニューロンの存在する前角を侵して運動神経麻痺を起こす．さらに同じ領域の脊髄側核の交感神経節に炎症が及んだ場合は，自律神経障害を発症する．帯状疱疹患者1,210症例を検討した報告では，61例（5％）で運動神経麻痺がみられ，そのうち28例は脳神経領域（21例は顔面神経）の麻痺で，頸髄領域は16例，胸髄領域は2例，腰髄領域では15例と，胸髄領域の麻痺で生じる腹筋麻痺は比較的少ない．帯状疱疹の発症率が，腹背部領域（第9～第12胸神経）で19.6％，頭部から顔面領域（眼神経，上顎神経，下顎神経）で17.6％，腰臀部から下肢（第1腰神経～第5仙骨神経）で17.1％と報告[1]されていることからも，他の領域と比較し腹筋麻痺の発症頻度は低いことがわかる．その理由として，腹筋は外腹斜筋，内腹斜筋，腹横筋，腹直筋などの多くの筋よりなり，胸髄神経の前枝である肋間神経，肋下神経，腸骨下腹神経による多重神経支配を受けているため，軽度の麻痺では症状も出現しにくいことが挙げられる．また，自覚症状も乏しいため認識されていない症例があると思われる．

2) 臨床所見

　症例：78歳男性．第10～第11胸神経領域の帯状疱疹を発症後，東京慈恵会医科大学附属病院皮膚科を受診し，バラシクロビル3,000 mg/日の投与を1週間行った．持続する帯状疱疹関連痛とともに，発症1ヵ月後より発症神経領域に一致した腹部の膨隆がみられた（図1）．CTでは腹壁，内臓に異常はみられず，イレウスなどの症状も認めなかった．臨床経過より帯状疱疹に合併した腹筋麻痺と診断し，無治療にて経過観察としたところ，7ヵ月後に麻痺は消失した．

3) 診断のポイント

　腹筋麻痺を含めた運動神経麻痺は，皮疹が生じた後に生じることが多いが，先行する場合には診断に難渋することがある．わが国で報告された19例の検討では，腹筋麻痺出現までの日数は0～72日と2～3週で出現する症例が最多で，平均20日で生じている[2]．症状は腹部の膨隆以外にも，起き上がりや立位保持の困難，くしゃみ，咳，笑う際の脱力，イレウスなどを伴うことがある．発症年齢は，帯状疱疹自体の発症率が最も高い70歳代で多く，高齢者ほどリスクは高くなる．膠原病，ステロイド投与例などでの発症率が高いことも報告されている[3]．好発部位は第9胸神経～第1腰神経であり，皮疹の部位に一致した麻痺を認めれば診断は容易であるが，皮疹がみられずに生じる麻痺では困難となる．確定診断は，侵襲を伴うものの，筋電図で神経原性パターン（neurogenic pattern）を認めればなされる．ただし，急性期の帯状疱疹患者に筋電図検査を行った報告では，neurogenic patternを呈する割合は53％にも上り，臨床的に気付かれない症例は多いと考えられる[4]．CTなどの画像検査は簡便であり，疑診例では積極的に行うとよい．筋萎縮や膨化像を

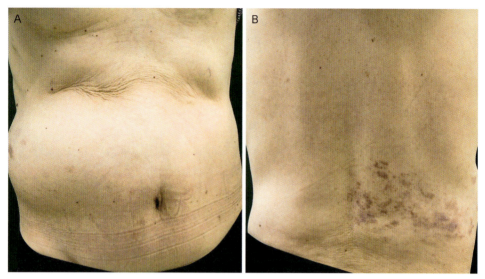

図1 腹筋麻痺を生じた帯状疱疹
78歳男性．A：腹部右側の膨隆を認める．B：膨隆部位の背部に皮疹を認める．

認めることがある．麻痺性イレウスはまれな合併症であるが，炎症が脊髄側索の交感神経節に及ぶと生じる．腹筋麻痺54症例中4例に生じたという報告もあり，腹痛などの症状がみられれば積極的に疑う必要がある．

4）治療のポイント

腹筋麻痺に確定された治療はないが，麻酔科領域では神経ブロックが施行されることが多い．知覚神経の遮断により疼痛が軽減，また，交感神経に作用して局所血流が改善され，障害を受けた神経の回復が促進される．1ヵ月以内に行うとよいという報告[5]もあるが，施行の有無で差はないともいわれている．また，ビタミンB_{12}，ステロイド，腹筋訓練，抗ウイルス薬投与などが有効とする症例報告はあるが，効果は一定しないというのが現状である．経過は4ヵ月以内に寛解する症例が多く，比較的予後は良好である．しかし，1年以上も麻痺が続く症例もあり，4ヵ月以上症状が続く場合は予後が悪いといわれている．

❖文献

1) 石川博康ほか：多施設合同による帯状疱疹の年間統計解析の試み（2000年4月～2001年3月）．日皮会誌 **113**：1229-1239，2003
2) 安部美穂ほか：腹筋麻痺を伴った帯状疱疹の1例．皮膚臨床 **52**：1795-1798，2010
3) 奥野奈央ほか：腹筋麻痺を生じた帯状疱疹．皮病診療 **33**：1149-1152，2011
4) Haanpää M et al：Motor involvement in acute herpes zoster. Muscle Nerve **20**：1433-1438, 1997
5) 山上裕章ほか：帯状疱疹に伴う腹筋麻痺の検討．ペインクリニック **8**：637-642，1987

7 帯状疱疹による尿閉

1）疾患概念

　帯状疱疹による排尿障害，尿閉はまれであるが，合併した場合には入院による処置が必要となるためその病態，治療法については理解しておく必要がある．これらの合併症は仙骨部領域の帯状疱疹に多く，尿閉を生じた症例では胸髄領域17％，腰髄領域14.5％，仙髄領域68.5％に皮疹がみられる[1]．また，他の自覚症状としては便秘症，インポテンツなどを伴うことがある．排尿は膀胱壁の進展が仙髄（第2〜第4仙骨神経）に伝達され，陰部神経により尿道が弛緩，その後，副交感神経（骨盤神経）が膀胱体部のムスカリン受容体に働き，膀胱の収縮を起こすことにより生じる．排尿障害には副交感神経の関与が最も強く，脊髄後角で再活性化した水痘帯状疱疹ウイルスが求心性に拡大することにより起こる．胸腰髄領域では，第11胸神経〜第2腰神経より出る交感神経（下腹神経）が障害され，膀胱三角部の収縮力が減少し，排尿に関する協調運動が失われることによる排尿障害が生じると考えられている．臨床型としては，膀胱炎症状を主症状とする膀胱帯状疱疹型，排尿障害を主症状とする神経因性膀胱型，それらの症状の混合型に分類される．神経因性膀胱型が66％を占め，排尿困難のみられた症例の半数以上で尿閉をきたすと報告されている．

2）臨床所見（臨床写真の提示）

　症例：74歳女性．第12胸神経〜第1腰神経領域に発症した第3病日の帯状疱疹にて東京慈恵会医科大学附属病院皮膚科を受診した．受診時には排尿障害はなく，バラシクロビル3,000 mg/日，ベタメタゾン3 mg/日，アセトアミノフェン1,800 mg/日の内服を開始した．第10病日に尿閉がみられ，同日入院となった．入院時皮疹はほぼ痂皮化し，一部に潰瘍を伴っていた（図1）．腹

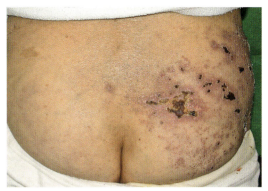

図1　第10病日の帯状疱疹（74歳女性，右腰部）

部超音波検査では著明な残尿を認め，尿道カテーテルの挿入で約650 mLの尿が得られた．直腸障害，髄膜刺激症状，病的反射など脊髄刺激症状などの所見はみられなかった．入院後，泌尿器科にて膀胱内圧測定，尿流測定を行い，神経因性膀胱と診断された．疼痛は持続していたため，ステロイド，アセトアミノフェンの内服は継続し，カテーテルの留置を2日行った．排尿障害は徐々に改善し，カテーテルを抜去，自己導尿を適宜行い入院5日目に退院となった．

3）診断のポイント

　帯状疱疹に排尿障害を合併した15例を検討した報告では，皮疹出現前に機能障害を認めた症例が3例，同時が7例，皮疹出現後に生じた症例が5例と，多くの症例の診断は容易である[2]．しかし，皮疹が後発する場合，他の疾患に伴う場合もあるため，帯状疱疹に伴う排尿障害を鑑別に入れつつ診断にあたる必要がある．Elsberg症候群は仙髄神経根炎による尿閉であるが，狭義では単純ヘルペスウイルスによる性器ヘルペスに合併する尿閉に対して用いられることが多い．帯状疱疹と性器ヘルペスとは皮疹がみられていても鑑別が困難な症例があり，その場合，モノクローナル抗体

を用いての蛍光抗体法，PCR法などの病原診断法を用いるとよい．初感染であれば血清抗体価の測定も有用である．Elsberg症候群は帯状疱疹を含めた他のウイルスによる無菌性髄膜炎，急性散在性脳脊髄炎（acute disseminated encephalomyelitis：ADEM）なども原因となる．

尿閉の診断にはMRIによる画像検査が有用とされ，陰部ヘルペス，帯状疱疹で生じる症例ではT2強調像，ガドリニウム造影強調像にて神経根の炎症による腫大を認めることがある．その点，無菌性髄膜炎での腫大は少なく，ADEMにおいては，T2強調像やFLAIRにて大脳白質を主体に高信号を呈する多発性の両側非対称性病変を認める．また，多くは意識の変容など脳症の症状を伴い，発症年齢も若いことが特徴である．

4）治療のポイント

尿閉がみられた場合は，対症療法として間欠的導尿や尿道カテーテル留置を行う．多くは数週以内に治癒するが，長期にカテーテル留置を行う場合，尿路感染のリスクが高まる．1週間以上持続する場合には間欠的導尿を考慮する．薬物療法では副交感神経刺激薬やαブロッカー，初期にはパルス療法を含めたステロイド投与が行われることが多い．ステロイドの効果は，顔面神経麻痺を伴うRamsay Hunt症候群において確立されているが，それは顔面神経管内での神経浮腫による絞扼が主たる原因のためである．尿閉を含めた他の運動神経麻痺では麻痺の原因が異なり，どのような機序が働き効果がみられるのか定かではない．しかし，有用とする症例報告は多く，試みてよいと思われる．尿閉は予後良好な症例が多いが，数ヵ月以上排尿困難が続く症例もあるため注意は必要である．

❖文献

1) 谷川克己ほか：帯状疱疹による神経因性膀胱の1例．泌紀 **33**：1266-1271，1987
2) Broseta E et al：Urological manifestation of herpes zoster. Eur Urol **24**：244-247, 1993

コラム
ヘルペス性毛包炎

　私が「ヘルペス性毛包炎」と遭遇したのは今から3年前のことだ．それまで，ヘルペス性毛包炎という疾患概念に接したことはなく，40年近く皮膚科医を生業としているが，初めて知る病名だった．それもそのはず，『新しい皮膚科学』，清水　宏（著），中山書店，『皮膚科学』，大塚藤男（編著），金芳堂，『標準皮膚科学』，富田　靖（監修），医学書院，『日常診療で必ず遭遇する皮膚疾患トップ20攻略本』，古川福実（編），南江堂，など一般的な皮膚科の教科書には記載がない．ところが，病理組織学の教科書である『Lever's Histopathology of the Skin』には簡単な記載がみられる[1]．その特徴は，ヘルペスウイルスの攻撃の首座が被覆表皮ではなく毛包であり，その毛包上皮が変性して巨細胞や空胞細胞に変化するという組織像をとることである．そのような症例[2]を経験してから，患者の病変をその眼で見ると，さほどまれな疾患ではないことがわかった．今回はこのヘルペス性毛包炎の臨床像，病理組織像について紹介したい．

1) ヘルペス性毛包炎とは

　ヘルペス性毛包炎の最初の記載は，Izumiらによる「herpetic sycosis（ヘルペス性毛瘡）」という名称での報告である[3]．35歳の白人男性と，47歳の日本人男性の須毛部に生じた，集簇する毛包炎の症例を提示した．どちらの症例からも組織培養で単純ヘルペスウイルス（HSV）が同定された．皮膚生検では真皮中下層まで及ぶ，好中球，リンパ球，組織球からなる強い炎症性細胞浸潤が血管周囲および毛包周囲にみられ，特に毛包上皮には多核のウイルス性巨細胞や空胞細胞を認めたと述べられている．彼らは従来からいわれている細菌性毛瘡，真菌性毛瘡に加えて，ウイルス性毛瘡という新しい概念を発表した．

　その後，毛瘡以外の臨床像をとるヘルペス性毛包炎も見出された．Böerらはヘルペス性毛包炎の21例を集計し，その臨床像，組織学的所見をまとめ，各症例の原因ウイルスを同定した[4]．臨床像では，帯状に病変のみられるもの（zosteriform herpetic folliculitis）や，集簇する丘疹，紅斑性局面，水痘，毛瘡など多彩な病像を示した．先に述べた自験例も局面型の臨床像（plaque type）に相当する[2]．組織学的には，ウイルス性巨細胞や空胞細胞は頻度的には低く，毛包炎，毛包周囲炎が特徴的であったとした．パラフィン包埋切片を用いたPCR法によるウイルス同定では水痘帯状疱疹ウイルス（VZV）が17例で陽性，HSV-1が4例で陽性，HSV-2は検出されず，ヘルペス性毛包炎の原因ウイルスとしては，むしろVZVのほうがより頻度が高いという結論であった．

2) 症例

　63歳男性．初診の5日前から鼻部に紅斑が生じ始め，次第に疼痛も伴うようになってきた．初診時，鼻背部の左側を中心に強い浸潤性紅斑を認め，中央部に黒色の血痂を伴っていた（図1）．また，紅斑内に小さな膿疱も数個みられた．左鼻孔部にも痂皮が付着した紅斑が，左眉毛部にも紅斑があり，全体として帯状疱疹の臨床像と考えた．疼痛の訴えが強かったため，アシクロビル750 mg/日の全身投与を7日間行い，皮膚症状・疼痛も改善したため退院となった．

　病理組織学的所見では，表皮から毛嚢に向かっての強い炎症所見が特徴的である（図2）．毛嚢上皮は好酸性に変性・壊死し（図3），ウイルス性巨細胞や核封入体を入れた細胞もみられる（図4）．

3) 本疾患のポイント

①通常の帯状疱疹が被覆表皮の病変（水疱形成）であるのに比べて，病変が深く毛嚢上皮が変

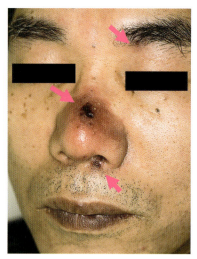

図1 臨床像
鼻背部の左側を中心に強い浸潤性紅斑を認め，中央部に黒色の血痂を伴っている．左鼻孔部にも痂皮を付着した紅斑が，左眉毛部にも紅斑がある．

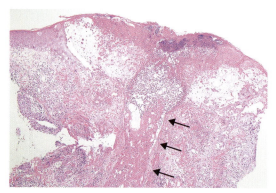

図2 組織像（HE染色弱拡大）
表皮は痂皮を付着し浮腫状になっている．毛囊上皮の変性壊死がうかがえる（矢印）．

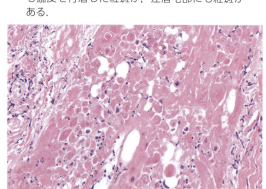

図3 組織像（HE染色強拡大）
毛囊上皮は好酸性に変性・壊死している．

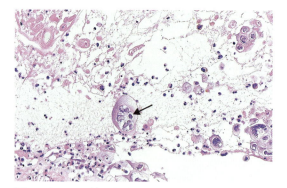

図4 ウイルス性巨細胞
核内封入体もみられる（矢印）．

性・壊死している．
②臨床像も炎症が強く，痂皮形成がしばしばみられる．
③帯状疱疹に合併した場合はVZVが原因となるが，局面型の場合にはHSVが原因のことも少数認められる．

文献

1) Xu X et al：Herpes simplex. Lever's Histopathology of the Skin, Elder DE et al（eds），10th ed, Lippincott Williams & Wilkins, Philadelphia, p638, 2009
2) Nakagawa K et al：Plaque type herpetic folliculitis involving the eccrine gland：immunohistochemical analysis. J Dermatol **41**：652-653, 2014
3) Izumi AK et al：Herpetic sycosis. Report of two cases. Arch Dermatol **106**：372-374, 1972
4) Böer A et al：Herpes folliculitis：clinical, histopathological, and molecular pathologic observations. Br J Dermatol **154**：743-746, 2006

コラム
帯状疱疹の重症度をどう考える？

　帯状疱疹の重症度は単一の尺度では測りがたく，皮膚病変，疼痛，合併症の3つのポイントに基づいて評価することになる．以下に，各々の視点に基づいた重症度評価の具体例を紹介する．

　まず，皮膚症状については，病変部神経支配領域内の発疹数や，神経支配領域に占める皮膚病変面積の割合により評価することが多い．すなわち，神経支配領域内の丘疹・小水疱などの発疹数により，25個以下：軽症，25～50個：中等症，50個以上：重症に，あるいは神経支配領域に占める皮疹の割合により，30％以下：軽症，30～70％：中等症，70％以上：重症，などと分類する．皮疹が単一の神経分節か複数の神経分節に及んでいるのかも評価の対象となり，多分節複発性の場合は重症といえる．また，紫斑，血疱，深い潰瘍を伴うものは血管病変の存在を示唆しており，重症の皮膚病変と捉える．さらに，汎発疹を認める場合は，ウイルス血症の状態を示しており，最重症と判断する．

　疼痛については，急性期の炎症に伴う急性期痛と，慢性期の神経変性に伴う帯状疱疹後神経痛（PHN）の2種類に分かれる．皮膚病変が痂皮化して鎮静化に向かっているにもかかわらず強い痛みを訴える場合や，アロデニア，感覚過敏，感覚鈍麻などの症状があれば，PHNの徴候と判断する．実際の臨床では，急性期痛とPHNが混在して徐々に移行していくため，両者をきれいに区別することは難しく，帯状疱疹関連痛（ZAP）として一括して扱われることが多い．また，PHNが長期化すると，抑うつや不安などによる心因痛の様相も混在してくる．したがって，疼痛は非常に主観的かつ複雑であるため，客観的に重症度を評価することが難しい．疼痛の定量化には，数段階の痛みの強さを表す言葉から選択する方法や，visual analog scale，人間の表情で疼痛の程度を表した face scale などがしばしば用いられる．

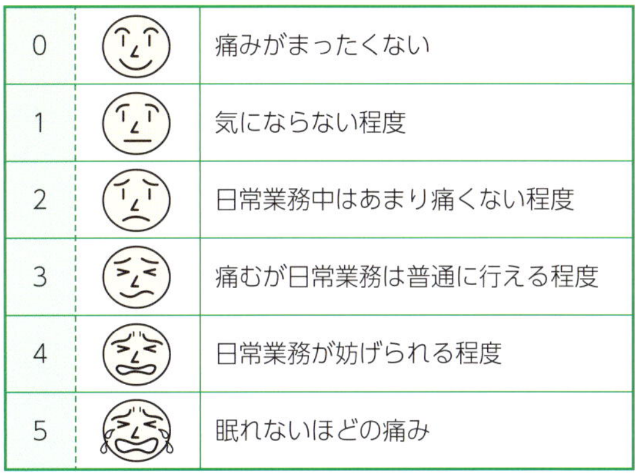

0		痛みがまったくない
1		気にならない程度
2		日常業務中はあまり痛くない程度
3		痛むが日常業務は普通に行える程度
4		日常業務が妨げられる程度
5		眠れないほどの痛み

図1　痛みの定量化の一例

（文献1より引用）

　ZAPの定量化の一例を図1に示す．この図は，face scale と痛みの強さを表す言葉とを組み合わせたもので，筆者らが小豆島における帯状疱疹の疫学調査に使用したものである[1]．

　合併症には，PHNのほかにも，Ramsay Hunt症候群，眼合併症，脳髄膜炎などがあり，しばしば後遺症に悩まされる．したがって，これらの合併症も重症度を規定する重要な要素である．耳介およびその周囲の帯状疱疹では，Ramsay Hunt症候群（顔面神経麻痺，味覚障害，難聴・めまい）の有無を確認する．また，三叉神経第1枝領域の帯状疱疹では，抗ヘルペスウイルス薬を使用しなければ約半数に眼合併症（結膜炎，角膜炎，虹彩毛様体炎など）を生じることが知られており，特に鼻尖部や鼻背部に皮疹を伴っている場合には眼合併症が高率にみられる（Hutchinson徴候）．結膜充血や眼部違和感などの眼合併症を疑う所見があれば，速やかに眼科を受診するように指導する．また，まれに脳髄膜炎を合併することがある．発熱，頭痛，嘔気などが認められる場合には本症を疑い，項部硬直やKernig徴候などの髄膜刺激症状のチェック，髄液検査，画像検査を

行うことが大切である．その他，四肢の帯状疱疹で運動麻痺を伴う場合，仙骨部の帯状疱疹で尿閉を伴う場合，腹部の帯状疱疹で便秘を伴う場合も重症度が高いといえる．

以上の3つの視点に基づく重症度は，それぞれが独立したものではなく，互いに関連している．たとえば，皮疹が重症の場合には，激しい急性期痛を伴うことが多く，さらにPHNに移行しやすい．また，汎発疹があれば，髄膜炎や肺炎のリスクが高いことが知られている．最終的には，皮膚病変，疼痛，合併症の各視点に基づく重症度を総合的に評価して，トータルの重症度を決定することになる．

❖文献

1) Asada H et al：An inverse correlation of VZV skin-test reaction, but not antibody, with severity of herpes zoster skin symptoms and zoster-associated pain. J Dermatol Sci **69**：243-249, 2013

コラム
帯状疱疹の重症度予測は可能か？

　帯状疱疹の重症度は，皮膚病変，疼痛，合併症などの複数の視点に基づいて評価することになるが，発症初期に重症化が予測可能かどうかについて考えてみる．

　帯状疱疹は，いうまでもなく体内に潜伏感染していた水痘帯状疱疹ウイルス（VZV）が再活性化して発症する疾患である．VZV の再活性化には，細胞性免疫の低下が関わっている．すなわち，高齢化に伴い免疫が低下するにつれて発症頻度が増加してくる．帯状疱疹と免疫との関係を調べた疫学調査からは，特に VZV 特異的細胞性免疫が帯状疱疹の発症予防に役立っていることが示されている[1]．それでは，細胞性免疫が帯状疱疹の重症化の予防にも役立っているのであろうか？ 移植後や化学療法中の免疫抑制状態の患者では，帯状疱疹が重症化しやすいことが経験的に知られており，免疫が重症化の予防にも大切であることが推測される．実際，疫学研究の結果から，皮膚病変や急性期痛についても，VZV 特異的細胞性免疫が高いと重症化しにくいことが明らかになっている[2]．さらに，VZV 特異的細胞性免疫が，帯状疱疹後神経痛（PHN）の発症抑制にも役立っていることが示されている[3]．したがって，化学療法，免疫抑制療法，重症糖尿病などで免疫抑制状態が疑われる患者では，重症化リスクが高いことを念頭に置き，十分な注意を払うことが大切である．注意すべきこととして，液性免疫（抗 VZV 抗体）については帯状疱疹の重症化の予防に役立っていないことが示されているため，患者がたとえ高い抗体価を持っていても重症化する可能性がある[2]．また，再発性帯状疱疹では，一般に，初発時よりも軽症のことが多く，PHN への移行リスクも低い．その理由として，初発時の帯状疱疹により賦活化された VZV 特異的細胞性免疫が，再発時の重症化を抑制するためと考えられている[4]．

　PHN の発症リスクを予測するチェックポイントとしては，患者の免疫状態以外にもいくつか知られてい

表 1　PHN に移行しやすい患者

- 皮疹が重症（皮膚分節全域に水疱多発，融合・血疱）
- 急性期疼痛が激しい
- 知覚過敏，知覚鈍麻を伴う
- 高齢者
- 免疫能が低い

る．表 1 に示した項目のいずれかに該当する場合は，PHN への移行リスクに注意する必要がある．また，PHN 以外の合併症として，Ramsay Hunt 症候群，眼合併症，脳髄膜炎なども重症度を規定する重要な要因である．各々の合併症について，皮疹の出現部位や症状から，リスクをある程度予測することができる．たとえば，三叉神経第 1 枝領域の帯状疱疹の場合は眼合併症を生じやすく，特に鼻尖部や鼻背部に皮疹を伴っているときには，眼合併症のリスクが非常に高くなる（Hutchinson 徴候）．また，耳介およびその周囲の帯状疱疹では，Ramsay Hunt 症候群（顔面神経麻痺，味覚障害，難聴，めまい）を引き起こす可能性がある．発熱，頭痛，嘔気などを伴うときには脳髄膜炎を疑う必要がある．その他，四肢の帯状疱疹では運動麻痺，仙骨部の帯状疱疹では尿閉，腹部の帯状疱疹では便秘などのリスクを想定することになる．

◆文献

1) Okuno Y et al：Assessment of skin test with varicella-zoster virus antigen for predicting the risk of herpes zoster. Epidemiol Infect 141：706-713, 2013
2) Asada H et al：An inverse correlation of VZV skin-test reaction, but not antibody, with severity of herpes zoster skin symptoms and zoster-associated pain. J Dermatol Sci 69：243-249, 2013
3) Imoto K et al：VZV skin-test reaction, but not antibody, is an important predictive factor for postherpetic neuralgia. J Dermatol Sci 79：235-240, 2015
4) Nakamura Y et al：Clinical and immunologic features of recurrent herpes zoster（HZ）J Am Acad Dermatol 75：950-956, 2016

Part 6

治療のウソ,ホント?

A. 単純ヘルペス

1 口唇ヘルペスの治療選択

1) 口唇ヘルペスの病苦と自然経過

Part 4「単純ヘルペスのさまざまな病型」の各項で紹介されている通り，口唇・顔面の単純ヘルペスは，初感染では小児の歯肉口内炎や，口囲，顔面のやや重症の症状がみられる場合もあるが，多くは無症候である．一般に口唇ヘルペスとしてみられる大半は再発性で，多くは三叉神経節に潜伏感染している単純ヘルペスウイルス（HSV）が再活性化して生じる病態である．症状はピリピリと痛む神経症状と，水疱ができる皮膚症状の両者からなる．多くの場合は感冒などに引き続いて出るので，そもそも患者の体調は悪く，そのようなときに痛みを伴って症状が出ると憂うつである．症状は顔面に現れるので，人目につくのも苦痛となる．しかし，多くの場合，再発性口唇ヘルペスは自然に治癒する疾患でもある．また，飛沫では感染しないので，濃厚な接触を避けるだけで他者への感染は防ぐことができる．

2) 口唇ヘルペスを治療する目的

ではそのような口唇ヘルペスを治療する目的とは何だろうか．目的は初感染か再発かによってやや異なる．症候性の初感染は，歯肉口内炎や，やや重篤な口唇・鼻孔とその周囲，眼囲などのヘルペス，その重症型としての Kaposi 水痘様発疹症，医療従事者の手指に生じやすいヘルペス瘭疽として生じ，やや重篤感がある．そのような場合は抗ウイルス治療が重症化の防止に有用であり，無治療の場合に比べて効果が高い．また，その後の再発の頻度は感染しているニューロンの数によるという研究もあり，重症化の抑制は大事である[1]．再発性の口唇ヘルペスについては通常は重症化することはまれである．したがって治療目的は早期の治療による病悩期間の短縮が主な目的となる．重要なことはこれらの治療目標を患者にきちんと説明して理解させることである．目標に誤解があると，「何回治療してもまた出る」など医師との齟齬を生むことになる．二度と再発しないような治療ではないこと，また症状が出ているときだけ感染するわけではないことなどを理解させることが必要である．

3) 口唇ヘルペスの治療薬

口唇ヘルペスには漢方薬などを含めいろいろな治療の報告はあるが，抗ウイルス薬以外に明らかなエビデンスがある治療薬は今のところ存在しない．わが国での抗ヘルペスウイルス薬として用いられる薬剤にはアシクロビル，バラシクロビル，ファムシクロビル，ビダラビンがある．本項では口唇ヘルペスで中心となる経口，および外用治療薬を中心に解説する．

4) 抗ウイルス薬治療の原則は早期投与

抗ウイルス薬の作用機序はウイルスの増殖抑制である．健常者では治療を行わなくても HSV の増殖は自然に終息する．したがって，抗ウイルス薬による治療の大原則は早期に治療を開始することである．痂皮化してからでは治療の意味はあまりない．単純ヘルペスに対する抗ウイルス薬のすべての治験は症状出現後 72 時間以内の症例に限定されており，したがって本来エビデンスのある治療は発症後 3 日以内となるが，3 剤ともに添付文書には「原則として皮疹出現後 5 日以内に投与を開始すること」という記載がある．発症後 5 日

表1 口唇ヘルペスの標準的な経口抗ウイルス薬治療の例

一般薬剤名	代表的な先発品名	規格	1回量	1日投与回数	日数
バラシクロビル	バルトレックス®	500 mg	1錠	2	5
ファムシクロビル	ファムビル®	250 mg	1錠	3	5
アシクロビル	ゾビラックス®	200 mg	1錠	5	5

投与日数・投与量は標準的な治療を示しており，初感染で症状が遷延する場合は投与日数の延長も検討する．腎機能低下患者においては添付文書に応じて減量する．

は臨床の現場でも現実的な目安といえるだろう．

a 点滴薬による治療

アシクロビル，ビダラビンには点滴薬があるが，いわゆる口唇ヘルペスで点滴治療が必要な場合はまれである．重症の初感染の治療については，次項「Kaposi水痘様発疹症の治療選択」を参照してほしい．免疫不全の患者においても初感染が重症化する場合があり，その際には点滴薬が望ましい．

b 内服薬による標準的な治療量と期間

内服薬にはアシクロビル，バラシクロビル，ファムシクロビルがある．それぞれの用法・用量は表1の通りである．1日内服量・服用回数ともすべて異なるので注意が必要である．

c 抗ウイルス外用薬との併用療法

抗ウイルス薬の内服と外用の併用については，現在併用により軽症化や病期の短縮などが得られるというエビデンスは得られていない．また，健康保険では併用は査定されることから，わが国の現状では行わないことが望ましい．

d ステロイド外用薬との併用療法

ウイルス感染症にステロイド外用は禁忌であるが，免疫が健常な患者で抗ウイルス経口薬によりしっかりウイルス増殖が抑制されている場合は，皮膚局所の炎症をステロイドで抑制することで病変の拡大やびらん化の抑制，あるいは治療期間の短縮が期待できるかもしれない．実際に，少数ではあるが臨床試験[2]が行われており，ファムシクロビルを内服しながらフルオシノニドを外用した群は基剤群より炎症が弱い傾向がみられる．しかし，強いエビデンスはなく，基本的にはステロイド外用薬の併用は行わないほうがよいだろう．

5）内服治療のエビデンス

単純ヘルペスの抗ウイルス薬内服治療の有効性には多数のエビデンスがある．しかし，口唇ヘルペスに限ってみると臨床試験の数は少なく，かつ効果は大きくはない．これは口唇ヘルペス自体は重症例は少なくかつ自然治癒するので，帯状疱疹や性器ヘルペスなどに比較して臨床的有用性を証明するのが難しいことによる．

a 口唇ヘルペスに対する治療のエビデンス

高い有意差がついた臨床試験では，多くは非常に早期に開始された[3]（発症後1時間以内）か，紫外線照射によって口唇ヘルペスを人為的に誘発する[4]など早期治療の原則がはっきり貫かれている．内服治療の有用性は疑いないが，早期投与が効果を最も大きくすることをよく理解しておく必要があるだろう．

b 再発抑制の治療のエビデンス

性器ヘルペスでは再発抑制療法が健康保険で承認されているが，口唇ヘルペスでは承認されていない．再発抑制の試みは海外で行われており，メタ解析では発症ごとに治療を行った場合との比較では再発の頻度に変わりはなく，1ヵ月を超える

長期連用の試験では概ね発症率が低下するが，臨床的有用性は高くないとされている[5]．

c 免疫不全者の治療のエビデンス

免疫不全者には担癌患者，骨髄・臓器移植患者，先天性免疫不全者，HIV感染者などの例があり，いずれも口唇ヘルペスの頻度，重症度ともに高くなるため，発症を予防する研究が行われている．メタ解析[6]では，アシクロビルとバラシクロビルによる治療は癌治療を受けている患者において有意に発症を抑制し，病変のある期間・ウイルス排泄期間を短縮している．わが国の骨髄移植患者では移植後のアシクロビルによる再発抑制効果がみられた[7]．アシクロビルおよびバラシクロビルは造血幹細胞移植におけるHSV感染症（単純疱疹）の発症抑制という効能・効果で，成人でアシクロビルとして1回200 mgを1日5回，骨髄移植施行7日前より施行後35日まで経口服用する治療が保険適用されている．強い免疫不全がある患者では，より積極的に抗ウイルス薬治療を行うほうが望ましいだろう．

6）抗ウイルス薬の外用治療

初感染の口唇・顔面のヘルペスは内服治療したほうがよいことは前述した．しかし，口唇ヘルペスの多くは再発性で，赤唇と白唇の境目に出る限局性の病変で決して長引くわけではない．そうなると外用での治療も期待できる．外用治療は全身的な副作用の心配が少ない．しかし，局所に投与して実際に抗ウイルス作用が発揮できるほどの薬剤の細胞内濃度が維持できるかは不明であり，また接触皮膚炎などの副作用も考えられる．抗ウイルス薬による外用治療は古くから行われてきた．抗ウイルス薬の外用薬にはビダラビン，アシクロビルが用いられる．肝代謝を必要とするプロドラッグであるバラシクロビル，ファムシクロビルは使用できない．

7）外用治療のエビデンス

a ビダラビン軟膏

保険適用がなされている口唇ヘルペスにおいても，外用薬のエビデンスはさまざまである．ビダラビンは最初に用いられたものであるが，海外で行われた治験での成績は，1日6回，7日間外用の条件で，1年間の再発すべてに対して外用したところ，プラセボである基剤（水溶性ジェル）との間に，病変の大きさ，およびチクチクする痛みに対してぎりぎりの有意差が得られたものの，再発回数，病変のある期間については差がなかった．また，わが国の治験では単純ヘルペスについては「性器ヘルペスの初感染，またはそれと同等程度の重症度を有する再発病変」について行われ，それについてウイルスの陰性化率には有意差がみられたが，口唇ヘルペスについてはオープン試験で全般有用性評価において72.6％とされているのみである．これらの有意差が，現代の治験で「統計学的な有意差」ではなく「臨床的な有意差」といえるのかの判断は難しい．ただし，ビダラビンはいずれの治験においても目立った副作用はみられておらず，損失は少ない治療と考えてよいだろう．

b アシクロビル外用薬

アシクロビルの外用薬は海外では5％クリームが開発され，その後10％ジェルなどその他の基剤を用いたものが開発されている．複数のプラセボ対照の臨床試験が行われているが，有意差がついた結果とついていない結果が得られている．わが国では5％のものが1999年に発売されている．

c その他の外用治療薬

①ペンシクロビル外用薬

ペンシクロビルは経口薬ファムシクロビルの活性体で，アシクロビルと同様の抗ウイルス効果を示す．米国での臨床試験で初めて有意差のある結果が得られたとして，1％のクリーム（Denavir®）が発売されている．用法・用量は就寝時以外は2

時間おきに4日間外用することになっている．

②ステロイドとアシクロビルの配合薬

海外において5％アシクロビルと1％ヒドロコルチゾンの配合クリーム（Xerese®）が処方薬として発売されている．治験では，アシクロビル単剤と比較してやや軽症化の傾向がみられる．

8）外用治療の基本的な考え方

以上の治験の結果について総合的に考えると，いずれの試験も大規模ではないこと，統計学的な有意差がみられる項目もあるが臨床的な有用性の差は高くはないこと，大きな副作用はないこと，の3点に集約される．これらの結果から臨床医が考えるべきことは，おそらく外用治療で得られる客観的な効果はわずかだが，副作用は少ないため，内服治療を希望せず，かつ1日に複数回の外用を厭わない患者，あるいは何らかの外用薬を希望する患者については使用すべきと考えられる．また，臨床の現場では，時に再発予防目的で慢性的に外用治療をしている患者に遭遇するが，予防効果は証明されておらず行わないほうがよいだろう．

9）スイッチOTC薬による外用治療

スイッチOTC（over the counter）薬とはもともと医療用として発売され，その後，市販薬となったものを指す．ヘルペス治療薬では2009年に持田製薬からアクチビア®軟膏が初めてスイッチOTC薬として認められた．現在発売されているアクチビア®軟膏，ヘルペシア®軟膏はいずれも処方薬と同じ5％のアシクロビルを含有し，「口唇ヘルペスの再発（過去に医師の診断・治療を受けた方に限る）」という効能・効果を持っている．これは，初感染は重症化する可能性があることと，一度はヘルペスであるという医師の診断を受けたことが再発例の証明となることの2点からこのような記載になっている．続いて発売されたアラセナ-S®軟膏（佐藤製薬）は医療用と同じ3％のビダラビンを含有する軟膏である．いずれもエビデンスの弱い治療薬がスイッチOTC薬として販売されていることに疑問を感じる部分はあるが，早期から外用すべきということ，症状がないときに塗り続けても再発の抑制効果がないことなど，医師，薬剤師がきちんと指導を行い，濫用を避けることは必要であろう．

◆文献

1) Sawtell NM：The probability of *in vivo* reactivation of herpes simplex virus type 1 increases with the number of latently infected neurons in the ganglia. J Virol **72**：6888-6892, 1998
2) Spruance SL et al：Combination treatment with famciclovir and a topical corticosteroid gel versus famciclovir alone for experimental ultraviolet radiation-induced herpes simplex labialis：a pilot study. J Infect Dis **181**：1906-1910, 2000
3) Spruance SL et al：Treatment of recurrent herpes simplex labialis with oral acyclovir. J Infect Dis **161**：185-190, 1990
4) Spruance SL et al：Peroral famciclovir in the treatment of experimental ultraviolet radiation-induced herpes simplex labialis：A double-blind, dose-ranging, placebo-controlled, multicenter trial. J Infect Dis **179**：303-310, 1999
5) Chi CC et al：Interventions for prevention of herpes simplex labialis（cold sores on the lips）. Cochrane Database Syst Rev 2015 Aug 7；(8)：CD010095
6) Glenny AM et al：Interventions for the prevention and treatment of herpes simplex virus in patients being treated for cancer. Cochrane Database Syst Rev 2009 Jan 21；(1)：CD006706
7) 上井優一ほか：骨髄移植後の単純ヘルペスウイルスおよび帯状疱疹ウイルスの感染症におけるアシクロビルの予防効果の検討．メタ・アナリシス．医療薬 **35**：409-416, 2009

2 Kaposi 水痘様発疹症の治療選択

　Kaposi 水痘様発疹症（KVE）は，アトピー性皮膚炎（AD）などの基礎疾患を有する患者に播種性に小水疱が多発する皮膚疾患であり，単純ヘルペスウイルス 1 型，2 型（HSV-1，HSV-2）を主としたウイルスの感染により発症する．現在のところ，本疾患の治療に関するエビデンスは限られており，診断・治療の際に参考となる指針やガイドラインは存在しない．本項では，文献的エビデンスを基に KVE における重症度に応じた抗ヘルペスウイルス薬の選択，二次感染，発熱などの合併症，全身症状に対する対策に加え，基礎疾患として大多数を占める AD の KVE 発症時の対策，また KVE の発症予防についても考察したい．

表 1　KVE の抗ウイルス薬による治療

A．初発例
- バラシクロビル（500 mg）：1 日 2 錠，分 2，5〜10 日間
- ファムシクロビル（250 mg）：1 日 3 錠，分 3，5（〜10）日間*
- アシクロビル（200 mg）：1 日 5 錠，分 5，5（〜10）日間*
- （重症例）アシクロビル：1 回 5 mg/kg，1 日 3 回点滴静注，5 日間

B．再発例
- バラシクロビル（500 mg）：1 日 2 錠，分 2，5 日間
- ファムシクロビル（250 mg）：1 日 3 錠，分 3，5 日間
- アシクロビル（200 mg）：1 日 5 錠，分 5，5 日間

C．外用療法
- 5％アシクロビル軟膏：1 日数回，5〜10 日間
- 3％アシクロビル軟膏：1 日数回，5〜10 日間

*保険適応は 5 日間まで

1）Kaposi 水痘様発疹症（KVE）とは

　KVE はオーストリアの皮膚科医 Moriz Kaposi により，乳幼児湿疹の 10 人の小児に生じた，水疱膿疱を主体とする病変として 1887 年に初めて報告された[1]．当初は，真菌感染症が考えられていたが，その後，Juliusberg によりウイルス感染との関連が指摘されるようになった[2]．現在では KVE は AD をはじめとして，Darier 病，落葉状天疱瘡，菌状息肉症，Sézary 症候群，尋常性魚鱗癬，Hailey-Hailey 病，また熱傷などの皮膚病変を持つ患者にみられる，急性，播種性のウイルス感染症であると定義される[3]．HSV-1/2，ワクシニアウイルス，コクサッキー A16 ウイルスなどが原因ウイルスとして挙げられるが，天然痘が根絶して以降，そのほとんどは HSV-1 によるものであり[4,5]，疱疹性湿疹（eczema herpeticum：EH）の概念が狭義の KVE といえる．

2）KVE の重症度および重症度把握のための検査

　コラム「Kaposi 水痘様発疹症の重症度をどう考える？」（90 ページ）でも述べたが，KVE の重症度は「皮疹の部位および面積」「全身症状および眼合併症の有無」「細菌の二次感染の有無」で規定されると考えられる．

　KVE を疑った場合には，診断のための検査として Tzanck 試験，全身状態の評価のために発熱や全身倦怠感といった臨床症状の把握や，一般採血，CRP などの評価を行う．二次感染の評価には皮膚からの細菌培養や，場合によっては血液培養を行う（90 ページ，コラム「Kaposi 水痘様発疹症の重症度をどう考える？」の表 1 参照）[6]．

3）抗ヘルペスウイルス薬による治療

　KVE の治療薬の基本は抗ヘルペスウイルス薬である．KVE 入院患児における解析では，入院からアシクロビル治療開始までの期間と入院日数は正の相関を示したことから，他のヘルペスウイルス感染症と同様，早期治療開始が望ましい．抗

表2 薬物血中濃度と IC₅₀ 値の比較

薬剤名	C_{max} (μg/mL)	AUC（0〜24）(μg・hr/mL)	t_{max} (hr)	$t_{1/2}$ (hr)
アシクロビル（200 mg 内服）	0.63 ± 0.07	2.64 ± 0.59	1.31 ± 0.46	2.51 ± 0.30
バラシクロビル（500 mg 内服）	3.66 ± 0.83	12.74 ± 2.75	1.50 ± 0.63	2.96 ± 0.41
ファムシクロビル（250 mg 内服）	1.45 ± 0.36	3.84 ± 1.32	0.91 ± 0.55	1.84 ± 0.57
アシクロビル（800 mg 内服）	0.94 ± 0.23	4.79 ± 1.15	1.31 ± 0.75	2.43 ± 0.55
バラシクロビル（1000 mg 内服）	5.84 ± 1.08	22.07 ± 5.71	2.17 ± 0.61	3.55 ± 0.27
ファムシクロビル（500 mg 内服）	3.21 ± 0.62	8.61 ± 1.32	0.78 ± 0.31	1.97 ± 0.32
アシクロビル（5 mg/kg 点滴）	8.12 ± 0.65	16.1 ± 1.4	―	2.50 ± 0.14
IC₅₀ 値（臨床分離株）				
	HSV-1	HSV-2	VZV	
アシクロビル	0.01〜0.32 μg/mL	0.01〜0.7/mL	2.0〜5.2 μg/mL	
ペンシクロビル	0.04〜0.6 μg/mL	0.1〜2.1 μg/mL	1.9〜5.1 μg/mL	

（各薬剤のインタビューフォームより作成）

表3 抗ヘルペスウイルス薬の推奨剤形一覧（重症度別）

	軽症	中等症	重症
内服	○	○ 場合により増量[*1]	△ 場合により増量[*1]
点滴		△	○
外用[*2]	△	△	△

[*1] 増量投与（投与期間延長含む）の有効性に関する明確なエビデンスはない．また，増量投与は保険適用がないため，保険上の問題を考慮する必要がある．
[*2] 外用薬単独での治療は避ける．内服あるいは点滴薬と併用する場合，保険上の問題を考慮する必要がある．
○：推奨する，△：選択肢の1つとして推奨する．
（文献6より引用）

ヘルペスウイルス薬の剤形には外用薬，内服薬，点滴薬の3種類があり，治療の基本は内服薬または点滴薬での全身投与となるが，重症度や症状に応じて使い分けが必要となる．表1に各ヘルペスウイルス薬の使用法について示す．皮疹範囲が広い場合や，全身症状，ウイルス血症が疑われる重症例では，入院のうえでアシクロビルの点滴を行う．それ以外のKVEでは内服治療が主体となるが，HSVに対するIC₅₀値（表2）から考えても，通常量の投与で十分な臨床効果が得られると考える．皮疹が増悪・遷延するような例では，点滴への変更や内服期間延長を考えたほうがよい．KVEの局所治療における外用抗ヘルペスウイルス薬の有効性については，明らかなエビデンスはないが，KVEは播種性に皮疹が生じ，また全身症状を呈することもあることから，外用療法単独での治療は基本的には避けたほうがよい．表3にHZ・S研究会で作成されたKVEの重症度別推奨剤形について示す[6]．

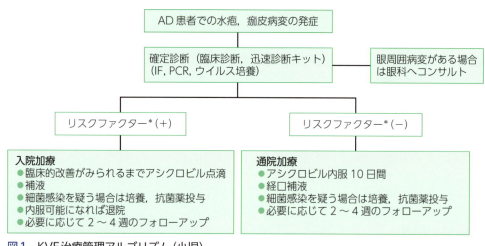

図1 KVE治療管理アルゴリズム（小児）
*リスクファクター：以下が2項目以上（1歳未満，男児，発熱，全身症状）

（文献7より改変）

4）小児患者における入院適応

カナダでの18歳以下の小児KVE患者79人（入院45例）を後ろ向きに解析した研究[7]では，入院加療の予測因子として男児［オッズ比3.09（95％信頼区間1.20-7.95），$p=0.017$］，発熱（+）［オッズ比5.75（95％信頼区間2.17-15.26），$p<0.001$］，全身症状（+）［オッズ比2.84（95％信頼区間1.06-7.62），$p=0.035$］，1歳未満での発症［オッズ比7.17（95％信頼区間2.17-23.72），$p=0.001$］の4点が統計学的に有意であり，また入院患者群では再発リスクが高い傾向がみられた［オッズ比8.25（95％信頼区間0.99-68.69），$p=0.05$］．以上を踏まえた小児でのKVEの治療管理アルゴリズムを図1に示す．

5）二次感染の治療

細菌の二次感染は合併すると症状が遷延して治癒が遅れることがあるため，基本的には抗菌薬の全身投与にて治療し，場合によっては外用抗菌薬を用いて治療する．ただし，KVEに対する予防的な抗菌薬投与は治療期間に影響を及ぼさないという報告[8]があり，全例に抗菌薬を投与する必要はないと思われる．

6）全身症状への対応

発熱や疼痛などの全身症状が強い場合は，対症療法として消炎鎮痛薬を使用する．38℃以上の発熱が認められる場合はウイルス血症や敗血症をきたしている可能性も考え，入院のうえ点滴抗ヘルペスウイルス薬や，抗菌薬で治療するほうがよい．

7）眼合併症への対応

KVEの眼病変として，急性濾胞性結膜炎が約30～45％，角膜ヘルペスが約15～25％に合併すると報告されている[9,10]．眼周囲に症状が認められた場合はヘルペス性角膜炎を併発している可能性が高いため，眼科専門医による診察を受けるほうがよい．

8）基礎疾患としてのADの治療

KVE発症時のADの治療はしばしば問題となる．AD治療薬とKVE発症との関連については，ステロイド外用薬の使用とKVEの発症の間に因果関係はないとする報告[11]や，タクロリムス軟膏とステロイド外用薬使用時のKVEの発症率に

差はないといった報告[12]がある．しかし，ステロイド，タクロリムスといったAD治療外用薬は局所免疫を低下させるため，KVE発症中にADの外用療法を継続する場合は，内服あるいは点滴抗ヘルペスウイルス薬を使用したうえで，KVEの病変部を避けて行うことが望ましい．また，免疫を抑制する内服治療でADの症状をコントロールしていた場合は，急に使用を中止するとAD自体が悪化することで，KVEの症状にも影響を与える可能性があるため，内服あるいは点滴抗ヘルペスウイルス薬と併用したうえで使用継続することも考慮する．KVEによる入院患児1,331人について，ステロイド内服および外用，カルシニューリン阻害薬外用の有無と入院日数との関連を分析した論文では，初日からのステロイド外用，入院中のカルシニューリン阻害薬外用は入院日数の延長と関連がなく，また初日からアシクロビルを使用した群ではステロイド内服による入院延長の影響もなかった[13]．このことから，抗ウイルス薬を全身投与していればAD治療によるKVE悪化の懸念は少ないと思われる．ただし，症例によってはKVE増悪の可能性もあるため，これらの薬剤の使用を継続する場合は十分な注意が必要である．

9）KVEの発症を予防するには？

現在のところHSV感染や再活性化を防ぐワクチンは存在しない．そのため，KVEの発症や再発を完全に抑える方法はない．KVE発症AD患者93人の解析では，発症後4週以内にステロイド外用を行わなかったものは76％であり，36％は発症後2週以内にADの著明な増悪を経験していた[11]．また，シクロスポリン内服（101人）と非内服（101人）のAD患者では，KVEを含む皮膚感染症の発症率は変わらなかった[14]．このことから，普段からADのコントロールをしておくことがKVE発症のリスクを低減させる可能性があると考えられる．また，バラシクロビルによる再発抑制療法（保険適用外）が再発を繰り返すKVEのコントロールに有効であったとする報告[15]もある．

以上，KVEの重症度の考え方やそれに応じた治療選択について述べてきた．前述したように現時点で本疾患に関してはガイドライン，治療指針が存在しないため，今後のエビデンスの蓄積が重要であると思われる．

❖文献

1) Kaposi M：Pathologie und Therapie der Hautkrankheiten in Vorlesungen fur praktische Arzte und Studierende, Urban & Schwarzenberg, Berlin, 1887
2) Juliusberg F：Ueber Pustulosis acuta varioliformis. Arch Dermatol Syph 45：21-28, 1898
3) 渡辺大輔：小児の単純ヘルペスウイルス感染症．MB Derma 164：73-79, 2010
4) Erdag G et al：A case of pityriasis rubra pilaris with associated focal acantholytic dyskeratosis complicated by Kaposi's varicelliform eruption. J Cutan Pathol 38：919-922, 2011
5) 小野文武ほか：アトピー性皮膚炎とカポジ水痘様発疹症（疱疹性湿疹）の接点．MB Derma 178：1-7, 2011
6) 渡辺大輔ほか：カポジ水痘様発疹症の診断・治療指針の検討．現代医薬 32：73-80, 2016
7) Luca NJ et al：Eczema herpeticum in children：clinical features and factors predictive of hospitalization. J Pediat 161：671-675, 2012
8) Aronson PL et al：Empiric antibiotics and outcomes of children hospitalized with eczema herpeticum. Pediatr Dermatol 30：207-214, 2013
9) 高村悦子ほか：アトピー性皮膚炎に伴うほう疹性湿疹発症時の角膜ヘルペス．眼臨 86：1010-1013, 1992
10) 庄司　純ほか：カポジ水痘様発疹症における前眼部病変の検討．眼科 41：291-296, 1999
11) Wollenberg A et al：Predisposing factors and clinical features of eczema herpeticum：a retrospective analysis of 100 cases. J Am Acad Dermatol 49：198-205, 2003
12) Hashizume H et al：Comparable risk of herpes simplex virus infection between topical treatments with tacrolimus and corticosteroids in adults with atopic dermatitis. Br J Dermatol 154：1204-1206, 2006
13) Aronson PL et al：Topical corticosteroids and hospital length of stay in children with eczema herpeticum. Pediatr Dermatol 30：215-221, 2013
14) Kim SW et al：Cyclosporin treatment of atopic dermatitis：is it really associated with infectious diseases? Ann Dermatol 22：170-172, 2010
15) Dekio I et al：Recurrent Kaposi's varicelliform eruption successfully controlled by low-dose oral valaciclovir. J Dermatol 39：197-199, 2012

3 性器ヘルペスの治療選択

1）初発型に対する治療

初感染では，性交渉から2～10日間の潜伏期を経て，大陰唇や小陰唇から腟前庭部，会陰部にかけて，激しい疼痛を伴う浅い潰瘍および水疱性病変が多発する（初発型）．診断は，水疱，潰瘍，またはびらん中より単純ヘルペスウイルス（HSV）の検出により行われるが，保険適用を有する蛍光抗体法や免疫クロマト法の正診率は60～70％であり，しばしば偽陰性が存在する．また，抗体価による診断は，他のウイルス感染症と同様に特異的IgG/IgMを測定することで初発と再発の鑑別が可能である．しかし，初感染においてIgM抗体は陽性になるまで1週間程度を要し，初発症状が出現した時点では陽転化していない可能性がある．

したがって，性器ヘルペス感染症は，抗原や抗体検査により確定診断，または否定することが困難であると考え，治療開始は既往歴や局所所見に基づいた臨床診断を優先して開始する．

治療を含めた臨床的な対応は，非妊婦と妊婦で異なる．非妊婦では，抗ウイルス薬の内服を第一選択とし，アシクロビルまたは，そのプロドラッグであるバラシクロビル，あるいはペンシクロビルのプロドラッグであるファムシクロビルが推奨される（表1）[1]．ファムシクロビルは，服用後速やかに代謝を受けペンシクロビルに変換され，ヘルペスウイルス感染細胞内において，ウイルス由来のチミジンキナーゼによりリン酸化により活性化するため，ウイルス非感染細胞に対する影響が少なく，またアシクロビルやバラシクロビルと比較して半減期が長い．

また，有効性に関する検討では，初発例643例を対照としたランダム化比較試験において，バラシクロビル1回500 mg，1日2回，10日間，またはアシクロビル1回200 mg，1日5回，10日間投与した2群間で有効性の差を認めなかった[2]．ファムシクロビルの有効性は，わが国において555人（ファムシクロビル279人，バラシクロビル276人）を対象とした多施設共同試験により検討された．その結果，ファムシクロビルとバラシクロビルはHSVによる病変が治癒するまでの日数が同等であり，重篤な有害事象は認められなかったと報告されている[3]．これらより，性器ヘルペスの治療においてアシクロビル，バラシクロビル，ファムシクロビルの効果はほぼ同等と考えられる．一方で，重症，または脳炎や髄膜炎を合併した症例では，注射用アシクロビル1回5 mg/kgを1日3回，8時間ごとに，1時間以上かけて7日間点滴静注する（表2）．

また，バラシクロビル，ファムシクロビルともに，肝障害のある患者における用量調節は必要ないとされているが，腎機能が低下した患者への投薬は，添付文書を参考にしてクレアチニンクリアランスに応じた投与間隔と投与量に変更する．特に高齢者では，血中濃度の上昇により精神神経系の副作用が現れやすいため，投与中に錯乱，幻覚などの精神神経症状を認めた場合は投与を中止する．

さらに，難治症例は，AIDSなどによる免疫抑制状態，陰部に潰瘍を形成する他の感染症（梅毒・硬性下疳，外陰皮膚粘膜カンジダ症），またはBehçet病，悪性疾患（乳房外Paget病，外陰癌）との鑑別を行う．特に，乳房外Paget病，外陰癌は，確定診断には皮膚生検を要し，放置すると浸潤や遠隔転移を起こすため，無効例に対して漫然とした治療を行うべきではない．また，まれではあるがアシクロビルに耐性を有するHSVの報告があり，今後はガイドラインなどで対応の検討が必要である．

2）再発症例に対する治療

正常免疫であれば，再発時の水疱や潰瘍性病変

表1 初発・再発例（軽・中等症例）

一般名	商品名	用法
アシクロビル	ゾビラックス®錠（200 mg）	1回1錠，1日5回，5日間経口
バラシクロビル	バルトレックス®錠（500 mg）	1回1錠，1日2回，5日間経口
ファムシクロビル	ファムビル®錠（250 mg）	1回1錠，1日3回，5日間経口

表2 重症例，脳炎または髄膜炎合併例

一般名	商品名	用法
アシクロビル	ゾビラックス®点滴静注用	5 mg/kg/回，8時間ごと，7日間点滴静注

脳炎，髄膜炎の合併例については，必要に応じて投与期間の延長もしくは増量が可能．ただし，上限は10 mg/kg/回までとする．

は，性器または臀部，大腿部に1～数個を認める程度で，初発に比べ疼痛症状も軽い．再発の頻度は，2～3回/月から1～2回/年と個人差を認めるが，特に治療を行わなくても多くは7～10日間程度で治癒する．また，再発する前に，外陰部の違和感や，下肢に神経痛様の疼痛など前兆を自覚することがある．治療は，初発型に準じて抗ウイルス薬の内服が第一選択となるが，発症後1日以内に服用を始めないと，有意な効果が得られない（**表1**）．さらに，前兆を自覚した段階で治療を開始すると，病変の出現を予防できることがある．

外用薬として5％アシクロビル軟膏（1日数回，5～10日間塗布）が用いられるが，抗ヘルペスウイルス薬含有の軟膏は，ウイルス排泄を完全に抑制できず，経口薬に比べ病期を有意に短縮することはないと考えられている．

3) 再発抑制療法

頻回に繰り返す再発やそれに伴う痛み症状による患者の精神的苦痛を取り除くため，抗ヘルペスウイルス薬の継続投与による抑制療法の有効性が確認され，わが国においても保険診療が可能になった．海外では，年間6回以上の再発を繰り返す免疫正常な性器ヘルペス患者を対象とし，バラシクロビル投与群とプラセボ群で比較したところ，再発リスクはバラシクロビル群で71％有意に低下した．さらに，試験期間である1年間に一度も再発が認められなかった患者の割合は，プラセボ群では5％であったのに対し，バラシクロビル群では40％との報告[4]があり，米国疾病予防管理センター（CDC）のガイドラインは，アシクロビル，バラシクロビル，ファムシクロビルの継続投与を再発抑制療法として推奨している[1]．わが国では，バラシクロビル，アシクロビルが再発抑制に保険適用を有し，再発を年に6回以上繰り返す患者や再発時の症状が重い患者を対象として，バラシクロビル1回500 mgの1日1回継続投与が行われている（**表3**）．さらに，抑制療法中の再発が想定されるが，その際は，バラシクロビルを再発治療量（1回1錠，1日2回，5日間）に一時的に増量する．再発抑制療法の治療期間は1年間を目安とするが，治療中止後に再発した場合は，相談のうえ抑制療法を再開する．

4) 妊婦における性器ヘルペスの治療

妊婦の性器ヘルペスは，妊娠中の性交渉により発症する初発型と妊娠前の既往感染に伴う再発型がある．初発型は，性交渉を禁止してアシクロビル軟膏の塗布を行う．また，妊娠中～後期の初発型の重症例では胎内感染の報告もあることから入

表3 再発抑制療法中に再発を繰り返す症例（年6回以上の再発）

一般名	商品名	用法
バラシクロビル	バルトレックス®錠（500 mg）	1回1錠，1日1回，1年間経口

再発抑制療法中に再発を認められた場合は，1回500 mg，1日2回投与に変更し，治癒後は必要に応じ1回500 mg，1日1回投与の再開を考慮する．再発抑制を約1年間継続し，投与中に再発がみられるようならばさらに続ける．
HIV感染症の患者（CD4リンパ球数100/mm³以上）には，バラシクロビルとして1回500 mgを1日2回経口投与する．

院管理とし，アシクロビル点滴静注による治療を考慮する．母体へのアシクロビル投与による胎児障害は報告されていないが，安全性が確立されていないため[5]，産科担当医と連携し治療方針を決定する．

さらに，分娩時に外陰部に性器ヘルペスの病変を認めたとき，また初感染発症から1ヵ月以内の分娩では，母体からの児への抗体移行が不十分である可能性が高く，産道感染の予防を目的とした帝王切開の検討が必要になる．特に破水症例では，速やかな分娩様式の決定を要し，妊婦の性器ヘルペスを診断した場合は，産科担当医と連携して妊娠週数に応じた周産期対応を行う．

文献

1) Workowski KA et al：Centers for Disease Control and Prevention（CDC）：Sexually transmitted diseases treatment guidelines, 2015, Chlamydial infections. MMWR Recomm Rep **64**（RR-03）：27-32, 2015
2) Fife KH et al：Valaciclovir versus acyclovir in the treatment of first-episode genital herpes infection. Results of an international, multicenter, double-blind, randomized clinical trial. The Valaciclovir International Herpes Simplex Virus Study Group. Sex Transm Dis **24**：481-486, 1997
3) 川島 眞ほか：ファムシクロビル錠の単純疱疹に対する臨床効果—バラシクロビル塩酸塩錠を対照薬とした第Ⅲ相二重盲検比較試験．臨医薬 **29**：285-307, 2013
4) Reitano M et al：Valaciclovir for the suppression of recurrent genital herpes simplex virus infection：a large-scale dose range-finding study. International Valaciclovir HSV Study Group. J Infect Dis **178**：603-610, 1998
5) Disease Control and Prevention（CDC）：Pregnancy outcomes following systemic prenatal acyclovir exposure-June 1, 1984-June 30, 1993. MMWR Morb Mortal Wkly Rep **42**：806-809, 1993

コラム
外用薬だけで治療してよいの？

単純ヘルペスウイルス（HSV）は，初感染後ほぼ全身の感覚神経節の神経細胞の核内に潜伏感染するが，発熱，ストレス，過労，摩擦などの機械的刺激，免疫力の低下などで再発を繰り返す．再発部位は初感染部位の感覚神経節に多くのウイルス遺伝子が潜むために，その支配領域の皮膚や粘膜に最も多い．また，HSV-1 は上半身に，HSV-2 は下半身に再発することが多い．再発頻度はHSV-2 が HSV-1 よりも多く，HSV-2 はわれわれの調査では年 9.7 回，HSV-1 は年 2.1 回であった．再発の度に潜伏ウイルス遺伝子量が増加するので，ますます頻度が増すことになるが，免疫健常者は一時的に再発頻度が増しても，いずれは減少していくのが一般的である．治癒までの期間は，初感染では HSV に対する免疫がないため約3 週間，再発では 2 週間以内である．

抗ヘルペスウイルス外用薬としては，ビダラビンとアシクロビルの製剤が使用されている．

薬剤の皮膚吸収の経路には，①経皮膚付属器性，②経表皮性の経路が考えられている．経表皮性の経路では，表皮の細胞間または表皮細胞を通じて吸収される．一般に薬剤の分子量，量，濃度，基剤の種類，皮膚の性状（外傷の有無，pH，部位，皮膚温，角質の水分量など）で吸収は異なる．抗ウイルス薬のアシクロビル，ビダラビンも正常皮膚からはほとんど吸収されることはなく，もっぱら病変部皮膚から吸収される．

初感染では，軽症であっても原則的に全身投与（注射薬や内服薬）が基本となる．単純ヘルペスは皮膚だけではなく神経細胞内でもウイルスが増殖しているため，皮膚や粘膜にある病変を抑えるだけでは十分ではない．抗ヘルペスウイルス薬の内服により，患部局所のみならず身体の中のウイルスも抑えるべきである．外用薬は軽い口唇ヘルペスの場合や，内服薬との併用で用いるのがよい．再発頻度が高い性器ヘルペスの場合，外用薬は耐性ウイルスを発生させる危険があるので，米国疾病予防管理センター（CDC）では使用するべきではないとしている．

1）アシクロビル（ACV）：5％ゾビラックス®軟膏，5％ゾビラックス®クリーム

a 概説
核酸塩基のグアニンのアナログで，感染細胞内に取り込まれるとウイルスが持つチミジンキナーゼ（TK）によりリン酸化されて ACV 一リン酸となり，さらに細胞のリン酸化酵素により二リン酸，三リン酸になり，ウイルス DNA ポリメラーゼの阻害物質として，または dGTP と競合してウイルス DNA 合成を特異的に阻害する．この反応は正常細胞内ではほとんど起こらず，感染細胞で特異的に生じる．

b 適応
単純ヘルペス．

c 外用薬
①軟膏
1 g 中に ACV 50 mg を含有する軟膏である．添加物としてマクロゴール 300，マクロゴール 1500 を含有する．
②クリーム
1 g 中に ACV 50 mg を含有する．添加物としてプロピレングリコール，白色ワセリン，セトステアリルアルコール，流動パラフィン，自己乳化型モノステアリン酸グリセリン，ポリオキシエチレン（196）ポリオキシプロピレン（67）グリコール，ラウリル硫酸ナトリウム，ジメチルポリシロキサンを含む．

d 吸収
グラクソ・スミスクライン社の ACV クリーム

剤と軟膏剤に関する記載は同じであった．健康成人の正常皮膚に100 mgを単回塗布，または1日5回，5日間連続塗布時の血漿中および尿中濃度は，いずれも検出限界以下（血漿中：<0.007 μg/mL，尿中：<0.11 μg/mL）．経皮吸収がヒトよりも高いラットにおいて，ラットの正常皮膚に5％ ^{3}H-標識軟膏50 mgを単回塗布後8時間の尿中回収率は，0.42％で経皮吸収性は低かったが，角質層下の表皮および真皮中の推定濃度は57 μg/cm^3 に達した．

　一方，内服薬での水疱中濃度への移行は，ACV 200 mgを1日4時間ごとの連続経口投与時では，水疱中未変化体濃度は血漿中濃度と同程度である．すなわち，健康成人に200 mgおよび800 mgを単回経口投与時，投与約1.3時間後にそれぞれ最高血漿中濃度0.63 μg/mLおよび0.94 μg/mLに達し，血漿中濃度半減期は約2.5時間である．

　HSV-1のIC$_{50}$は0.01～1.25 μg/mL，HSV-2で0.01～3.20 μg/mLであるので，外用薬，バラシクロビル内服および注射薬が十分にカバーできる水疱内の濃度になる計算になる．しかし，ACV半減期（細胞内半減期は1時間）は短いために，血中濃度（水疱内容液濃度）が低下する時間帯に外用薬を併用することは治癒を促進するものと予想できる（未承認）．

e　使用方法
　1日数回，適量を塗布する．

f　患者説明のポイント
　あくまでも，外用療法は全身療法の補助であり，悪化したら全身療法に変更しなければならない．皮膚表面だけを治療するだけであり，ウイルスが潜んでいる神経節には作用しない．7日間使用し，改善の兆しがみられないか悪化する場合には，他の治療に切り替え，長期間使用しない．

g　注意点
　本剤の成分あるいはバラシクロビルに対し過敏症の既往歴のある患者には禁忌である．長期の治療を必要とする免疫不全患者では，ウイルスチミジンキナーゼの突然変異を通じて耐性が発現することがある．本剤のクリーム基剤として使用されている油脂性成分は，コンドームなどの避妊用ラテックスゴム製品の品質を劣化させ，破損する可能性があるため，これらとの接触を避けるよう指導する．眼には使用しない．

h　副作用
　接触皮膚炎，刺激感が報告されている（0.1～5％未満）．

2）ビダラビン（Ara-A）：アラセナ-A® 軟膏，アラセナ-A® クリーム，カサール® クリーム

a　概説
　核酸塩基のアデニンのアナログで，ウイルスDNA依存DNAポリメラーゼを強力に阻害することによりウイルスDNAの合成を抑制し，抗ウイルス作用が発現するものと推察されている．Ara-Aは細胞由来のTKによって一リン酸化されてAra-AMPとなり，次いで二リン酸塩Ara-ADP，三リン酸塩Ara-ATPとなってDNAポリメラーゼを阻害する．したがって，Ara-Aはウイルス感染細胞でも，非感染細胞でもAra-ATPが作られるが，本剤のDNAポリメラーゼに対する阻害作用はウイルス由来のDNAポリメラーゼに対して細胞由来のDNAポリメラーゼに対してよりも数十倍以上の阻害作用を有している．宿主のTKを利用するために，HSVや水痘帯状疱疹ウイルス（VZV）のTK欠損株や変異株に対しても有効である．

b　適応
　単純ヘルペス，帯状疱疹．

c　外用薬
①軟膏
　1 g中Ara-A 30 mgを含有し，添加物は白色

ワセリン，流動パラフィンである．

②**クリーム**

1 g 中 Ara-A 30 mg を含有し，添加物としてステアリン酸，パルミチン酸，セタノール，自己乳化型モノステアリン酸グリセリン，濃グリセリン，D-ソルビトール液（70％），水酸化ナトリウム，水酸化カリウム，パラオキシ安息香酸メチル，パラオキシ安息香酸プロピル，その他3成分である．

d 吸収

両剤とも同じ記載である．健康成人男性に 300 mg を 24 時間密封貼付後の血漿中および尿中の濃度は検出限界以下である．ただし，損傷皮膚では薬剤の吸収が正常皮膚と比べ高くなり，4 倍の濃度を示す．濃度がどの程度になるかは記載がない．

①**血漿中濃度**

Ara-A 10 mg/kg，3時間点滴静注時は 0.2 μg/mL．主代謝物の Ara-Hx（9-β-D-arabinofuranosyl hypoxanthine）は点滴開始2時間後に最高 7.2 μg/mL，以後漸減．投与終了5時間後には消失．Ara-A の IC_{50} は，HSV-1 が 9.1〜17.4 μg/mL，HSV-2 が 2.00〜10.3 μg/mL，VZV が 1.51〜2.63 μg/mL であり，外用薬は VZV に対しては確実に，また HSV もカバーできると思われる．Ara-A 点滴後，血漿中から5時間で消失することから，外用薬の併用は治癒を促進するものと思われる（未承認）．

e 副作用

主なものは接触皮膚炎様症状などの局所刺激症状（0.39％）である．

B. 帯状疱疹

1 抗ウイルス薬の使い方総論（腎機能との関連）

帯状疱疹は発病初期に近いほど抗ウイルス薬の効果が期待できるため，抗ウイルス薬の全身投与をできるだけ早期に開始することが重要である．発疹が出現してから3日以内に抗ウイルス薬を投与すると，後遺症である帯状疱疹後神経痛（PHN）の発症を抑制できる．広範囲の病変や疼痛が強い場合，Ramsay Hunt症候群を併発した場合，高齢者，HIVなどの免疫機能低下の場合，透析中の場合などは入院を考慮する．

外来通院治療で使用することができる抗ウイルス薬の内服薬は，アシクロビル，バラシクロビル，ファムシクロビルがある．入院治療では，アシクロビル，ビダラビンの点滴静注が使用できる（表1）．水痘帯状疱疹ウイルス（VZV）に有効な抗ウイルス薬の外用薬には，アシクロビル軟膏・クリーム・眼軟膏，ビダラビン軟膏・クリームがあるが，水疱や疼痛軽症例の使用に限られる．

抗ウイルス薬は皮疹出現後5日以内に投与を開始することが望ましく，内服薬のアシクロビル，バラシクロビル，ファムシクロビルは，7日間使用しても改善の兆しがみられないか，あるいは悪化する場合には，他の治療に切り替える．バラシクロビルはアシクロビルの腸管からの吸収を改善した製剤であり，体内ではアシクロビルとして効果を発揮する．

注射薬のアシクロビル，ビダラビンは，点滴静

表1 成人における用法・用量

薬剤名	投与経路	投与量（成人量）
アシクロビル	経口（錠，顆粒）	1回800 mg，1日5回
バラシクロビル	経口（錠，顆粒）	1回1,000 mg，1日3回
ファムシクロビル	経口（錠）	1回500 mg，1日3回
アシクロビル	点滴静注	1回5 mg/kg，1日3回，8時間ごとに1時間以上かけて，7日間
ビダラビン	点滴静注	1日5〜10 mg/kg，輸液500 mL当たり2〜4時間かけて，5日間

［独立行政法人医薬品医療機器総合機構（PMDA）：医療用医薬品の添付文書情報．http://www.info.pmda.go.jp/psearch/html/menu_tenpu_base.html（2017年9月閲覧）より作成］

表2 薬液の調製法

薬剤名	溶解液	溶解方法
アシクロビル	注射用水 生理食塩液	1バイアル（アシクロビル250 mgを含有）を溶解液10 mLに溶解し，投与量に相当する量を1バイアル当たり100 mL以上の補液で希釈する
ビダラビン	5%ブドウ糖注射液 生理食塩液	溶解液を約10 mLを取り，1バイアル（ビダラビン300 mgを含有）に注入し，約15秒間よく振り混ぜ，懸濁液を調製する．懸濁液を輸液用容器に戻し，よく振り混ぜる．1バイアル当たり500 mLの補液で希釈する

［独立行政法人医薬品医療機器総合機構（PMDA）：医療用医薬品の添付文書情報．http://www.info.pmda.go.jp/psearch/html/menu_tenpu_base.html（2017年9月閲覧）より作成］

表3 腎機能低下時の用法・用量（成人）

薬剤名	腎機能低下時の投与量（成人量）
アシクロビル（経口）	CCr（mL/min/1.73 m^2）＞25：1回 800 mg を1日5回 10〜25：1回 800 mg を1日3回 ＜10：1回 800 mg を1日2回
バラシクロビル（経口）	CCr（mL/min）≧50：1回 1,000 mg を8時間ごと 30〜49：1回 1,000 mg を12時間ごと 10〜29：1回 1,000 mg を24時間ごと ＜10：1回 500 mg を24時間ごと
ファムシクロビル（経口）	CCr（mL/min）≧60：1回 500 mg を1日3回 40〜59：1回 500 mg を1日2回 20〜39：1回 500 mg を1日1回 ＜20：1回 250 mg を1日1回
アシクロビル（点滴静注）	CCr（mL/min/1.73 m^2）＞50：1回 5 mg/kg を8時間ごと 25〜50：1回 5 mg/kg を12時間ごと 10〜25：1回 5 mg/kg を24時間ごと 0〜10：2.5 mg/kg を24時間ごと
ビダラビン（点滴静注）	CCr（mL/min）≧10：減量の必要なし 0〜10：75％に減量

CCr：クレアチニンクリアランス
［独立行政法人医薬品医療機器総合機構（PMDA）：医療用医薬品の添付文書情報．http://www.info.pmda.go.jp/psearch/html/menu_tenpu_base.html（2017年9月閲覧）より作成］

表4 アシクロビルによる腎障害

分類	病態	臨床経過・治療
腎性急性腎障害	急性尿細管壊死（ATN）	尿細管が障害された後，GFR が低下し腎不全になる．投与を中止し，対症療法を行う
腎性急性腎障害	急性尿細管間質性腎炎（ATIN） （免疫反応が介在するアレルギー性間質性腎炎）	被疑薬投与後2週間程度の潜伏期間後に発症，発熱，皮疹，関節痛，腰痛などの全身症状が現れる．投与を中止し，重症の場合にはステロイドを短期間投与する．
腎後性急性腎障害	尿細管閉塞性腎不全（IO） （遠位尿細管管腔における結晶析出・石灰化による尿細管間質性腎炎，急性尿管壊死，腎石灰沈着）	投与を中止し，対症療法を行う．薬剤の結晶析出のため尿路閉塞による水腎症をきたす．腎機能に応じた減量をし，生理食塩液を前投与する．他の腎毒性薬物の併用を避ける．

（薬剤性腎障害の診療ガイドライン作成委員会：薬剤性腎障害診療ガイドライン 2016．日腎会誌 **58**：532-533, 2016 より作成）

表5 注意すべき併用薬

薬剤名	機序	症状
プロベネシド	プロベネシドは尿細管分泌に関わるOAT1およびMATE1を阻害するため，抗ウイルス薬の腎排泄が抑制される	抗ウイルス薬の排泄が抑制され，アシクロビルの場合，平均血漿中半減期が18％延長し，平均血漿中濃度曲線下面積が40％増加する
シメチジン	シメチジンは尿細管分泌に関わるOAT1，MATE1およびMATE2-Kを阻害するため，アシクロビルの腎排泄が抑制される	アシクロビルの排泄が抑制され，アシクロビルの平均血漿中濃度曲線下面積が27％増加する
ミコフェノール酸モフェチル	アシクロビルとミコフェノール酸モフェチル代謝物が尿細管分泌で競合する	アシクロビルおよびミコフェノール酸モフェチル代謝物の排泄が抑制され，両方の平均血漿中濃度曲線下面積が増加する
テオフィリン	アシクロビルがテオフィリンの代謝を阻害するためテオフィリンの血中濃度が上昇する	テオフィリンの中毒症状が現れる

OAT1：organic anion transporter 1，MATE1：multidrug and toxin extrusion protein 1，MATE2-K：multidrug and toxin extrusion protein 2
［独立行政法人医薬品医療機器総合機構（PMDA）：医療用医薬品の添付文書情報．http://www.info.pmda.go.jp/psearch/html/menu_tenpu_base.html（2017年9月閲覧）より作成］

注によってのみ使用できる．溶解度が低いため薬液の調製法を参考にして溶解する（表2）．

抗ウイルス薬は尿中排泄率が高く，薬物やその代謝物が蓄積することにより精神神経症状を発症しやすくなる．そのため，腎障害のある患者または腎機能の低下している患者，高齢者では投与量の調節が必要である（表3）．アシクロビルは中枢に速やかに移行しやすく，アシクロビルの血中濃度が高くなった場合，錯乱，せん妄，幻覚，痙攣，言語障害などの薬物中毒性精神神経症状が発症しやすい．腎障害のある患者または腎機能が低下している患者，高齢者などの脱水症状を起こしやすいと考えられる患者では，抗ウイルス薬の投与中は適切な水分補給を行う．一般に精神神経症状は抗ウイルス薬の投与中止により回復する．アシクロビルは血液浄化法によって除去されやすい．したがって，中毒時は血液浄化法が有効となる．

さらに，抗ウイルス薬（アシクロビルなど）は溶解度が低いため，遠位尿細管や集合管で結晶が析出し，腎後性腎障害を起こす（表4）．同時に，排泄されなかった抗ウイルス薬の血中濃度が上昇することによって精神神経症状が出現しやすくなる．そのため，投与時には腎機能に応じた減量を行い，十分な水分負荷（生理食塩液の前投与など）が必要である．

併用する薬剤によっても抗ウイルス薬の排泄が遅延し，血中濃度が高くなることがある．抗ウイルス薬の血中濃度が上昇することにより精神神経症状が出現しやすくなるため，使用前に併用薬を確認することも必要である（表5）．

文献

1) 独立行政法人医薬品医療機器総合機構（PMDA）：医療用医薬品の添付文書情報．http://www.info.pmda.go.jp/psearch/html/menu_tenpu_base.html（2017年9月閲覧）
2) 薬剤性腎障害の診療ガイドライン作成委員会：薬剤性腎障害診療ガイドライン2016．日腎会誌 58：477-555, 2016

2 重症度に応じた治療選択

1）治療の目的

　帯状疱疹は，神経節に潜伏感染している水痘帯状疱疹ウイルス（VZV）が再活性化することにより，神経支配領域に皮疹，疼痛，機能障害などをきたすものである．重症例では，血流を介して全身に小水疱を認めることがある（汎発性帯状疱疹）．最も頻度の高い神経合併症としては，3ヵ月以上疼痛が持続する帯状疱疹後神経痛（PHN）がある．

　帯状疱疹は，①皮疹の拡大を阻止する，②急性期疼痛の軽減と期間の短縮，③PHNへの移行を抑制する目的で抗ウイルス薬を用いた治療が行われる（図1）．治療によりPHN発症のリスクがどうなるか最終的な結論はまだ出ていないが，薬剤によってリスクが有意差をもって低下するという報告もある[1, 2]．

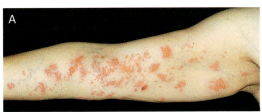
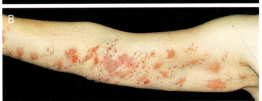
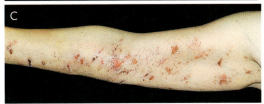

図1　（限局性）帯状疱疹の治療経過
A：初診時，B：7日後，C：14日後．70歳代，右上肢の帯状疱疹．抗ウイルス薬常用量を7日間内服した．治療開始7日後では，ところどころ小水疱の残存がみられるが，14日後には全痂皮化が確認できた．

2）抗ウイルス薬

　帯状疱疹に保険適用を有する薬剤としては，アシクロビル（ACV），バラシクロビル（VACV），ファムシクロビル（FCV），ビダラビン（Ara-A）がわが国では上市されている．

　診断後なるべく早期に内服または点滴静注による抗ウイルス薬の全身投与を開始する．皮疹出現後72時間以内に治療開始することが望ましいが，皮疹出現後5日を過ぎている場合でも，皮疹の新生が続いている例，合併症のある例などでは治療を行ったほうがよい．重症例は入院加療が必要であり，抗ウイルス薬の点滴静注を行う．抗ウイルス薬の外用は有効性に関する明確な根拠がない[3]．

a　アシクロビル（ACV；点滴静注，内服，外用，眼軟膏）（表1）

　ACVはウイルス感染細胞内でウイルス由来のチミジンキナーゼ（TK）によりリン酸化（ACV一リン酸）され，その後，宿主細胞由来キナーゼによりACV二リン酸，さらにACV三リン酸となり，ACV三リン酸によるウイルスDNA複製の阻害により抗ウイルス作用を示す（図2）．ウイルス感染細胞にのみ効果発現するため，非感染細胞に対する影響が少なく，安全性が高い．

① ACV点滴静注

　1回5 mg/kg，1日3回，7日間投与する．脳炎・髄膜炎合併例では，投与期間の延長・増量（10 mg/kg）を行う．その他，免疫不全患者も投与期間の延長，投与量の増量が必要な例がある．

② ACV内服

　生物学的利用率は10〜20％と低く，経口吸収が悪い．1回800 mg，1日5回，7日間投与し，年齢，症状により適宜増減する．

③ ACV眼軟膏

　HSVに起因する角膜炎に保険適用がある（帯

表1 帯状疱疹の治療法（用法・用量）

		成人	小児
内服7日間	アシクロビル	800 mg/回，1日5回（4,000 mg/日）	20 mg/kg/回，1日4回（800 mg/回まで）
	バラシクロビル	1,000 mg/回，1日3回（3,000 mg/日）	25 mg/kg/回，1日3回（1,000 mg/回まで）
	ファムシクロビル	500 mg/回，1日3回（1,500 mg/日）	—
点滴静注	アシクロビル*	5 mg/回，1日3回，7日間	5 mg（10〜20 mg）/回，1日3回，7日間
	ビダラビン*	5〜10 mg/kg，1日1回，5日間	5〜10 mg/kg，1日1回，5日間
外用	ビダラビン	1日1〜4回塗布	

重症例では投与量の増量や，投与期間の延長が必要な場合がある．*免疫抑制患者の帯状疱疹のみ適応

状疱疹に適応なし）．

④ ACV 外用

単純疱疹（HSV 感染症）に保険適用がある（帯状疱疹に適応なし）．

b バラシクロビル（VACV；内服）（表1）

VACV は，経口吸収を改善させるために ACV にバリン残基を付加させたもので，腸管で吸収後，肝臓で ACV に変換される．それ以降は，ACV と同じくウイルス感染細胞内でリン酸化を受け，ACV 三リン酸によるウイルス DNA 複製阻害により抗ウイルス作用を示す（図2）．生物学的利用率は54.2％であり，1回1,000 mg，1日3回，7日間内服が標準の治療法である．ACV 内服に比べて服薬回数が少ないため，コンプライアンスが向上するだけでなく，皮疹や疼痛の改善も早い[1,4]．さらに，VACV 内服は ACV 内服と比べ6ヵ月以上続く PHN の割合が少ないという報告もある[1]．

c ファムシクロビル（FCV；内服）（表1）

FCV は，肝臓でペンシクロビル（PCV）に変換されるプロドラッグであり，ウイルス感染細胞内でウイルス由来 TK によりリン酸化（PCV 一リン酸）され，宿主細胞由来キナーゼにより PCV 二リン酸，さらに PCV 三リン酸となり，PCV 三リン酸によるウイルス DNA 複製の阻害により抗ウイルス作用を示す（図2）．ウイルス感染細胞にのみ効果発現するため，非感染細胞には影響が少ない．PCV の血中半減期は約2時間と ACV に比べて短いが，VZV 感染細胞内の PCV 三リン酸の半減期は9.1時間と長い．生物学的利用率は77％であり，1回500 mg，1日3回，7日間内服が標準治療となる．FCV は VACV と同程度の効果があり，VACV と比べより早期の疼痛改善が得られると報告されている[5,6]．

d ビダラビン（Ara-A；点滴静注，外用）（表1）

Ara-A は，宿主細胞キナーゼにより Ara-A 一リン酸，二リン酸，三リン酸になり，Ara-A 三リン酸によるウイルス DNA 複製の阻害により抗ウイルス作用を示す．Ara-A のリン酸化はウイルス由来の TK を利用しないため，ウイルス TK 欠損株や変異株にも効果が期待される（図2）．しかし，ウイルス非感染細胞にも作用するため，骨髄機能抑制などには注意が必要である．点滴静注製剤は，免疫抑制患者における帯状疱疹に保険適用を有しており，1回5〜10 mg/kg，1日1回，5日間使用するが，Ara-A は ACV より効果が劣る[7]．Ara-A 外用は，1日1〜4回塗布する．

e ホスカルネット（点滴静注）：保険適用外

ACV 点滴静注を十分量（10 mg/kg，1日3回）使用しているにもかかわらず改善に乏しい，ACV 抵抗性の帯状疱疹に使用を考慮する．

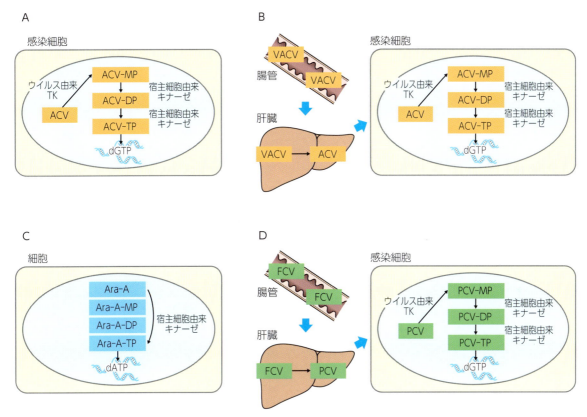

図2 抗ウイルス薬の代謝経路
A：アシクロビル（ACV；点滴静注，内服，外用）．経口生物学的利用率10〜20％，B：バラシクロビル（VACV；内服）．生物学的利用率54.2％，ACVのプロドラッグ（肝臓でACVへ），C：ビダラビン（Ara-A；点滴静注，外用）．ウイルス由来TK欠損株や変異株にも有効，D：ファムシクロビル（FCV；内服）．生物学的利用率77％，PCVのプロドラッグ（肝臓でPCVへ）．
VACV，FCVは肝臓で代謝されて，それぞれACV，PCVとなる．ACV，PCVはウイルス由来TKと宿主細胞由来キナーゼ両方の作用でリン酸化され，ウイルスDNA合成阻害作用を示すため，ウイルス感染細胞にのみ効果を認める．
dGTP：デオキシグアノシン三リン酸，dATP：デオキシアデノシン三リン酸

ACV耐性株は，ウイルス由来TKの変異株がほとんどであり，ウイルスのTKによるACVのリン酸化ができないため，抗ウイルス作用が発揮されない[8]．しかし，このようなACV耐性株は容易に出現せず，さらにこの耐性株は病原性が低いことが多いため，日常診療において問題になることはほとんどない．治療に抵抗性で治りにくい場合は，ACV耐性よりも投与方法や投与量を再検討することにより改善する場合が多い．

いずれも腎代謝の薬剤であるため，腎機能低下者に使用した場合，抗ウイルス薬の血中濃度が上昇しやすく，痙攣・意識障害などの中枢神経障害が出現することがある．このため，腎機能に応じて抗ウイルス薬の投与量を減量する必要がある．

3）ステロイド全身投与

帯状疱疹の治療は，早期に抗ウイルス薬全身投与を行うことによるウイルス複製の阻止とともに，アセトアミノフェンを中心とした疼痛管理を行う．さらに以下の場合は，抗ウイルス薬と併用してステロイド全身投与を行うことがある．

a Ramsay Hunt症候群

耳介・口腔内帯状疱疹，顔面神経障害，内耳障害（めまい，難聴，耳鳴）を三主徴とするものである．本疾患の場合は，ウイルス性神経炎による神経浮腫を軽減させる目的で十分量のプレドニゾロンを使用する必要がある．

b 局所の急性炎症症状による強い疼痛を認めている例

プレドニゾロン全身投与により急性期の疼痛が改善する．しかし，投与量が多く（治療初期7日間 60 mg → 7日間 30 mg → 7日間 15 mg），プレドニゾロンによる消化性潰瘍，糖尿病，精神症状などに注意が必要である．PHNへの移行予防には効果はない[9]．

c 運動神経麻痺を認めている例

帯状疱疹によるまれな合併症に，運動神経麻痺があり，皮疹出現後数日から2〜3週で発症する．このような例に，ステロイド全身投与で効果が得られたという報告がある．しかし，明確なエビデンスはない．

d Elsberg症候群

帯状疱疹によるまれな脊髄神経障害としてElsberg症候群がある．原因としては，HSV-2によるものの頻度が最も多いが，その他VZVやHSV-1によるものもある．このような例に，ステロイド全身投与で効果が得られたという報告があるが，明確なエビデンスはない．

4）通院治療が可能な例

帯状疱疹の多くを占める限局性のタイプは通院による治療が可能である．保険適用を有する抗ウイルス薬は，ウイルスDNA複製を阻害するものであるため，治療開始して効果出現まで数日を要する．治療開始直後は皮疹が増悪する場合もある．皮疹・疼痛の増悪，その他合併症の可能性などを見極めたうえで治療を行う必要がある．

抗ウイルス薬内服を7日間行う．内服薬剤は，有効性，服用のコンプライアンスなどの点からACVよりVACVまたはFCV内服が使いやすい．投与期間の短縮による有効性は証明されていない．

抗ウイルス薬外用は，Ara-Aが保険適用を有するが，抗ウイルス薬外用は有効性に関する明確な根拠がないため，補助的に使用する[3]．

帯状疱疹は，主として接触感染で水痘として感染拡大をきたす．このため，治療中はVZVに免疫を持たない者には，接触しないようにする必要がある．

5）入院治療が必要な例

重症の帯状疱疹は，入院のうえACV点滴静注による治療を行う．具体的には，以下の例が入院適応になる．

- 免疫抑制患者，高齢者
- 汎発性帯状疱疹
- Ramsay Hunt症候群：顔面神経麻痺に伴う予後は不良で，十分な抗ウイルス薬とステロイドの全身投与が必要である．
- 中枢神経系の合併例（髄膜炎，脳炎，脳梗塞）：高度の頭痛，発熱，嘔気・嘔吐，髄膜刺激症状，意識障害などを認める．
- 三叉神経第1枝領域の帯状疱疹：眼合併症が遅れて出現することがある．
- 運動麻痺を伴う例
- 高度の疼痛を伴う例

入院時の注意点として，汎発性帯状疱疹は接触感染に加え，空気感染もするため，水痘に準じた陰圧管理された個室に隔離する必要がある．通常の限局性帯状疱疹は，主として接触感染をきたすため，患部が被覆されていれば，個室管理の必要性はないが，免疫低下患者の多い病棟では個室管理が望ましい．

文献

1) Beutner KR et al：Valaciclovir compared with acyclovir for improved therapy for herpes zoster in immunocompetent adults. Antimicrob Agents Chemother **39**：1546-1553, 1995
2) Tyring S et al：Famciclovir for the treatment of acute herpes zoster：effects on acute disease and postherpetic neuralgia. Ann Intern Med **123**：89-96, 1995
3) Satyaprakash AK et al：Viremia in acute herpes zoster. J Infect Dis **200**：26-32, 2009
4) Ormrod D et al：Valaciclovir：a review of its use in the management of herpes zoster. Drugs **59**：1317-1340, 2000
5) Tyring SK et al：Antiviral therapy for herpes zoster：randomized, controlled clinical trial of valacyclovir and famciclovir therapy in immunocompetent patients 50 years and older. Arch Fam Med **9**：863-869, 2000
6) Ono F et al：Comparison between famciclovir and valacyclovir for acute pain in adult Japanese immunocompetent patients with herpes zoster. J Dermatol **39**：902-908, 2012
7) Shepp DH et al：Current therapy of varicella zoster virus infection in immunocompromised patients. A comparison of acyclovir and vidarabine. Am J Med **85**：96-98, 1988
8) Ida M et al：Characterization of acyclovir susceptibility and genetic stability of varicella-zoster viruses isolated during acyclovir therapy. J Dermatol Sci **23**：63-72, 2000
9) Whitley RJ et al：Acyclovir with and without prednisone for the treatment of herpes zoster. Ann Intern Med **125**：376-383, 1996

3 帯状疱疹関連痛総論

1）帯状疱疹関連痛とは

　帯状疱疹関連痛（zoster associated pain：ZAP）とは帯状疱疹に関連した痛みの総称[1]で，帯状疱疹による急性期の痛み，帯状疱疹の合併症による痛み，帯状疱疹後神経痛（post-herpetic neuralgia：PHN）が含まれ，皮膚疾患おいて最も強い痛みを自覚する．国際疼痛学会（IASP）が痛みを「組織の実質性のあるいは潜在性の障害と関連するか，またはそのような障害を表す言葉で表現される不快な感覚・情動体験」と定義しているように，ZAPにおいても患者は単に痛みを自覚するだけではなく，多大な身体的・精神的負担を強いられ，日常生活動作（ADL）や生活の質（QOL）が著しく低下する（図1）[1]．痛みの程度が強いほどQOLの低下は著しいことも指摘されている（図2）[1]．そして，他の有痛性疾患と比較して異なる点は，病期，重症度によって痛みの病態，性状が変化することである（図3）．帯状疱疹発症当初は侵害受容性の要素（侵害受容性疼痛）が主たる病態であるが，時間の経過（皮膚病変の軽快・消失）とともに神経障害性の要素（神経障害性疼痛）へとその病態が変化することも少なくない（図4）[2]．また，両者の移行期には両方の要素が混在することもある（混合性疼痛）．

2）帯状疱疹急性期の痛み（主として侵害受容性疼痛）

　帯状疱疹の急性期では，患者は「前駆期の痛み」「帯状疱疹による痛み」「帯状疱疹の合併症による痛み」の3つ痛みを自覚する．各々の痛みの特徴を以下に示す．

a　前駆期の痛み

　帯状疱疹ではしばしば皮膚症状が出現する数日

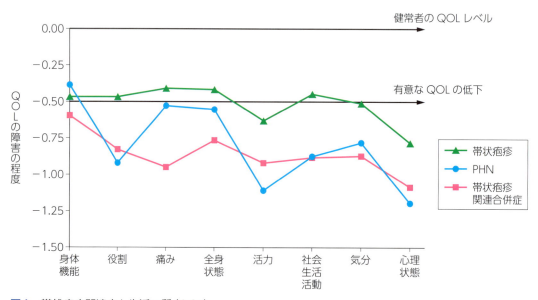

図1　帯状疱疹関連痛と生活の質（QOL）
QOL障害の程度は健康関連QOL尺度（SF-36™）による．PHN：帯状疱疹後神経痛

（文献1より改変）

3 帯状疱疹関連痛総論

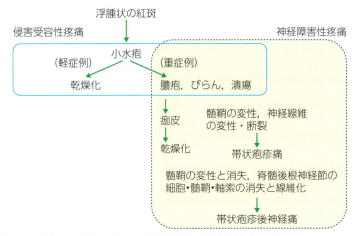

図2 帯状疱疹の皮膚病変と帯状疱疹関連痛の病態の変化

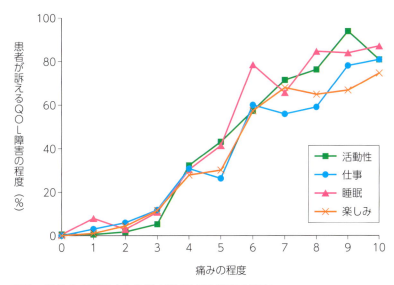

図3 帯状疱疹関連痛と生活の質（QOL）障害の程度

（文献2より改変）

前から痛みを自覚することがあり，「ヒリヒリ」「チクチク」「ピリピリ」などと表現されることが多い．帯状疱疹の好発部位である胸部（胸髄神経），顔面（三叉神経）領域に器質的所見が不明な痛みを訴えた際には，積極的に帯状疱疹の前駆痛を疑い，抗ウイルス薬の投与と適切な痛みの治療を開始すべきである．

b 帯状疱疹による痛み

皮疹が出現したころから痛みの自覚は明確になる．この時期は皮膚病変に伴う侵害受容性疼痛の様相が強く，「ピリピリ」「ジンジン」「ズキズキ」「チカチカ」「キリキリ」などと表現される痛みを訴える．軽症例では水疱化，痂皮化した頃から痛みは軽減されていくが，重症例ではこの時期から「焼け付くような」「電気が走るような」「ビクッと

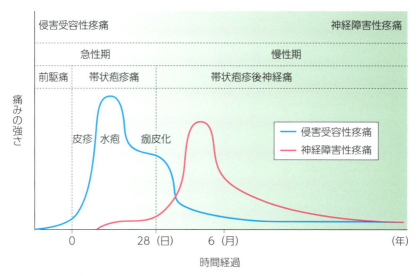

図4 帯状疱疹関連痛の病態の時系列

（文献3より改変）

する」などの痛みの訴えが多くなり，痛覚過敏やアロディニアなど神経障害性疼痛の様相が強くなる．帯状疱疹痛では，侵害受容性疼痛と神経障害性疼痛が混在していることも少なくない．神経障害性疼痛の診断に有効なスクリーニング質問票で聞かれる痛みの様相を表1に示すので参考にしてほしい[3]．

c 帯状疱疹の合併症による痛み

髄膜炎や脳炎による頭痛，Ramsay Hunt症候群による頭痛，耳痛，咽頭痛，目の合併症（角膜炎や視神経炎，網膜炎，虹彩炎）による眼圧上昇に伴う眼痛などを訴えることがある．これらの痛みは，合併症の発生を知らせるための重要な徴候であるとともに，患者に多大な苦痛をもたらす．

3) PHN（主として神経障害性疼痛）

通常，PHNは帯状疱疹に罹患してから3ヵ月以上経過しても残存する痛みと定義されることが多い．しかし，筆者らは皮疹が治癒した後も遷延する痛みをPHNと考えて治療を行っている．PHNでは，神経障害性疼痛の様相が強く，その

表1 神経障害性疼痛スクリーニング質問票

1. 針で刺されるような痛みがある
2. 電気が走るような痛みがある
3. 焼けるようなヒリヒリする痛みがある
4. しびれの強い痛みがある
5. 衣服が擦れたり，冷風にあたったりするだけで痛みが走る
6. 痛みの部分の感覚が低下したり，過敏になっていたりする
7. 痛みの部分の皮膚がむくんだり，赤や赤紫に変色したりする

（文献3より引用）

臨床像は「焼け付くような」と表現される持続痛，「電気が走るような」と表現される電撃痛とアロディニア（後述）等である．罹患部位の感覚低下を伴うことも多い．PHNが長期化すると，抑うつや不安などによる心因性疼痛の様相も混在してくることも忘れはならない．表2にPHN発症の危険因子を示すので，これらの患者では早期からの痛み対策が重要となる[4, 5]．

表2 PHN移行の危険因子

1. 年齢	高齢者（60歳以上）＞若年者
2. 性別	女性＞男性
3. 発症部位	三叉神経領域
4. 皮膚病変の重症度	重症例＞軽症例
5. 皮膚病変の範囲	広範囲
6. 帯状疱疹発症時の痛み	強い＞弱い
7. 帯状疱疹発症時の神経障害性疼痛の有無	あり＞なし
8. 免疫不全状態の存在	あり＞なし
9. 抗ウイルス薬の投与時期	遅れ＞早期
10. 適切な痛み治療の開始	遅れ＞早期

（文献4, 5より作成）

4）アロディニア（PHN移行の重要な徴候）

アロディニアとは神経障害性疼痛の1つの症候であり，「通常では痛みを引き起こさない刺激によって発生する痛み」と定義され，日本語で「異痛症」と呼ばれたこともある．ZAPでのアロディニアの特徴は，罹患部位に衣服が接触することで激しい痛みを訴え，罹患部をガーゼなどで覆いたがる，着替えを極端に嫌がる，入浴を避けるなどの行動がしばしばみられる．PHNではアロディニアを伴うことが多く，アロディニアの出現は神経障害性疼痛への移行を強く示唆するもので，痛み治療の変更を考える時期でもある．

5）ZAPに対する治療の概要

ZAPの薬物治療を考えるうえで最も重要なことは，前述した帯状疱疹に端を発した一連の痛みの病態を理解し，痛みの訴え方，痛みの強さ，患者の状態によって薬を選択，必要に応じて変更し，時には併用することである．以前は，ZAPの一連の病態への理解が進まず，非ステロイド性抗炎症薬（NSAIDs）中心の痛み治療が一般的であった．神経障害性疼痛が顕著になっているのにもかかわらず，NSAIDsのみが継続され，病態に見合った薬（後述する鎮痛補助薬やオピオイド鎮痛薬）が選択されず，PHNに移行する患者が多かった．また，ZAPへの薬物治療の選択肢が限られていたこともその一因かもしれない．

しかし，最近，ZAPへの理解が進むとともに新たな薬の臨床応用，一部のオピオイド鎮痛薬の非癌性疼痛への適応拡大などによって，薬物治療は劇的に進歩している．欧米では以前よりZAP関連のさまざまなガイドラインが作成されており，病態に応じた痛みの治療がすでに行われている．カナダでのプライマリケア医を対象とした帯状疱疹発症時の薬の選択状況を図5に示すが，わが国と比べて新しい薬の採用，有効な薬の痛みへの適応拡大などが積極的に行われたこともあって，痛みの病態に応じた薬の選択が定着していることがわかる[6]．

わが国においても日本ペインクリニック学会が「神経障害性疼痛薬物療法ガイドライン」を発表し，PHNの本体である神経障害性疼痛の治療戦略（161ページ，Part 6-B-8「弱オピオイドの使い方」の図1参照）が示されており，今後，わが国においても病態に応じたZAPの治療が普及していくものと考えられる．

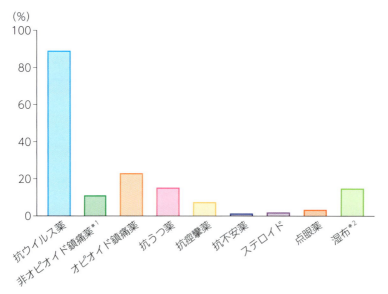

図5 カナダの開業医での帯状疱疹に対する初期治療の選択肢
*1 非ステロイド性抗炎症薬（NSAIDs）およびアセトアミノフェン，*2 リドカインおよびカプサイシン
（文献6より改変）

6）ZAPに対する治療の戦略（主として薬物治療）

先にも述べたが，ZAPでは痛みの性状が侵害受容性疼痛，混合性疼痛，神経障害性疼痛と変化することが少なくなく，痛みによって患者のADLやQOLを低下させないために，痛みの病態に合わせて薬を選択することが必要とされる．

たとえば，帯状疱疹発症早期の前駆期あるいは急性期では侵害受容性疼痛の様相が強く，NSAIDsやアセトアミノフェンといった非オピオイド鎮痛薬が薬物治療の中心となる．

一方，抗ウイルス薬の投与が終了し，皮膚病変が痂皮化し鎮静化の方向に向かっているのにもかかわらず痛みが持続し，アロディニアなどの訴えが認められた際には，PHNに移行していると判断して，治療戦略を神経障害性疼痛の治療薬である抗てんかん薬や抗うつ薬などの鎮痛補助薬を中心に考えていかなければならない．

また，急性期の侵害受容性疼痛において非オピオイド鎮痛薬が無効であったり，PHNに対して

いずれの鎮痛補助薬も奏効しない際には，オピオイド鎮痛薬の投与を考慮する．オピオイド鎮痛薬を考慮する場合は，弱オピオイド鎮痛薬であるトラマドール製剤（一般処方箋医薬品）が使用しやすく，わが国において非癌性疼痛に使用可能な強オピオイド鎮痛薬であるモルヒネやフェンタニル製剤（医療用麻薬）の使用に際しては，その使用に慣れた専門家に相談することが望ましい．

筆者が推奨するZAPの治療の具体的な戦略を図6に示す．痛みの病態を考慮して，非オピオイド鎮痛薬，鎮痛補助薬，オピオイド鎮痛薬を使い分けることで，多くの患者の痛みが緩和されるはずである．

❖文 献

1) Johnson RW et al：The impact of herpes zoster and post-herpetic neuralgia on quality-of-life. BMC Med **8**：37, 2010
2) 比嘉和夫：慢性疼痛診療ガイド，鑑別診療ガイド：帯状疱疹後神経痛．治療 **90**：2147-2149，2008
3) 小川節郎：日本人慢性疼痛患者における神経障害性疼痛スクリーニング質問票の開発．ペインクリニック **31**：1187-1194，2010

3 帯状疱疹関連痛総論

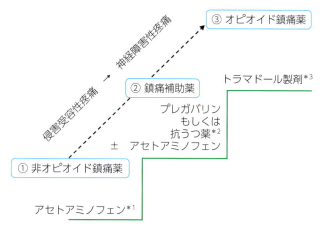

図6 帯状疱疹関連痛の薬物療法の戦略
*[1] 非ステロイド性抗炎症薬（NSAIDs）が選択される患者は厳選されるべきである．
*[2] 抗うつ薬の選択肢としてはアミトリプチリンとノルトレンが一般的である．
*[3] トラマドール口腔内崩壊錠（速放製剤），トラマドール徐放錠，アセトアミノフェン配合錠がある．

4) Higa K et al：Severity of skin lesions of herpes zoster at the worst phase rather than age and involved region most influences the duration of acute herpetic pain. Pain 69：245-253, 1997
5) Jung BF et al：Risk factors for postherpetic neuralgia in patients with herpes zoster. Neurology 62：1545-1551, 2004
6) Drolet M et al：The impact of herpes zoster and postherpetic neuralgia on health-related quality of life：a prospective study. CMAJ 182：1731-1736, 2010

4 NSAIDs？アセトアミノフェン？

　帯状疱疹の痛みは，皮疹出現以前から生じ，皮膚の炎症による痛みである侵害受容性疼痛と，皮疹が消失した後も残る神経障害性疼痛がある．皮膚の炎症による痛みである侵害受容性疼痛では，非ステロイド性抗炎症薬（NSAIDs）やアセトアミノフェンの投与が一般的であり，帯状疱疹の急性期疼痛にはNSAIDsを第一選択薬として用いる．また，高齢者の帯状疱疹に対しては，慢性腎臓病（CKD）リスクも考慮すると，アセトアミノフェンの使用が推奨される．

1）NSAIDs

a 作用機序

　組織が損傷されると，ホスホリパーゼ A_2 により，細胞膜のリン脂質からアラキドン酸が遊離される．アラキドン酸カスケードという代謝経路でさまざまな生理活性物質が産生される．アラキドン酸カスケードはシクロオキシゲナーゼ（COX）を介するプロスタグランジン（PG）産生系とリポキシゲナーゼ（LOX）を介するロイコトリエン（LT）産生系がある．PG産生系ではアラキドン酸はCOX-1とCOX-2によりプロスタグランジン G_2（PGG_2）に変換され，その後ヒドロペルオキシダーゼによって PGH_2 へ変換される．そしてプロスタグランジン合成酵素により PGI_2，PGF_{2a}，PGE_2，PGD_2 などの発熱・発痛物質を産生する．トロンボキサン合成酵素によりトロンボキサン A_2（TXA_2）も生成され，血小板凝集や血管収縮に関与している．
　NSAIDsはCOXの働きを阻害することによってPG合成を抑制し，抗炎症，鎮痛，解熱作用を発揮する[1,2]．

b 副作用

　NSAIDsはCOX-1の阻害により腎機能障害，胃粘膜障害，血小板機能障害，心血管障害を起こす．他の副作用として，アスピリン喘息，妊娠後期においては子宮収縮を抑制するため禁忌である．

①腎機能障害

　腎糸球体は輸入細動脈と輸出細動脈の拡張・収縮により糸球体濾過率（GFR）を調節している．輸入細動脈の拡張にPGが関与していると考えられ，それによる腎障害時や，心不全，肝硬変，脱水症，利尿薬投与などの循環血漿量低下時にGFRが維持される．このような病態にNSAIDsを投与することによって，PGによる輸入細動脈の拡張を減弱させ，GFRの低下を引き起こすと考えられる．また，アンジオテンシン変換酵素（ACE）阻害薬やアンジオテンシンⅡ受容体拮抗薬（ARB）は輸入細動脈を拡張させるが，NSAIDsを投与することによりGFRの低下を引き起こす．
　利尿薬，ACE阻害薬，ARBを投与されている患者にNSAIDsを投与すると，急性腎不全の発症頻度が増加するとの報告もある．そのため，GFR＜30 mL/minの腎不全患者への投与，高齢者での投与は避けて，投与期間は短期間とし，アセトアミノフェンや弱オピオイドの投与を考慮する．
　利尿薬，ACE阻害薬，ARBを投与されている患者に対しては，定期的なフォローをしながら慎重投与とする[4-6]．

②胃粘膜障害

　COX-1の阻害による胃酸分泌過多，重炭酸分泌量減少，胃粘膜血流低下により，胃粘膜障害を起こす．さらに TXA_2 の産生も抑制されるため出血傾向となり，出血性潰瘍の合併症を引き起こす可能性が高まる．
　胃粘膜障害発生のリスク因子として，消化性潰瘍の既往，NSAIDsの複数使用，抗凝固薬の併用，65歳以上の高齢者，*Helicobacter pylori* の感染，ステロイド使用が挙げられる．
　胃粘膜障害の予防として，高リスク患者に対し

ては，プロトンポンプ阻害薬や高用量の H_2 受容体拮抗薬やプロスタグランジン製剤の併用，COX-2 阻害薬への切り替えを考慮し，NSAIDs の長期投与は避ける．

c COX-2 阻害薬

COX-2 阻害薬は，胃粘膜障害は起こしにくいが，急性腎障害を起こすという報告がある．CKD のガイドラインでは，既存の NSAIDs と同様に，高齢者に対する長期投与は推奨されていない．

また，血栓を誘発し心血管イベントのリスクを増大させるという報告もあるため，高齢者や心疾患の既往のある患者に対する投与時は注意する[6]．

2) アセトアミノフェン

消化性潰瘍の既往や症状がある場合，腎機能障害がある場合，高齢者の場合などは，アセトアミノフェンを第一選択薬として考慮する．ただし，十分な鎮痛効果を得るためには高用量が必要となる．

a 作用機序

NSAIDs と同様に COX を阻害することで PG 産生を抑制するが，その効果は弱く，詳細なメカニズムは不明である．中枢での PG 合成を抑制するため，解熱，鎮痛作用はあるが，抗炎症作用は非常に弱い．

b 使用量

2011 年 1 月より，1 回 1,000 mg，1 日 4,000 mg までで，1 回ごとに 4〜6 時間空けての投与が可能になった．帯状疱疹の侵害受容性疼痛に関して，高用量のアセトアミノフェン投与は十分な鎮痛効果がある．

c 副作用

アセトアミノフェンの主要な代謝産物である N-アセチルパラベンゾキノイミン（NAPQI）は，肝臓のチトクロム P-450 酵素系で生成され，肝臓のグルタチオン貯蔵により解毒される．急性過剰摂取は，肝臓のグルタチオン貯蔵を枯渇させるため，NAPQI が蓄積し，肝壊死および他の臓器障害を起こす．

軽度の中毒は無症状のことがある．症状は食欲不振，嘔気・嘔吐，右上腹部痛である．AST，ALT が上昇することもあり，重度になるとビリルビンおよび PT-INR も上昇することがある．そのため，アルコール飲酒者や肝機能障害のある患者に投与する場合は，少量から投与を開始し，定期的に鎮痛効果と肝機能をチェックする．重篤な肝機能障害に対しては使用を避ける．

3) 治療

帯状疱疹の痛みは，急性期，亜急性期，帯状疱疹後神経痛（PHN）の経過に沿って薬剤選択をしていく．

急性期は，皮疹出現前から NSAIDs やアセトアミノフェンなどの鎮痛薬を使用し，皮疹発症 72 時間以内から抗ウイルス薬を投与開始する．また，疼痛コントロール不良であれば，疼痛専門医にコンサルトし，神経ブロック療法も併用する．

亜急性期は，侵害受容性疼痛と PHN が混在した時期である．帯状疱疹発症から 2〜3 週後に知覚低下が現れてきたときには，神経障害性疼痛への移行も考慮しながら治療する必要があるため（混合性疼痛），NSAIDs とアセトアミノフェンに加え，鎮痛補助薬であるリドカイン，ガバペンチン，プレガバリン，三環系抗うつ薬，抗てんかん薬を追加する．

PHN は 3 ヵ月以上経過して残存した疼痛であり，神経障害性疼痛として治療する[7,8]．

急性期 PHN に対し，NSAIDs やアセトアミノフェンは有効である．NSAIDs は抗炎症作用を有する鎮痛薬として有用であるが，重篤な副作用が

あることを念頭に置かなければならない．高齢者においては，アセトアミノフェンの使用が望ましい．

患者の症状，年齢，既往歴の有無によって治療薬を選択することが重要であり，薬剤使用開始後は薬剤の副作用の予防，定期的なモニタリングが必要である．

文献

1) 大瀬戸清茂(監修)：ペインクリニック診断・治療ガイド，第5版，日本医事新報社，東京，p95-100，2013
2) 田口敏彦(編)：診断と治療のABC 114，慢性疼痛疾患，最新医学社，東京，p66-84，2016
3) 杉本俊郎：慢性腎臓病と併存疾患―「疼痛」を伴う場合の薬物療法．総合診療 25：1112-1115，2015
4) Dreischulte T et al：Combined use of nonsteroidal anti-inflammatory drugs with diuretics and/or renin-angiotensin system inhibitors in the community increases the risk of acute kidney injury. Kidney Int 88：396-403, 2015
5) 日本腎臓学会(編)：CKDにおける薬物治療の注意．CKD診療ガイド2012，東京医学社，東京，p96-97，2012
6) 稲田英一(責任編集)：帯状疱疹・帯状疱疹後神経痛の治療の流れ／帯状疱疹急性期の皮膚科的治療／薬物による帯状疱疹痛の治療．帯状疱疹Up-to-Date―帯状疱疹からPHNまで，診断と治療社，東京，p64-80，2012
7) Thakur R et al：Chronic pain perspectives：Treating herpes zoster and postherpetic neuralgia：an evidence-based approach. J Fam Pract 61(9 Suppl)：S9-S15, 2012

5 外用薬使用の意義

抗ヘルペスウイルス薬は，ウイルス DNA 合成に関わる酵素を選択的に阻害することにより，ウイルスの増殖を抑制する薬剤で，注射薬，内服薬，外用薬のすべての剤形がある．

帯状疱疹は，神経節に潜伏感染していた水痘帯状疱疹ウイルス（VZV）が再活性化して，増殖したウイルスが感覚神経を下って皮膚に到達し，表皮細胞で増殖して水疱を形成する疾患である．したがって，帯状疱疹では，皮膚だけでなく神経節でも VZV の増殖が起こっている．しかし外用薬のみでは，皮膚でのウイルス増殖の抑制効果は期待できても，神経節でのウイルス増殖は抑制できないため，治療効果は限定的といえる．帯状疱疹の治療では，できるだけ早期に VZV の活動を抑えて，帯状疱疹後神経痛への移行を防ぐことが重要な目的であることを考えると，外用薬のみを使用して神経節でのウイルス増殖を放置するのは理にかなっているとは言えない．したがって，適応はごく軽症の場合や，すでにウイルスの活動性が鎮静化しつつある場合に限られる．また，皮膚病変が激しい帯状疱疹に対して，内服薬や注射薬に加えて外用療法が併用される場合があるが，相乗的または相加的な効果があるとする明らかなエビデンスはない．全身療法と外用療法の併用については，地域によって保険適用上の問題が指摘される場合もある．なお，帯状疱疹に適用が認められているのはビダラビン含有軟膏のみで，アシクロビル含有軟膏の使用は単純疱疹に限られているので注意を要する．

6 三環系抗うつ薬の使い方

　帯状疱疹は，急性期の痛み，および慢性期の難治性の帯状疱疹後神経痛（PHN）を生じ，これらを合わせて帯状疱疹関連痛（ZAP）と呼び，それぞれの時期の痛みの質に合わせた治療を選択する必要がある．

　三環系抗うつ薬（tricyclic antidepressants：TCA）は化学構造中にベンゼン環を両端に含む環状構造が3つある三環式化合物であることを共通の特徴とし，神経障害性疼痛に対する第一選択薬の1つである．TCAの鎮痛効果は，抗うつ作用とは無関係であり，抗うつ作用を示すより，低用量，短期間で鎮痛効果を示すことが明らかにされている[1]．

1）種類

　TCAは，第一世代であるイミプラミン（トフラニール®），アミトリプチリン（トリプタノール®），クロミプラミン（アナフラニール®），ノリトリプチリン（ノリトレン®），第二世代であるロフェプラミン（アンプリット®），ドスレピン（プロチアデン®）などがある．

　化学構造から，三級アミン（イミプラミン，アミトリプチリン，クロミプラミン）と三級アミンTCAの活性代謝物である二級アミン（ノリトリプチリン）に分類される．鎮痛効果は三級アミンが高いが，副作用への忍容性は二級アミンがよい[1]．

2）作用機序（表1）

　TCAを投与すると，セロトニンとノルアドレナリンの両者の再取り込み阻害作用がもたらされる．これにより，脳幹から脊髄後角へと投射する下行性疼痛抑制系が賦活され，鎮痛作用を発揮する．これが，主な神経障害性疼痛に対する鎮痛作用と言われている．TCAではこのほかナトリウムチャネル遮断作用，カルシウムチャネル遮断作用，オピオイド受容体への直接作用，NMDA受容体拮抗作用などもあり，これらの作用により神経障害性疼痛を改善する[2,3]．

3）副作用

　TCAは，α_1アドレナリン受容体の遮断作用から起立性低血圧，ふらつき，めまいを起こす．この作用はアミトリプチリンが最も強く，ノリトリプチリンは弱い．

　抗ヒスタミンH_1作用から眠気，過度の鎮静や認知能力の低下が起こる．ノリトリプチリンはこの作用が強く，眠気を起こしやすい．

　ムスカリン性アセチルコリン受容体への親和性から口渇，便秘，排尿困難，目のかすみなどの抗コリン作用の副作用も出現する．抗コリン作用はアミトリプチリンが最も強く，ノリトリプチリンは比較的弱い．尿閉のある患者，緑内障患者には禁忌である．高齢者ではこれらの抗コリン作用による副作用が出現しやすいので注意が必要である．

　ナトリウムチャネル阻害作用などのキニジン様作用があるため，洞性頻脈，上室性頻脈，心室性頻脈，脚ブロック，QT延長症候群に注意が必要である．クロミプラミンはQT延長症候群の患者に禁忌であり，すべてのTCAは心筋梗塞回復初期の患者に禁忌である．心疾患のある患者では定期的に心電図をチェックする．

　ドパミン受容体への親和性から，振戦などの錐体外路系副作用も出現する可能性がある．

　TCAは，主にCYP1A2，2D6，3A4，2C19で代謝される．これらの代謝酵素を誘導または阻害する薬剤には注意が必要となる[4]．

4）急性期の帯状疱疹痛に対する効果

　急性期の帯状疱疹痛に対しては明らかなエビデンスはない．基礎実験では急性痛に対して効果がある可能性は報告されている[5]．痛みだけではなく，痛みによる抑うつ傾向や夜間不眠に対して有効なことが多く，急性期からTCAを投与する報告も散見される[6]．また，帯状疱疹の急性期から

表1 TCAの作用機序

作用機序	作用部位	TCA
モノアミン再取り込み阻害	セロトニン ノルアドレナリン	all
受容体阻害	α_1アドレナリン受容体 NMDA受容体	all
イオンチャネルブロック	ナトリウムチャネル カルシウムチャネル カリウムチャネル	all
アデノシン	アデノシンの利用率と局所放出の増加 アデノシンA_1受容体の活性化	アミトリプチリン
GABA-B受容体	GABA-B受容体活性の増加	アミトリプチリン
オピオイド受容体	μ，δ受容体の活性化	all
抗炎症	PGE_2産生低下 TNF-α産生低下	all

NMDA：N-メチル-D-アスパラギン酸，GABA：γ-アミノ酪酸，PGE：プロスタグランジンE，TNF-α：腫瘍壊死因子α
(文献2より引用)

TCAのアミトリプチリンを少量服用することにより，PHNへの移行を防止できる可能性が提唱されている[7]．

5) PHNに対する効果

PHNに対するTCAの有効性はすでに多くの研究で示されており[8]，プレガバリン，ガバペンチン，リドカインとともに第一選択薬として位置づけられている．神経障害性疼痛に対するTCAの効果は，NNT（number needed to treat）は3.6，NNH（number needed to harm）は13.4であった[9]．また，PHNに対するNNTは2.64であったとする報告がある[10]．

アミトリプチリン，ノリトリプチリンはPHNに対して有効性が高いことが示されている[11]．無作為化比較試験（RCT）では，アミトリプチリンはプラセボと比較して有意な疼痛軽減が認められた[12,13]．他のRCTでは，ノリトリプチリンはプラセボと比較してNRS（numerical rating scale）が有意に低下した．アミトリプチリンとノリトリプチリンの効果を比較した試験では鎮痛効果に差はないが，ノリトリプチリンは口渇や傾眠などの副作用が少なく，忍容性に優れている[1,14]．

6) 具体的な使い方

イミプラミン，アミトリプチリン，ノリトリプチリンは鎮痛効果が強く，特にわが国ではアミトリプチリン，ノリトリプチリンが臨床でよく使用される．これらは，同等の鎮痛効果を持ち，抗うつ作用を発揮するよりも少量の10～25 mg/日（高齢者は10 mg/日）から開始する．痛みが軽減しなければ，4～5日ごとに10～25 mgずつ増量する．150 mg/日を上限として漸増し，鎮痛効果と副作用のバランスによって投与量を決める．TCAは痛みが軽減するか，副作用で内服が制限されるまで増量することが必要である．

副作用の眠気を避けるために，1日3回に分けて服用するのでなく，就寝時に1回服用する[15]．十分量を内服後，痛みが軽減し始めるまでには3～7日間が必要と言われており，抗うつ作用より早く鎮痛効果が出現する[16]．

TCAは古くからある抗うつ薬だが，選択的セロトニン取り込み阻害薬（SSRI），セロトニン・ノルアドレナリン再取り込み阻害薬［SNRI；

デュロキセチン（サインバルタ®）については後述］，ノルアドレナリン作動性・特異的セロトニン作動性抗うつ薬（NaSSA）などの新しい抗うつ薬より TCA のほうが，神経障害性疼痛には効果がある．副作用に注意しつつ適宜増量することで，難治性の ZAP，特に PHN のコントロールに有用な手段の1つとなる．

7) メモ：デュロキセチンの使い方[17, 18]

デュロキセチン（DLX：サインバルタ®）はセロトニン・ノルアドレナリン再取り込み阻害薬（serotonin norepinephrine reuptake inhibitor：SNRI）である．セロトニン，ノルアドレナリン神経系に作用して，シナプス間隙のセロトニン，ノルアドレナリンの濃度を上昇させ，下行性疼痛抑制系を賦活し鎮痛効果を発揮すると考えられている．保険適用は，うつ病・うつ状態，糖尿病性神経障害に伴う疼痛，線維筋痛症に伴う疼痛，慢性腰痛症に伴う腰痛にあり，PHN にはない．

DLX は腸溶解のため，内服後2時間程度から吸収され，6時間程度で血中濃度が最高に達し，排出半減期は10〜12時間である．経口による生体内利用率は約50％（30〜80％）である．肝臓で代謝され（CYP1A2 と 2D6），尿中に72％，糞便中に19％ 排泄される．

投与方法は1日1回朝食後，1日20 mg より開始し，1週間以上の間隔を空けて1日用量として20 mg ずつ増量する．ほとんどの症例は1日20〜40 mg の投与となるが，効果不十分の場合において1日60 mg まで増量可能となっている．

効果発現は，睡眠障害改善（1日〜），鎮痛効果発現（数日〜1週間），抗うつ効果発現（1〜2週間）と言われている．

DLX の副作用には，悪心，傾眠，口渇，頭痛，便秘，尿閉などがあり，三環系抗うつ薬に比べ，副作用は少なく，高齢者における忍容性も高い．投与量を1日30 mg 以下で開始し，投与1週間後に漸増していくことで副作用の発現を軽減できるとの報告もある．

文献

1) 日本ペインクリニック学会神経障害性疼痛薬物療法ガイドライン改訂版作成ワーキンググループ（編）：神経障害性疼痛薬物療法ガイドライン，第2版，真興交易医書出版部，東京，2016
2) 平田和彦ほか：三環系抗うつ薬．痛みの Science & Practice 2．痛みの薬物治療，山本達郎（編），文光堂，東京，p207-210，2013
3) Dharmshaktu P et al：Efficacy of antidepressants as analgesics：a review. J Clin Pharmacol 52：6-17, 2012
4) 栗山後之ほか：抗うつ薬による副作用とその対処．麻酔 65：718-723，2016
5) Paudel KR et al：Antinociceptive effect of amitriptyline in mice of acute pain models. Indian J Exp Biol 45：529-531, 2007
6) 田島圭子ほか：高齢者の帯状疱疹に伴う急性痛およびその関連症状に対する有効な治療．麻酔 57：874-878，2008
7) Bowsher D：The effects of pre-emptive treatment of postherpetic neuralgia with amitriptyline：a randomized, double-blind, placebo-controlled trial. J Pain Symptom Manage 13：327-331, 1997
8) Gan EY et al：Management of herpes zoster and post-herpetic neuralgia. Am J Clin Dermatol 14：77-85, 2013
9) Finnerup NB et al：Pharmacotherapy for neuropathic pain in adults：a systematic review and meta-analysis. Lancet Neurol 14：162-173, 2015
10) Hempenstall K et al：Analgesic therapy in postherpetic neuralgia：a quantitative systematic review. PLoS Med 2：e164, 2005
11) Max MB et al：Amitriptyline, but not lorazepam, relieves postherpetic neuralgia. Neurology 38：1427-1432, 1988
12) Graff-Radford SB et al：Amitriptyline and fluphenazine in the treatment of postherpetic neuralgia. Clin J Pain 16：188-192, 2000
13) Raja SN et al：Opioids versus antidepressants in postherpetic neuralgia：a randomized, placebo-controlled trial. Neurology 59：1015-1021, 2002
14) Watson CP et al：Nortriptyline versus amitriptyline in postherpetic neuralgia：a randomized trial. Neurology 51：1166-1171, 1998
15) 比嘉和夫：帯状疱疹後神経痛．Mod Physician 34：49-52，2014
16) 竹村佳記ほか：三環系抗うつ薬．痛みの Science & Practice 5．痛みの診療キーポイント，川真田樹人（編），文光堂，東京，p182，2014
17) 飯田宏樹：鎮痛補助薬，SNRI．痛みの Science & Practice 2．痛みの薬物治療，山本達郎（編），文光堂，東京，p211-215，2013
18) 日本ペインクリニック学会治療指針検討委員会（編）：セロトニン・ノルアドレナリン再取り込み阻害薬（SNRI）．ペインクリニック治療指針，第5版，真興交易医書出版部，東京，p100-101，2016

7　プレガバリンの使い方

　帯状疱疹は急性期より罹患神経の支配領域に疼痛を生じ，さらに炎症が遷延して軸索に炎症が及ぶと難治性の帯状疱疹後神経痛（PHN）を生じる．これらの急性期から慢性期の痛みを合わせて帯状疱疹関連痛（ZAP）といい，発症からの時期だけではなく痛みの質に合わせた治療を選択する必要がある．

　プレガバリンは神経障害性疼痛に対する第一選択薬の1つである[1]．中枢神経系において電位依存性カルシウムチャネルの $α_2δ$ サブユニットに結合し，神経細胞内へのカルシウムイオンの流入を抑制し，興奮性神経伝達物質の放出を妨げる[2]．これにより，痛み信号の中枢神経系への伝達を抑制し，神経障害性疼痛を緩和するとされる．

　プレガバリンは生物学的利用率が90％以上と高く，経口摂取後，直線性の薬物動態を示すため血漿中濃度を予測しやすい．また，服用後速やかに血漿中濃度が上昇し，約1時間で効果が発現する．半減期は用量増加や反復投与にかかわらず，およそ6時間とされている．排泄に関しては，血漿蛋白と結合せず，肝臓での代謝を受けないため，薬物相互作用を起こしにくく，クレアチニンクリアランス（CCr）に比例し，腎機能低下患者では血漿中濃度の上昇に注意する必要がある（後述）．

　プレガバリンの副作用で頻度が高いものは眠気とふらつきであり，その頻度は約20％と報告され，用量増加および加齢とともに上昇する．また，意識消失の報告もあり，服薬後の自動車運転や危険を伴う機械の操作を避けるよう指導する必要がある．そのほかにも，浮腫，食欲の増加，体重増加などが報告されている．

1）急性期のZAPに対するプレガバリンの効果

　急性期のZAPは，ウイルス感染に伴う炎症による侵害受容性疼痛の要素を有し，抗ウイルス薬，非ステロイド性抗炎症薬（NSAIDs）やアセトアミノフェン，さらにはオピオイド鎮痛薬が有効である[3]．しかし，皮疹出現と同時期から神経炎による神経障害性疼痛を生じる症例もあり，これらの薬物で治療困難な場合は，三環系抗うつ薬やプレガバリンを含む抗てんかん薬の投与を考慮する．しかし，急性期のZAPに対するプレガバリンの効果を評価した研究はいまだ不十分であり，さらなる研究が待たれる[3-6]．

2）慢性期のZAP（PHN）に対するプレガバリンの効果

　PHNに対するプレガバリンの有効性はすでに多くの研究で示されている[4,5]．海外の報告ではPHNの第一選択薬であるリドカインやカプサイシン外用薬（わが国では未承認）の次に，プレガバリンは第二選択薬として，ガバペンチンや三環系抗うつ薬とともに位置づけられている[5]．PHNに対しては，オピオイド鎮痛薬よりも有効性が高いとされる[1,5]．

3）具体的な使い方

　成人には初期用量としてプレガバリン1日150 mgを1日2回に分けて経口投与し，その後1週間以上かけて1日用量として300 mgまで漸増する．しかし，副作用を考慮し初期投与量は年齢や体格に合わせて少量から開始することが望ましい[7]．1日最高用量は600 mgを超えないこととし，いずれも1日2回に分けて経口投与する．

4）高齢者での使い方

　効能書添付文書では，プレガバリン100 mgを単回経口投与した際，非高齢者では t_{max} は0.75

表1 クレアチニンクリアランス（CCr）によるプレガバリンの投与量と透析後の補充量の目安

	CCr（mL/min）				血液透析後の補充*
	≧60	≧30≦60	≧15≦30	<15	
1日投与量	150〜600 mg	75〜300 mg	25〜150 mg	25〜75 mg	
初期用量	1回75 mg，1日2回	1回25 mg，1日3回 または 1回75 mg，1日1回	1回25 mg，1日1回 もしくは2回 または 1回50 mg，1日1回	1回25 mg，1日1回	25 mg または 50 mg
維持量	1回150 mg，1日2回	1回50 mg，1日3回 または 1回75 mg，1日2回	1回75 mg，1日1回	1回25 mg または 50 mg，1日1回	50 mg または 75 mg
最高投与量	1回300 mg，1日2回	1回100 mg，1日3回 または 1回150 mg，1日2回	1回75 mg，1日2回 または 1回150 mg，1日1回	1回75 mg，1日1回	100 mg または 150 mg

*2日に1回，本剤投与6時間後から4時間血液透析を実施した場合のシミュレーションを示す．
（リリカ®カプセル添付文書より改変）

(0.27) 時間［数値は平均（標準偏差），以下同様）］，$t_{1/2}$ は5.66（0.59）時間であったが，高齢者ではそれぞれ1.4（0.50）時間，6.32（0.82）時間であったとされている．標準偏差の大きさから，高齢者のプレガバリンの薬物動態は個人差が大きい可能性が示唆される．

したがって，高齢者では少量から使用を開始し，副作用の有無を確認しつつ個々人に合った適切な用量に調整する必要がある[7]．筆者らの施設では，高齢者では就寝前25 mgから開始し，徐々に増量している．

5）腎機能障害患者での使い方

プレガバリンは尿中排泄率83.9〜97.7％と高く，CCrに応じた減量が必要である．また，血液透析で除去されるため，血液透析後に追加投与する必要がある（表1）．

6）中止の際の注意点

副作用などでプレガバリンを中止する必要が生じた場合，急激な投与中止により，不眠，嘔気，頭痛，下痢，不安，および多汗症などの症状が現れる場合があることから，投与を中止する場合には，少なくとも1週間以上かけて徐々に減量することが推奨されている．

文献

1) 日本ペインクリニック学会神経障害性疼痛薬物療法ガイドライン改訂版作成ワーキンググループ（編）：神経障害性疼痛薬物療法ガイドライン，第2版，真興交易医書出版部，東京，2016
2) Bian F et al：Calcium channel alpha2-delta type 1 subunit is the major binding protein for pregabalin in neocortex, hippocampus, amygdala, and spinal cord：an *ex vivo* autoradiographic study in alpha2-delta type 1 genetically modified mice. Brain Res **1075**：68-80, 2006
3) Fashner J et al：Herpes zoster and postherpetic neuralgia：prevention and management. Am Fam Physician **83**：1432-1437, 2011
4) Moore RA et al：Pregabalin for acute and chronic pain in adults. Cochrane Database Syst Rev 2009 Jul 8；(3)：CD007076
5) Gan EY et al：Management of herpes zoster and post-herpetic neuralgia. Am J Clin Dermatol **14**：77-85, 2013
6) Jensen-Dahm C et al：Effect of a single dose of pregabalin on herpes zoster pain. Trials **12**：55, 2011
7) Dworkin RH et al：Pharmacologic management of neuropathic pain：evidence-based recommendations. Pain **132**：237-251, 2007

8 弱オピオイドの使い方

　弱オピオイドはオピオイド受容体に作用するオピオイド鎮痛薬のうち，強オピオイドよりも力価が弱い，あるいは天井効果（投与量を増量しても効果が頭打ちになる状態）を有する薬剤を指す．帯状疱疹関連痛に使用する頻度が高いものとしてはトラマドール製剤およびリン酸コデインが挙げられる．前者は非麻薬性であり麻薬処方箋は不要であるが，後者は麻薬指定を受けており麻薬処方箋が必要となる．発症早期でNSAIDsやアセトアミノフェンによる鎮痛効果が乏しい場合，また亜急性期から慢性期にかけての帯状疱疹後神経痛（PHN）に対し，プレガバリンや三環系抗うつ薬，セロトニン・ノルアドレナリン再取り込み阻害薬（SNRI）との併用薬剤として用いることが多い．慢性期のPHNは神経障害性疼痛の代表的疾患であり，しばしば治療が長期化し難治性となる．わが国における神経障害性疼痛の薬物療法ガイドライン（図1）ではトラマドールは第二選択薬となっており，コデインよりも優先度が高い．第三選択薬にモルヒネやフェンタニルなどの他のオピオイド製剤が位置している[1]．

1）トラマドール製剤

　トラマドール製剤にはアセトアミノフェンとの合剤と，トラマドール単剤がある．前者は1錠当たりトラマドール37.5 mg，アセトアミノフェン325 mgが含まれており，後者は1錠当たり25 mg，50 mgの1日4回製剤と100 mgの徐放製剤がある．トラマドールは，オピドイドμ受容体への親和性はモルヒネの1/1,000程度と非常に低いが，CYP2 D6により代謝されたM1はμ受容体に高い親和性を持ち，さらに弱いセロトニン・ノルアドレナリンの再取り込み阻害作用により下行性抑制系を賦活させる．これらの作用が相乗的に働くことで，同量のモルヒネの約1/5程度の鎮痛効果があるとされる．用量の上限はアセト

第一選択薬（複数の病態に対して有効性が確認されている薬物）
- Ca^{2+}チャネル$\alpha_2\delta$リガンド
  プレガバリン，ガバペンチン
- セロトニン・ノルアドレナリン再取り込み阻害薬（SNRI）
  デュロキセチン
- 三環系抗うつ薬（TCA）
  アミトリプチリン，ノルトリプチリン，イミプラミン

第二選択薬（1つの病態に対して有効性が確認されている薬物）
- ワクシニアウイルス接種家兎炎症皮膚抽出液
- トラマドール

第三選択薬
- オピオイド鎮痛薬
  フェンタニル，モルヒネ，オキシコドン，ブプレノルフィン，など

図1　神経障害性疼痛薬物療法アルゴリズム
（文献1より許諾を得て転載）

アミノフェン配合剤では1回2錠，1日8錠まで，単剤では1回100 mg，1日400 mgまでとなっている．

2）リン酸コデイン

　リン酸コデインは代謝産物であるmorphine-6-glucuronide（M6G）がμ受容体に作用することで鎮痛効果を発揮するプロドラッグである．効力は同量のモルヒネの約1/6程度である．散剤と5 mgおよび20 mgの錠剤があるが，処方上限量は300 mg程度となっており，これ以上はモルヒネなどの強オピオイドへの変更を考慮する．

3）副作用

　オピオイド製剤の一般的な副作用を表1に示す．投与開始初期から認められる頻度が高いのは，便秘や嘔気などの消化器症状である．鎮痛用量以下から出現しやすいため，投与開始時から緩

表1 オピオイド製剤の副作用

頻度の高い副作用	消化器症状	便秘
		嘔気・嘔吐
	中枢神経症状	眠気
		ふらつき,めまい
その他の副作用	せん妄,呼吸抑制,皮膚瘙痒感,排尿障害など	

表2 CYP2D6,CYP3A4を阻害する主な薬物

		CYP2D6	CYP3A4
抗うつ薬	クロミプラミン	○	
	パロキセチン	○	
抗精神病薬	ハロペリドール	○	
	リスペリドン	○	
循環器系薬	ベラパミル		○
	キニジン	○	
	アミオダロン	○	○
	ジルチアゼム		○
感染症治療薬	エリスロマイシン		○
	フルコナゾール		○
	クラリスロマイシン		○
	ケトコナゾール		○
	ミコナゾール		○
	リトナビル		○
	クロロキン	○	
その他	シメチジン	○	○
	タクロリムス		○

(文献3より改変)

下薬(酸化マグネシウム,センノシドなど)や制吐薬(ドンペリドン,プロクロルペラジンなど)の併用が必要となる.トラマドールはリン酸コデインに比べ副作用の頻度が低いといわれるが,特に女性において強い嘔気を訴える例があり[2],制吐薬の予防的投与が望ましい.嘔気は継続投与により耐性が形成されやすいとされ,2～3週間程度の内服を継続しても嘔気がないときは制吐薬の投与は中止可能であると考える.一方で,便秘は特にリン酸コデインでは出現頻度が高く,投与量や期間によらないことから,緩下薬は継続投与が必要となることが多い.眠気やふらつきなどの中枢神経系副作用は,用量依存性に出現するとされるが,高齢者や肝腎機能低下患者では体内への代謝産物蓄積による効果の遷延が起こることがあり,特に高齢者では転倒などの事故につながることもあるため注意を要する.

4) 相互作用

トラマドールはCYP2D6,CYP3A4で代謝され,リン酸コデインはCYP2D6で代謝される.これらの酵素を阻害する薬剤は,血中濃度の上昇から効果の増強,遷延をきたし得る(表2)[3, 4].トラマドールはセロトニン再取り込み阻害作用を有しており,モノアミン酸化酵素阻害薬との併用はセロトニン症候群をきたす恐れがあるため併用禁忌となっている.他のセロトニン再取り込み阻害作用を有する薬剤[三環系抗うつ薬,選択的セロトニン再取り込み阻害薬(SSRI),SNRIなど]との併用は禁忌ではないが,同様の点で注意が必要である[5].セロトニン症候群は中枢神経系におけるセロトニンの蓄積により起こる病態で,血圧異常,自律神経失調,消化器症状などさまざまな症状を引き起こす.また,睡眠薬など中枢神経作用薬の併用は,相加作用による呼吸抑制や傾眠をきたすことがある.一方,抗痙攣薬のカルバマゼピンやステロイド製剤のデキサメタゾンなどはCYP3A4の酵素誘導を起こし,トラマドールの代謝を促進させる可能性がある.リン酸コデインも中枢神経を抑制させる薬剤との併用では,傾眠や呼吸抑制に注意する必要がある.他に,ワルファリンとの併用により抗凝固作用を増強させる場合がある.

5）処方の実際

　トラマドールは，単剤，アセトアミノフェン配合剤とも1回1錠を，若年者では1日3〜4回投与，高齢者では1日1〜2回投与から開始し，1〜2週間おきに痛みの軽減度に応じ漸増する．発症3ヵ月以降の神経障害性疼痛であるPHNでは，トラマドール単剤を選択する．嘔気対策として，投与開始時は制吐薬の併用が望ましい．アセトアミノフェン配合剤では他の併用薬にアセトアミノフェンを含有するものがないか確認が必要である．数週間の内服により，ある程度のタイトレーションが可能となった場合は，1日1回の徐放薬への切り替えも有効である．この際，突発痛対策として1日量の1/4〜1/8量程度のトラマドール製剤（25〜50 mg）をレスキューとして用いることもある．リン酸コデインは，1回20〜30 mgをトラマドール同様に，若年者では1日3〜4回投与，高齢者では1日1〜2回投与から開始し，痛みの程度により1日量の30〜50％ずつ漸増する．リン酸コデインでは，嘔気とともに便秘対策が必要であり，適宜緩下薬の併用を行う．いずれの薬剤も，増量により疼痛の改善が得られず，かえって眠気などの副作用が増強する場合はそれ以上の増量はせずに，他の手段を考慮すべきである．

文献

1) 日本ペインクリニック学会神経障害性疼痛薬物療法ガイドライン改訂版作成ワーキンググループ（編）：神経障害性疼痛薬物療法ガイドライン，第2版，真興交易医書出版部，東京，p48-55, 2016
2) 藤江素子ほか：トラマドール塩酸塩/アセトアミノフェン配合錠の安全性プロファイル―抜歯後疼痛患者を対象とした使用成績調査報告より．歯薬物療 **34**：132-141, 2015
3) 住谷昌彦ほか：トラマドールの薬物相互作用．ペインクリニック **35**：S398-S406, 2014
4) Miotto K et al：Trends in Tramadol：Pharmacology, Metabolism, and Misuse. Anesth Analg **124**：44-51, 2017
5) Beakley BD et al：Tramadol, Pharmacology, Side Effects, and Serotonin Syndrome：A Review. Pain Physician **18**：395-400, 2015

9 ノイロトロピン® の使い方

表1 帯状疱疹後神経痛（PHN）に対するノイロトロピン®の効果

	ノイロトロピン®投与群	プラセボ投与群	ケトプロフェン投与群	検定
PHN 改善率	40%（$n=101$）	17%（$n=104$）	—	$p<0.01$，χ^2 検定

（山村秀夫ほか：ノイロトロピン錠の帯状疱疹後神経痛に対する効果．医学の歩み **147**：651-664，1988）

ノイロトロピン® はワクシニアウイルス接種家兎炎症皮膚抽出液含有製剤で，非特異的アレルゲン免疫療法として，1950 年 3 月に販売開始された薬剤である．本剤の製造に用いるワクシニアウイルスの培養には，鶏卵，ウサギ，カゼインペプトン（ウシ乳およびブタ膵臓由来）を使用し，本剤の有効成分はウサギの皮膚抽出物であるとされている．注射薬として蕁麻疹，アトピー性皮膚炎，花粉症患者に古くから使用されている．

1988 年に帯状疱疹後神経痛（PHN）に対する有効性に関する報告がみられ（表1），1988 年には経口薬が発売された．現在，下行性疼痛抑制系賦活型疼痛治療薬（非オピオイド，非 COX 阻害薬）として PHN，腰痛症，頸肩腕症候群，肩関節周囲炎，変形性関節症に投与されている．すなわち，ノイロトロピン® 錠は生体内に備わる疼痛抑制機構である下行性疼痛抑制系神経を活性化してPHN に効果を現す．この作用は 5-HT_3 受容体またはノルアドレナリン（NA）作動性の α_2 受容体拮抗薬で抑制され，オピオイド受容体拮抗薬であるナロキソンで抑制されない．本剤は，非ステロイド性抗炎症薬（NSAIDs）やオピオイドと異なり，プロスタグランジン産生系やオピオイド系に作用せず，正常動物を用いた鎮痛薬評価系よりも痛覚過敏モデルとされる SART ストレス（反復寒冷負荷）動物，CCI（慢性絞扼性神経損傷）ラットや SNL（脊髄神経結紮）マウスに対して優れた効果を示す．さらに，シトクロム P450 の分子種と代謝を受けない．

筆者らは，難治性の PHN 患者 19 例に対してノイロトロピン® 1 日 4 錠を 1 ヵ月間投与し，その有効性を調べた（表2）．その結果，有効以上

表2 自験例

A．対象
- 罹患歴 1 年以上の PHN 患者 19 例（男 10 例，女 9 例）
- 62〜89 歳（平均 72.5 歳）
- リリカ®，トリプタノール®，トラムセット®，テグレトール®，リボトリール®などの内服中で，VAS 40 mm 以上のもの
- ノイロトロピン® 錠 1 ヵ月内服

B．結果
- 著効：2 例
- 有効：7 例
- やや有効：3 例
- 無効：6 例
- 有害：1 例（ふらつき，嘔気）

47.4％，やや有効以上 63.2％を示した．PHN に対する薬剤は多種類存在するが，ノイロトロピン® はこれらの薬剤の補助薬として投与を考えるべき薬剤と思われた．

ノイロトロピン® は，末梢侵害刺激局所において炎症を起こすブラジキニンの遊離を抑え，血行を改善し自律神経系の働きを調整する作用もある．したがって，帯状疱疹初期の炎症や疼痛を抑える作用もみられる．今後は帯状疱疹初期に用いて PHN 移行を防御できるかもしれない．なお，本剤は 18,140 例中 98 例（0.54％）に副作用が認められている．ごくまれであるが，肝機能障害，アナフィラキシーショック，蕁麻疹，胃腸障害，ふらつき，頭痛などがみられる．効果がみられない場合，4 週間以上は使用しない．

文献

1) ノイロトロピン® 添付文書．http://www.info.pmda.go.jp/go/pack/1149023F1036_1_05/（2017 年 9 月閲覧）

コラム いつ麻酔科に依頼する？

国際疼痛学会（IASP）が痛みを「組織の実質性のあるいは潜在性の障害と関連するか，またはそのような障害を表す言葉で表現される不快な感覚・情動体験」と定義しているように，長引く痛みは単なる生体の危険信号にとどまらず，患者に多大な身体的・精神的負担を与え，日常生活動作（ADL）や生活の質（QOL）を著しく低下させる．長引く痛みは「恐怖と回避のモデル」（図1）[1]と言われる痛みの悪循環をきたし，次第に心因性の要素が強くなる．したがって，ZAP においても早期に痛みを何らかの手段で緩和しなければならない．

帯状疱疹の診断能力の向上，診断早期からの抗ウイルス薬の投与開始，帯状疱疹関連痛（ZAP）の病態の理解，ZAP に対する薬物療法の進歩などによって，ZAP が遷延化する患者は減ってきているものと推測される．しかしながら，早期の抗ウイルス薬の投与，ZAP に対する適切な薬物療法の施行にもかかわらず，抑うつ，過度の警戒心（不安），食欲低下，不眠，自宅に引きこもる，入浴を控えるなどの QOL あるいは ADL の低下が認められた際には，早々に痛みの専門医である麻酔科に紹介すべきである．

このような患者では，ZAP の要素に神経障害性疼痛の要素が混在し始めていることが多い．そのため，帯状疱疹発症時から PHN の危険因子[2,3]を考慮に入れながら，注意深い問診[4]によって神経障害性疼痛の出現を早期に発見すべきである（148～149ページ，Part 6-B-3「帯状疱疹関連痛総論」の表1,2参照）．この時点で麻酔科に相談あるいは紹介してもよいと思われる．

麻酔科での治療には通常使い慣れない医療用麻薬（非癌性疼痛に適応のあるフェンタニル貼付薬，一部のモルヒネ製剤）の処方，神経ブロックなどの侵襲的な治療，局所麻酔薬のトリガーポイント注射，イオントフォレーシスなどがある．これらの治療，特に神経ブロックは，帯状疱疹発症から時間が経過すればするほど奏効しづらくなるので，周囲に痛みを専門とした麻酔科医がいるようであれば，痛みの遷延，難治化が疑われる際はすぐに相談すべきかもしれない．表1および図2に ZAP に有効な末梢神経ブロックの詳細を示す．そのほか，硬膜外ブロック，星状神経節ブロック，交感神経節ブロックが施行されることもある．

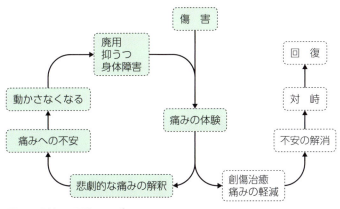

図1　恐怖と回避のモデル

（文献1より引用）

Part 6 治療のウソ，ホント？— B. 帯状疱疹

表1 ZAPに対して行われる末梢神経ブロック

	局所麻酔薬	手技
前頭神経ブロック （図2A ①参照）	0.75%ロピバカイン 0.3〜0.5 mL	左示指にて眼窩切痕を触れながら，眉毛の上縁，正中約2.5 cmを刺入点とし，切痕に当たるまで針（25G注射針）を垂直に刺す
眼窩下神経ブロック （図2A ②参照）	0.75%ロピバカイン 0.5 mL	眼窩下縁中央部から示指を約1 cm下方へ移動させ，眼窩下孔を確認する．眼窩下孔のすぐ下の皮膚に直角に，針（25G注射針）を骨に当たるまで進める
おとがい神経ブロック （図2A ③参照）	0.75%ロピバカイン 1.0 mL	おとがい孔を十分に触れながら，おとがい孔の耳側0.5 cm，上方0.5 cmを刺入点として，おとがい孔に針（25G注射針）を刺入する
肋間神経ブロック （図2B参照）	0.75%ロピバカイン 2.0 mL	肋骨に針（25G注射針）を当て，針先を徐々に下方へ移動し，肋骨の下に針がくぐったところで針先を固定する．深く刺入すると気胸を起こす可能性がある
腹横筋膜面ブロック （図2C参照）	0.375%ロピバカイン 10〜20 mL	超音波下に外腹斜筋，内腹斜筋，腹横筋を確認し，腹横筋面になるべく平行となるように内腹斜筋と腹横筋の間に針（25G注射針）を進める

G：ゲージ

A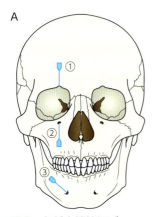
B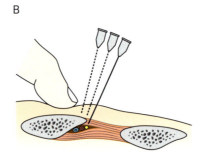
C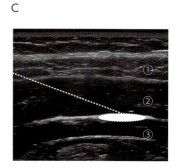

図2 各種末梢神経ブロック
A：三叉神経の各種末梢神経ブロック．三叉神経は前頭神経，眼窩下神経，おとがい神経に分かれて顔面の知覚を支配する［①前頭神経ブロック（眼窩上切痕），②眼窩下神経ブロック（眼窩下孔），③おとがい神経ブロック（おとがい孔）］．B：肋間神経ブロック．針を肋骨に一度当て，徐々に下にwalkingさせる．C：腹横筋膜面ブロック．腹横筋膜面に局所麻酔薬を注入する（①外腹斜筋，②内腹斜筋，③腹横筋）．

文献

1) Lethem J et al：Outline of a Fear-Avoidance Model of exaggerated pain perception. Behav Res Ther **21**：401-408, 1983
2) Higa K et al：Severity of skin lesions of herpes zoster at the worst phase rather than age and involved region most influences the duration of acute herpetic pain. Pain **69**：245-253, 1997
3) Jung BF et al：Risk factors for postherpetic neuralgia in patients with herpes zoster. Neurology **62**：1545-1551, 2004
4) 小川節郎：日本人慢性疼痛患者における神経障害性疼痛スクリーニング質問票の開発．ペインクリニック **31**：1187-1194, 2010

Part 7

ワクチン

1 水痘ワクチンと水痘，帯状疱疹の疫学の変化

1）水痘ワクチン

a　水痘ワクチン

　水痘ワクチン（Oka 株）は，白血病やネフローゼ症候群など，免疫不全状態のハイリスク患児を水痘から守るために，大阪大学の高橋理明博士らによって開発された，わが国発の弱毒生ワクチンである．

　日本では 1987 年から 1 歳以上の小児への接種が任意接種として開始された．2004 年に加齢によって低下した水痘帯状疱疹ウイルス（VZV）に対する細胞性免疫の増強が効能に追加され，2016 年 3 月から 50 歳以上の者に対する「帯状疱疹の予防」としての効能効果が承認された．水痘ワクチンの帯状疱疹予防に関する効果として，細胞性免疫を賦活することが示されている．

　添付文書上は，弱毒生水痘ウイルス（Oka 株）を 1,000 plaque forming units（PFU）以上含有と記載されているが，実際には製造時にその 10 倍以上の力価であることが報告されており[1]，米国で用いられている帯状疱疹に対するワクチン Zostavax® と同等の力価を有している．ただし，水痘ワクチンは生ワクチンであり，製剤としての力価の低下を防ぐためにその管理には温度管理，遮光，および接種直前に溶解するなど取り扱いにおける留意が非常に重要である．

b　有効性

　米国では 1996 年から小児のワクチンプログラムへの水痘ワクチンの 1 回接種の導入により水痘患者報告数が大きく減少した．次第に 1 回接種後の breakthrough varicella が散見されるようになったことを受けて，2006 年から 2 回接種が推奨されるとさらに水痘の罹患率は減少し，2013〜2014 年には導入以前の 1993〜1995 年に比べ罹患率は 97.4％に低下した[2]（州別罹患率の減少率の範囲 92.9〜97.9％）．

　米国の水痘ワクチンの 1 回接種の有効性に関するレビューでは，全水痘に対する予防効果は 44〜100％（中央値 84.5％），重症例の予防については 86〜100％（中央値 97.0％）とまとめられている[3]．水痘の患者数が減少してきている近年の米国においては，1 回接種，2 回接種の有効性は，それぞれ水痘全体の予防には 75.6％（95％信頼区間 38.7〜90.3％），93.6％（95％信頼区間 75.6〜98.3％），水疱数 50〜500 個の中等症から 500 個を超える重症の水痘の予防では 78.1％（95％信頼区間 12.7〜94.5％），97.9％（95％信頼区間 83.0〜99.7％）であった[4]．

　ワクチン接種 42 日以降に発症した水痘は breakthrough varicella と呼ばれる．一般にワクチン未接種者に比較して軽症で，水疱数は 50 個以下（通常 250〜500 個）で罹病期間も短期間であることが多い．皮疹が非典型的なこともある．

　また，日本において初回接種後の抗体陽転率は，IAHA 法で 75.1％，gpELISA 法で 83.7％との報告がある[5]．同報告で，抗体の陽転化が確認できなかった症例（primary vaccine failure）54 例を対象とした追加接種後の評価では，2 回接種後の抗体陽転率は IAHA 法 98％，gpELISA 法 100％であった．また，初回接種後に抗体陽転した症例のうち，液性免疫の減衰が示唆された症例（secondary vaccine failure）に対する追加接種後の抗体陽性率は高く，100％との報告がある．

c　予防接種スケジュール

　わが国では 2014 年 10 月 1 日（第 40 週）から水痘が定期接種対象疾患（A 類疾病）となり，導入当初から 2 回接種が開始された．

　接種対象者は生後 12〜36 ヵ月に至るまで（1〜2 歳）の児で，標準的には生後 12〜15 ヵ月に達するまでに 1 回目の接種を行い，3 ヵ月以上（標準的には 6〜12 ヵ月まで）の間隔をおいて 2 回目の接種を行う．接種量は毎回 0.5 mL である．

定期接種開始年度の2014年度については，特例措置として水痘ワクチン未接種の生後36～60ヵ月に至るまで（3～4歳）の者も，定期接種対象として1回の接種が実施された．

2回の接種間隔については，流行状況によっては早めの接種も考慮されるが，接種間隔は3ヵ月より12ヵ月あけたほうが接種後の免疫獲得がよいことが示唆されている[6]．また，保育所で2回の水痘の流行を観察したわが国の研究［厚生労働科学研究（代表者：岡部信彦，分担研究者：庵原俊昭）］において，接種から流行曝露までの期間別の発症率が0～12ヵ月が42.1％であったのに対して，13～24ヵ月では77.8％に上昇していたことから，早期の2回目接種が望ましいことが示され，2012年から日本小児科学会の推奨スケジュールにおいて2回目の接種推奨年齢が「5歳以上7歳未満」から「18ヵ月以上2歳未満」へと変更された．

加えて，日本小児科学会では定期接種対象年齢以外でも，水痘未罹患で水痘ワクチンを接種していない児に対して積極的に2回接種を行う必要があるとしている．同時に免疫機能が低下したハイリスク患者の接種にあたっては，接種前の問診と免疫機能の再確認など，十分な注意が必要とされている．

d　曝露後予防としての接種

水痘の感染力は強く，家族内感染では感受性者の二次感染率は60～90％とされている．曝露後予防として水痘ワクチンを曝露後72時間以内に接種することによって発症予防，重症化予防ができる可能性があり，感受性者が水痘あるいは帯状疱疹患者と接触した場合にワクチン接種が可能な場合には，緊急接種が考慮される．

2）水痘，帯状疱疹の疫学

a　水痘

現在，水痘は感染症法に基づく感染症発生動向調査で5類感染症に位置づけられ，2つの患者サーベイランスが実施されている．

1つは，全国約3,000ヵ所の小児科定点から毎週患者数が報告されており，図1に示したように，定期接種化以後，定点当たり患者報告数が速やかに大きく減少した．年齢分布にも変化がみられ，2011年までほぼ一定して1～4歳が70％前後を占めていたが，2016年上半期では約40％に減少している．

水痘ワクチンのわが国の接種状況は，2014年10月1日に定期接種対象疾患（A類疾病）となるまで，接種率は低く30～40％程度と推定されていた．定期接種化以後は上昇し，感染症流行予測調査における予防接種率調査によると，定期接種対象年齢が含まれた2015年時点の1～4歳の1回以上の接種率は70～80％前後，2回接種率は2～3歳でおよそ40％に上った．

もう1つのサーベイランスである水痘入院例の全数報告は，定期接種化に先立って2014年9月19日（第38週）から開始された．24時間以上の入院を要した水痘症例が対象で，他疾患のための入院中に発症し，その後24時間以上入院した症例も届出対象となっている．このサーベイランスにより，それまで把握できなかった成人例，重症例，予防接種歴，感染経路などの情報も得られるようになった．

2014年第38週～2016年第13週までの水痘入院例の報告数の推移を，水痘の季節性を考慮して四半期ごとに図2に示す．

対象期間中の報告数は521例で，全年齢の週当たり報告数は，水痘ワクチン定期接種化直後の2014年第39～52週の9.53/週から2015年第40～53週には6.00/週と減少し，年齢群別には定期接種対象年齢の1～2歳群，3～4歳群の報告数が顕著に減少した（各々，1.47→0.29，0.73→0.36）．同時に接種年齢に満たない0歳群の報告数も減少し（1.07→0.14），間接効果が示唆された．一方，5～9歳以上の小児および成人の報告数は横ばいであった．中でも20～40歳代は205例（全報告数の40％）に上り，四半期各期において報告数の29～50％を占めた．成人罹患

Part 7 ワクチン

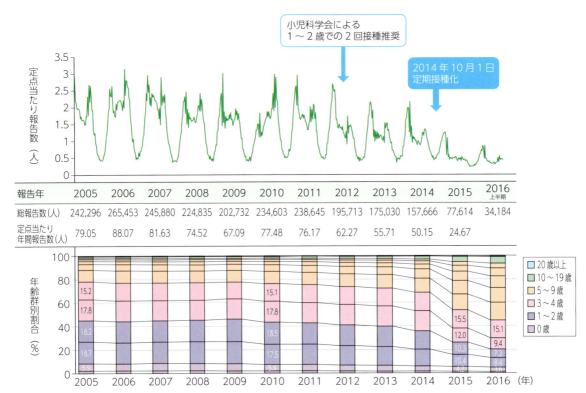

図1 小児科定点報告：週別定点当たり報告数と年齢分布の変化（感染症発生動向調査より）
2005年第1週〜2016年第26週のデータを示す．注：2016年は上半期データの暫定値．

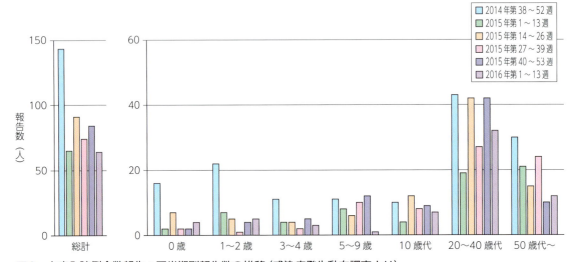

図2 水痘入院例全数報告：四半期別報告数の推移（感染症発生動向調査より）
2014年第38週〜2016年第13週のデータを示す．$n = 521$．注：2015，2016年は暫定値．

者が一定数存在すること，従来から指摘されているように，小児に比べ重症化のリスクが高いことが示唆された．成人例の感染源・感染経路は，子ども，帯状疱疹を発症した親・祖父母などの家族内接触，および職場での接触による感染が多く報告され，重要な感染経路であった．

合併症は20％の症例で報告され，皮膚の二次感染27例，肺炎・気管支炎22例，肝炎22例，熱性痙攣14例，脳炎・髄膜炎20例，急性散在性脳脊髄炎（ADEM）2例，小脳失調2例，根神経炎1例などの神経合併症，播種性血管内凝固症候群（DIC）8例，多臓器不全5例，内臓播種性水痘2例などの全身合併症などがあり，死亡例は3例報告された．このうち1〜2歳の症例の多くは定期接種導入後早期の報告であった．

入院例の予防接種状況は，多くが未接種もしくは1回接種であった[7]．

b 帯状疱疹

帯状疱疹もさまざまな合併症を伴い，時に後遺症や致命的な病態に至ることがあり，またVZVに対する感受性者にとっては重要な感染源となることから，公衆衛生学的にもその発生動向の把握は重要である．

現在は，帯状疱疹に関する全国的，継続的に実施されているわが国のサーベイランスシステムはない．

わが国で実施された帯状疱疹に関する大規模な疫学調査では，全年齢における罹患率は4.38/千人・年（宮崎スタディ，1997〜2011年，宮崎県），50歳以上の成人に関して実施された研究では10.9/千人・年（SHEZスタディ，2009〜2012年，小豆島）で，いずれも70歳代で最も高く（8.0，12.9/千人・年），また女性の罹患率が高かった．この傾向は海外の報告と共通している．

水痘の流行の減少に伴い免疫のブースターが減弱することによる帯状疱疹の疫学の変化の可能性については，継続的なサーベイランスの必要性と帯状疱疹ワクチンの活用における今後の重要な検討事項と考えられる．

❖文献

1) 神谷 齊ほか：水痘生ワクチンのウイルス力価の現状と安定供給法．臨とウイルス **36**：S86, 2008
2) Lopez AS et al：Epidemiology of Varicella During the 2-Dose Varicella Vaccination Program-United States, 2005-2014. MMWR Morb Mortal Wkly Rep **65**：902-905, 2016
3) Seward JF et al：Varicella vaccine effectiveness in the US vaccination program：a review. J Infect Dis **197**（Suppl 2）：S82-S89, 2008
4) Perella D et al：Varicella Vaccine Effectiveness in Preventing Community Transmission in the 2-Dose Era. Pediatrics **137**：e20152802, 2016
5) 尾崎 隆ほか：初回水痘ワクチン接種後の一次性ワクチン不全児に対する追加接種の効果．感染症誌 **90**：291-296, 2016
6) Yoshikawa T et al：Universal varicella vaccine immunization in Japan. Vaccine **34**：1965-1670, 2016
7) 国立感染症研究所感染症疫学センター：水痘ワクチン定期接種化後の水痘発生動向の変化—感染症発生動向調査より・第2報—病原微生物検出情報．IASR **37**：116-118, 2016

2 帯状疱疹ワクチンの現状

帯状疱疹は，ヘルペスウイルス属に属する水痘帯状疱疹ウイルス（VZV）の再活性化による病態であり，片側の支配神経領域に一致した疼痛と小水疱の帯状の集簇を特徴とする．帯状疱疹は高齢者に多い疾患であるが，日本皮膚科学会が行った皮膚科受診患者の多施設横断調査においても，55歳以上で患者数の著明な増加がみられた[1]．宮崎県での10年間にわたる大規模疫学調査では，帯状疱疹患者数は10年間で23％増加していたが，その要因として，50歳代以下での発症率がほとんど変わらない一方で，60歳以降での発症率の顕著な増加があるためと考えられた[2]．加齢による帯状疱疹発症の増加の原因としては，VZV特異的細胞性免疫が低下することがその原因であると考えられている．また，この細胞性免疫低下は帯状疱疹の重症化や帯状疱疹後神経痛（PHN）の発症に関わっていることが明らかになってきている[3-5]．

帯状疱疹は抗ヘルペスウイルス薬により治療可能な疾患である．しかし，現在でも高齢者を中心として，PHNの発症は抗ウイルス薬を投与しても完全に抑制することはできない．また，PHN以外にも運動神経麻痺の合併や，耳鼻科領域合併症であるRamsay Hunt症候群，三叉神経第1枝領域の帯状疱疹で起こる眼合併症，免疫抑制患者に起こりやすい脳髄膜炎などの中枢神経合併症も患者の日常生活動作（ADL），QOLを損なう厄介な後遺症である．

本項では，近年わが国でも帯状疱疹予防目的で接種が可能となった水痘生ワクチンの効果や現状の問題点について述べ，併せて現在開発中のサブユニットワクチンについても解説したい．

1）水痘ワクチンとは

水痘ワクチンは，1974年に大阪大学微生物学研究所の高橋理明により開発された．水痘患児より分離，継代された弱毒株（生ワクチン）であり，患児の名前からOka株と命名された．高橋らは，ステロイド服用中やネフローゼ症候群の患児が多く入院する病棟で水痘が発症したときに，患児23人にOka株を緊急接種した．ワクチン接種したすべての患児で水痘抗体価の上昇を確認でき，水痘の院内流行を阻止できた[6]．

日本では1987年に，白血病などのハイリスク患児に対し任意接種が承認され，その後，健康小児も接種対象に追加された．現在Oka株は世界保健機関（WHO）が認める世界で唯一のワクチンであり，2006年には小児を中心として80ヵ国で1,600万人が接種を受けている．

前述のように，Oka株は水痘患児の水疱液からヒト胎児細胞により分離されたウイルス株を，34℃でヒト胎児肺細胞11代，モルモット胎児細胞12代継代後，ヒト2倍体細胞のWI-38に3代，MRC-5に2代継代したものをマスターシードとしている[7]．この株は親株や野性株と比較して，若干の温度感受性とモルモット胎児細胞での15～20倍高い増殖力を持つ．また，発疹の出現が少なく，単核球中からウイルスが検出されず二次ウイルス血症が起こらないという特徴を持つ．ウイルスゲノムの解析結果から，ワクチン株と親株の間には全ゲノム中に42塩基配置置換，20アミノ酸置換がある．ワクチン株は単一の株ではなく，少なくとも8種類の変異株が混合したmixed populationであることがわかっている．日本のワクチンは接種0.5 mL当たり1,000 PFU/dose以上の弱毒ウイルスが含有するよう定められているが，実際には23,000～95,000 PFU/doseのウイルスが含まれている．一方，米国で水痘予防用に使用されるVarivax®の力価は1,350 PFU/dose，後述する帯状疱疹ワクチンのZostavax®の力価は19,400 PFU/dose以上とされている（表1）[7]．

表1 水痘および帯状疱疹ワクチンの比較

ワクチン名	適応	力価（PFU）
Oka（biken）	水痘	＞1,000（実際は 23,000〜95,000）
Varivax®	水痘	1,400
Proquad®	MMR＋水痘	9,800
Zostavax®	帯状疱疹	＞19,400

MMR：麻疹，ムンプス，風疹

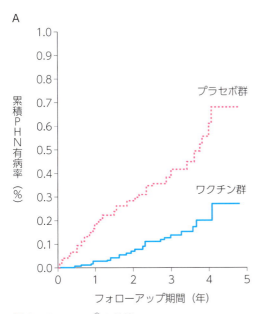
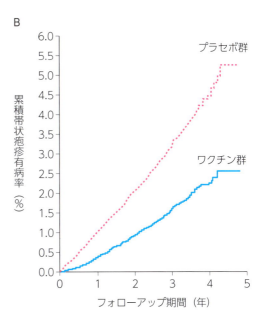

図1 Zostavax®の効能
A：累積PHN有病率，B：累積帯状疱疹有病率

（文献8より改変）

2）帯状疱疹生ワクチン

　ワクチン接種によりVZVに対する特異的細胞性免疫を誘導することで帯状疱疹発症の予防や重症化の阻止が期待できる．米国での60歳以上の約4万人を対象とした大規模な無作為化二重盲検プラセボ対照試験では，帯状疱疹ワクチン接種後平均3.12年の追跡期間中，帯状疱疹の発症頻度はワクチン（Zostavax®）群がプラセボ群に比して51.3％減少，PHNが66.5％減少，重症度も61.3％減少したことが報告されている（図1)[8]．ワクチンの副反応は接種部の局所反応が主体で，重篤なものはみられなかった．また，その後のサブ解析で，60歳代接種群のほうが70歳以上接種群に比べワクチン効果が高いことが明らかとなった[9]．米国では2006年5月より免疫能正常な60歳以上を対象として帯状疱疹ワクチンの接種が推奨されていたが，2011年3月からはその年齢が50歳以上に引き下げられた．

　わが国でも水痘ワクチンは1986年に認可され，2014年に小児に対する水痘予防の定期接種が開始されたが，2016年3月にZostavax®と本質的に同じワクチンであることに基づき，帯状疱疹に対する予防効果は医学薬学上公知であるとして，

表2 水痘生ワクチン接種不適当者

| ①明らかな発熱を呈している者 |
| ②重篤な急性疾患にかかっていることが明らかな者 |
| ③本剤の成分によってアナフィラキシーを呈したことがあることが明らかな者 |
| ④明らかに免疫機能に異常のある疾患を有する者，および免疫抑制をきたす治療を受けている者 |
| ⑤妊娠していることが明らかな者 |
| ⑥上記に掲げる者のほか，予防接種を行うことが不適当な状態にある者（下表参照） |

帯状疱疹予防における接種不適当者の具体例			
接種後2週間以内に治療等により末梢血リンパ球数の減少あるいは免疫機能の低下が予想される場合			
細胞性免疫不全状態の場合			
骨髄やリンパ系に影響を与える疾患			免疫抑制状態あるいは免疫不全状態にある場合
HIV 感染または AIDS			
悪性腫瘍の患者	急性骨髄性白血病，T細胞白血病，悪性リンパ腫，慢性白血病		免疫抑制状態あるいは免疫不全状態にある場合
	急性リンパ性白血病		①完全寛解後3ヵ月未満 ②リンパ球数が 500/mm³ 未満 ③遅延型皮膚過敏反応テストが陰性 ④維持化学療法としての 6-メルカプトプリン投与以外の薬剤を接種前後1週間以内に使用 ⑤強化療法や広範囲な放射線治療などの免疫抑制作用の強い治療を受けている
	悪性固形腫瘍		摘出手術または化学療法によって腫瘍の増殖が抑制されていない場合
			腫瘍の増殖が抑制されている状態で，急性リンパ性白血病の①〜⑤に該当する場合
免疫抑制・化学療法などを受けている	ステロイド，免疫抑制薬を使用している		ステロイド（注射薬，経口薬）：プレドニゾロンなど 免疫抑制薬：シクロスポリン（サンディミュン®），タクロリムス（プログラフ®），アザチオプリン（イムラン®）など により，明らかに免疫抑制状態である場合
	上記以外の免疫抑制作用のある薬剤を使用している		抗リウマチ薬や抗悪性腫瘍薬などにより，明らかに免疫抑制状態である場合

（2016年3月改訂，乾燥弱毒生水痘ワクチン「ビケン」添付文書より作成）

「50歳以上の者に対する帯状疱疹予防」の効能追加が認められた．

3）帯状疱疹生ワクチンの問題点

帯状疱疹生ワクチンの問題点として，効果減弱と接種不適当者の問題が挙げられる．臨床治験後の長期追跡調査により，Zostavax® のワクチン効果は8年，疾病負荷に対する効果は10年で統計学的に有意な効果が消失することが判明している[10]．また，生ワクチンのため，妊婦，非寛解状態の血液癌患者，造血幹細胞移植後，固形癌で3ヵ月以内に化学療法施行の患者，免疫抑制療法施行中の患者やHIV患者など帯状疱疹発症リスクが高いと思われる患者には禁忌であることが問題点として挙げられる．表2にワクチン接種不

表3 HZ/su のワクチン効果

		HZ/su 接種群				プラセボ接種群				ワクチン効果 [% (95%信頼区間)]
		被検者数	帯状疱疹発症数	累積追跡期間(人/年)	帯状疱疹発症数(人/年)	被検者数	帯状疱疹発症数	累積追跡期間(人/年)	帯状疱疹発症数(人/年)	
修正コホート	被検者全数	7,344	6	23,297.0	0.3	7,415	210	23,170.5	9.1	97.2 (93.7-99.0)
	50~59歳	3,492	3	11,161.3	0.3	3,525	87	11,134.7	7.8	96.6 (89.6-99.3)
	60~69歳	2,141	2	7,007.9	0.3	2,166	75	6,952.7	10.8	97.4 (90.1-99.7)
	70歳以上	1,711	1	5,127.9	0.2	1,724	48	5,083.0	9.4	97.9 (87.9-100.0)
全数コホート	被検者全数	7,698	9	25,584.5	0.4	7,713	235	25,359.9	9.3	96.2 (92.7-98.3)
	50~59歳	3,645	3	12,244.9	0.2	3,644	95	12,162.5	7.8	96.9 (90.6-99.4)
	60~69歳	2,244	5	7,674.1	0.7	2,246	83	7,581.8	10.9	94.1 (85.6-98.1)
	70歳以上	1,809	1	5,665.5	0.2	1,823	57	5,615.6	10.2	98.3 (89.9-100.0)

(文献13より改変)

適当者についてまとめた.

4) 新規帯状疱疹ワクチンの開発状況

新規ワクチン候補として,VZV の糖蛋白 gE とアジュバント AS01Bから構成されるサブユニットワクチンである HZ/su の開発が進められている.HZ/su は第I,II相試験で,HIV 患者など免疫抑制患者での安全性[11]と,高齢者において少なくとも3年間の強い免疫誘能[12]が確認されている.

HZ/su の第III相試験は,国際共同プラセボ対照研究として日本を含むアジア,米国,ヨーロッパ18ヵ国,50 歳以上の健常者(帯状疱疹の既往もしくはワクチン接種歴のある者は除外)15,411人を対照に行われた(表3)[13].平均3.2年間の観察期間中,ワクチンによる帯状疱疹発症阻止効果は97.2%と驚くべき結果が得られた.また年齢による効果の差もみられなかった.プラセボに比べ副反応の発現率は高かったが,軽度~中程度であり一過性のものであった.また,並行して行われた試験とのプール解析(70歳以上,計1万6,596例)を行ったところ,帯状疱疹に対するワクチン有効率は91.3%,PHN への有効率は88.8%であり,PHN に対する高い有効性も証明された[14].

本ワクチンは現在米国で申請中であり,わが国を含めた世界各国でも申請が開始されている.

以上,わが国でも使用可能となった帯状疱疹生ワクチン,また開発中の新規ワクチンについて解説した.今後ワクチン接種が進むことで,帯状疱疹の発症や重症化の予防が期待される.

❖ 文献

1) 日本皮膚科学会学術委員会(古江増隆ほか):本邦における皮膚科受診患者の多施設横断四季別全国調査.日皮会誌 **119**:1795-809,2009
2) Toyama N et al:Epidemiology of herpes zoster and its relationship to varicella in Japan:A 10-year survey of 48,388 herpes zoster cases in Miyazaki prefecture. Med Virol **81**:2053-2058,2009
3) Weinberg A et al:Varicella-zoster virus-specific immune responses to herpes zoster in elderly participants in a trial of a clinically effective zoster vaccine. VJ Infect Dis **200**:1068-1077,2009
4) Asada H et al:An inverse correlation of VZV skin-test reaction, but not antibody, with severity of herpes zoster skin symptoms and zoster-associated pain. J Dermatol Sci **69**:243-249,2013
5) Imoto K et al:VZV skin-test reaction, but not antibody, is an important predictive factor for postherpetic neuralgia. J Dermatol Sci **79**:235-240,2015
6) Takahashi M et al:Live vaccine used to prevent the spread of varicella in children in hospital. Live vaccine used to prevent the spread of varicella in children in hospital. Lancet **2**:1288-1290,1974

7) 浅野喜造:水痘ワクチン.ウイルス 59:249-256, 2009
8) Oxman MN et al:A vaccine to prevent herpes zoster and postherpetic neuralgia in older adults. N Eng J Med **352**:2271-2284, 2005
9) Oxman MN et al:Vaccination against Herpes Zoster and Postherpetic Neuralgia. J Infect Dis **197**:S228-S236, 2008
10) Morrison VA et al:Long-term persistence of zoster vaccine efficacy. Clin Infect Dis **60**:900-909, 2015
11) Berkowitz EM et al:Safety and immunogenicity of an adjuvanted herpes zoster subunit candidate vaccine in HIV-infected adults:a phase 1/2a randomized, placebo-controlled study. J Infect Dis **211**:1279-1287, 2015
12) Chlibek R et al:Safety and immunogenicity of three different formulations of an adjuvanted varicella-zoster virus subunit candidate vaccine in older adults:a phase II, randomized, controlled study. Vaccine **32**:1745-1753, 2014
13) Lal H et al:Efficacy of an adjuvanted herpes zoster subunit vaccine in older adults. N Engl J Med **372**:2087-2096, 2015
14) Cunningham AL et al:Efficacy of the Herpes Zoster Subunit Vaccine in Adults 70 Years of Age or Older. N Engl J Med **375**:1019-1032, 2016

付録

図1　患者指導箋：①性器ヘルペス
図2　患者指導箋：② Kaposi 水痘様発疹症
図3　患者指導箋：③帯状疱疹
表1　推算クレアチニンクリアランス（eCCr）の男女・年齢別早見表（Cockroft-Gault 式）
表2　単純ヘルペス・帯状疱疹に使用する薬剤一覧表
　　　①抗ヘルペスウイルス薬（内服，点滴静注）
　　　②抗ヘルペスウイルス薬（外用）
　　　③疼痛治療薬：アセトアミノフェン
　　　④疼痛治療薬：非ステロイド性抗炎症薬（NSAIDs）
　　　⑤疼痛治療薬：第一選択薬
　　　⑥疼痛治療薬：その他
　　　⑦疼痛治療薬：オピオイド鎮痛薬
表3　推算クレアチニンクリアランス（eCCr）と糸球体濾過量（GFR）の換算表
表4　慢性腎臓病（CKD）の重症度分類

性器ヘルペス

どんな病気ですか？

性行為により感染します

- 性器ヘルペスの原因は単純ヘルペスウイルスです。
- 性器ヘルペスは性行為感染症です。このウイルスに感染すると、2日から10日ぐらいで性器の周囲に水ぶくれが出現します。これを初感染と言います。
- 初感染の後、このウイルスは神経節（しんけいせつ）と呼ばれる神経の根元に潜みます。
- 精神的ストレスや怪我、風邪など体調が落ちたときに、神経節に潜んでいたウイルスは再び活動を開始することにより初感染と同じ部位に水ぶくれを作ります。これを再発性性器ヘルペスと言います。
- 再発性性器ヘルペスの頻度は人によってさまざまで、まったく再発しない人から年に10回以上繰り返す人もいます。

どんな症状が出ますか？

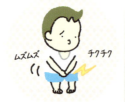
ムズムズ　チクチク

- 性器周辺に痛みを伴った小さな水ぶくれが多発します。
- 水ぶくれは破れた後、数日で小さなかさぶたを作ります。
- 初感染の場合は、性器の腫れや痛みが強く、また発熱や倦怠感、足の付け根のリンパ節の腫れ、排尿障害などの症状を伴うこともあります。
- 再発の場合は一般的に軽症のことが多いです。
- 発疹が出る数日前から、性器にムズムズ、チクチクした痛みが出現することがあります。これを前駆痛（ぜんくつう）と呼びます。

図1　患者指導箋：①性器ヘルペス
本図は患者への疾患説明用にご利用ください．ページ上端を合わせてA4判でコピーしてください．120％拡大すれば，B4判サイズとなります．

5日間使用

どんな治療をしますか？

- 性器ヘルペスの治療には特効薬である抗ヘルペスウイルス薬を使います。
- 抗ヘルペスウイルス薬は基本的に5日間使用します。
- 重症の場合には入院して点滴を行うこともあります。
- 腎機能の悪い方は、抗ヘルペスウイルス薬の減量が必要になりますので、医師に伝えてください。
- 痛みの強い場合には、各種痛み止めを使用します。
- 再発を繰り返す性器ヘルペスの場合には、再発抑制療法（さいはつよくせいりょうほう）を行うことで再発回数を減らすことが可能です。

性器ヘルペスになってしまったら気をつけることは？

- 早期治療が重要です。早めに医療機関を受診しましょう。
- 処方薬は指示通りに使いましょう。
- 性器ヘルペスの症状がある間は、感染力がありますのでパートナーとの性交渉は控えましょう。
- 症状が出ていない時期でもコンドームの使用は感染防御に効果的です。
- 妊娠した場合、かかりつけの婦人科の医師に相談しましょう。

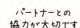
パートナーとの協力が大切です

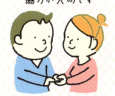

文責：渡辺大輔（愛知医科大学皮膚科）

Kaposi(カポジ)水痘様発疹症

どんな病気ですか？

- カポジ水痘様発疹症の原因は単純ヘルペスウイルスです。
- このウイルスは通常口唇ヘルペス(熱の吹き出し)を発症します。
- 単純ヘルペスウイルスは子どもの頃に感染を起こすことが多いですが,その多くは無症状です。初めての感染を初感染といいます。
- 初感染の後,このウイルスは神経節と呼ばれる神経の根元に潜みます。
- 精神的ストレスや怪我,風邪など体調が落ちたときに,神経節に潜んでいたウイルスは再び活動を開始することにより初感染と同じ部位に水ぶくれを作ります。
- アトピー性皮膚炎など,皮膚のバリア機能が障害されている病気を持っている人がヘルペスを発症した場合,カポジ水痘様発疹症になりやすいです。
- カポジ水痘様発疹症は,ヘルペスの初感染で起こることが多いですが,再発を何度も繰り返す人もいます。

症状がなくても潜んでいます

どんな症状が出ますか？

- 顔や首を中心に,痛みを伴う小さな水ぶくれの病変が多発します。
- 水ぶくれは破れた後,数日で小さなかさぶたを作ります。
- 初感染の場合は,痛みが強く,また発熱や倦怠感,首のリンパ節の腫れなどの症状を伴うこともあります。
- 細菌の感染を合併することがあります。
- 目の周りに発疹が出た場合は,角膜炎などの病気を合併することがあります。
- 再発の場合の全身症状は一般的に軽症のことが多いです。
- 発疹が出る数日前から,顔などにムズムズ,チクチクした痛みが出現することがあります。これを前駆痛と呼びます。

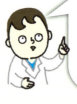

図2 患者指導箋：②Kaposi水痘様発疹症
本図は患者への疾患説明用にご利用ください．ページ上端を合わせてA4判でコピーしてください．120％拡大すれば，B4判サイズとなります．

どんな治療をしますか？

- カポジ水痘様発疹症の治療には，特効薬である抗ヘルペスウイルス薬を使います．
- 抗ヘルペスウイルス薬は基本的に5日間使用します．
- 重症の場合には入院して点滴を行うこともあります．
- 腎機能の悪い方は，抗ヘルペスウイルス薬の減量が必要になりますので，医師に伝えてください．
- 病変部に抗ヘルペスウイルス薬のぬりぐすりを併用することもあります．
- 痛みの強い場合には，各種痛み止めを使用します．
- 細菌の感染を合併した場合には，抗生物質を併用します．
- 目の病気を合併した場合には，抗ヘルペスウイルス薬の目薬を併用します．

患部には塗り薬

痛みには痛み止め

カポジ水痘様発疹症になってしまったら気をつけることは？

- 早期治療が重要です．早めに医療機関を受診しましょう．
- 処方薬は指示通りに使いましょう．
- 皮膚症状がある間は感染力がありますので，他の人にうつす可能性があります．
- アトピー性皮膚炎が悪化したときに出現することも多いので，普段からアトピー性皮膚炎の治療をきちんとしておくことが大切です．
- この病気を発症している間は，ステロイドやタクロリムスといったアトピー性皮膚炎の塗り薬を病変部に塗ることは避けましょう．

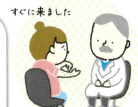

すぐに来ました

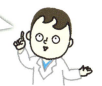

文責：渡辺大輔（愛知医科大学皮膚科）

付録

たいじょうほうしん
帯状疱疹

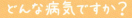 どんな病気ですか？

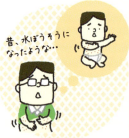
昔、水ぼうそうに
なったような…

- 帯状疱疹の原因は水ぼうそうと同じ水痘帯状疱疹ウイルスによって引き起こされる病気です。
- 子どものころにこのウイルスに感染すると，水ぼうそうを発症します。水ぼうそうが治った後，このウイルスは神経節（しんけいせつ）と呼ばれる神経の根元に潜みます。
- 加齢や，病気，免疫抑制剤の使用などにより体の免疫力が低下すると，神経節に潜んでいたウイルスが再び活動を開始することにより帯状疱疹が発症します。
- このように，帯状疱疹は水ぼうそうにかかったことのある人なら，誰でも発症する可能性があります。

どんな症状が出ますか？

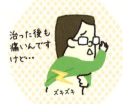
治った後も
痛いんです
けど…
ズキズキ

- 体の片側の一部分が赤くなったり，ぶつぶつが出た後に痛みを伴う水ぶくれができ，帯状に広がります。
- 発疹が出る前に痛みが出ることもあります。
- 水ぶくれは，やがて破れ，かさぶたになって治っていきます。
- 発疹が治った後も，ピリピリ，ズキズキした痛みや，服が擦れても痛みを感じるような知覚過敏の状態になったりすることがあります。これを帯状疱疹後神経痛と言います。

図3　患者指導箋：③帯状疱疹
本図は患者への疾患説明用にご利用ください．ページ上端を合わせてA4判でコピーしてください．120％拡大すれば，B4判サイズとなります．

どんな治療をしますか？

- 帯状疱疹の治療には特効薬である抗ヘルペスウイルス薬を使います。
- 抗ヘルペスウイルス薬は7日間使用します。
- 腎機能の悪い方は，抗ヘルペスウイルス薬の減量が必要になりますので，医師に伝えてください。
- 痛みに対しては，各種痛み止めを使用します。
- 夜も眠れないほどの強い痛みが続く場合には，ペインクリニックで神経ブロックの治療を行うこともあります。
- 帯状疱疹後神経痛になってしまった場合，慢性の痛みに有効な飲み薬を使用していきます．ただし治療が長期間に渡ることもあります。
- 痛みが激しい場合，皮膚の症状が重症の場合，また顔に皮疹が出ているときは入院による治療が必要となることがあります。

抗ヘルペスウイルス薬
7日間使用

帯状疱疹になってしまったら気をつけることは？

- 病気が治るまでは安静を心がけましょう。
- 処方薬は指示通りに使いましょう。
- お風呂に入って温めると楽になりますが，発疹のあるときはゴシゴシこすらないようにしましょう。
- 発疹が出ている時期に，水ぼうそうをしたことがないお子さんや，水ぼうそうワクチンを打っていないお子さんと接触すると，水ぼうそうを発症させてしまうことがあるので注意しましょう。

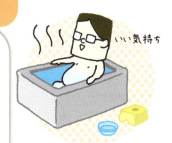
いい気持ち

文責：渡辺大輔（愛知医科大学皮膚科）

付録

表1 推算クレアチニンクリアランス（eCCr）の男女・年齢別早見表（Cockroft-Gault 式）

- 男性：eCCr（mL/分）＝（140 －年齢）×体重/（72×SCr）
- 女性：eCCr（mL/分）＝男性 eCCr×0.85

eCCr：推算クレアチニンクリアランス，SCr：血清クレアチニン

■使い方
1. 年齢と血清クレアチニン（SCr）から該当する推算クレアチニンクリアランス（eCCr；体重 10 kg 当たり）を求める．
2. 得られた eCCr の値を実際の体重で換算する．
例）男性，56 歳，SCr 1.2 mg/dL，体重 70 kg　→　eCCr＝9.7（mL/分）× 70/10＝67.9（mL/分）
※ 18 歳以上の成人に用い，乳児や小児，60 歳以上で筋肉量の極端に減った患者には用いない．

■腎機能障害の目安
軽度：eCCr 51～70 mL/分
中等度：eCCr 31～50 mL/分
高度：eCCr 30 mL/分以下

男性（体重 10 kg あたり）

年齢(歳)	Scr (mg/dL)														
	0.6	0.7	0.8	0.9	1.0	1.1	1.2	1.3	1.4	1.5	1.6	1.7	1.8	1.9	2.0
20	27.8	23.8	20.8	18.5	16.7	15.2	13.9	12.8	11.9	11.1	10.4	9.8	9.3	8.8	8.3
22	27.3	23.4	20.5	18.2	16.4	14.9	13.7	12.6	11.7	10.9	10.2	9.6	9.1	8.6	8.2
24	26.9	23.0	20.1	17.9	16.1	14.6	13.4	12.4	11.5	10.7	10.1	9.5	9.0	8.5	8.1
26	26.4	22.6	19.8	17.6	15.8	14.4	13.2	12.2	11.3	10.6	9.9	9.3	8.8	8.3	7.9
28	25.9	22.2	19.4	17.3	15.6	14.1	13.0	12.0	11.1	10.4	9.7	9.2	8.6	8.2	7.8
30	25.5	21.8	19.1	17.0	15.3	13.9	12.7	11.8	10.9	10.2	9.5	9.0	8.5	8.0	7.6
32	25.0	21.4	18.8	16.7	15.0	13.6	12.5	11.5	10.7	10.0	9.4	8.8	8.3	7.9	7.5
34	24.5	21.0	18.4	16.4	14.7	13.4	12.3	11.3	10.5	9.8	9.2	8.7	8.2	7.7	7.4
36	24.1	20.6	18.1	16.0	14.4	13.1	12.0	11.1	10.3	9.6	9.0	8.5	8.0	7.6	7.2
38	23.6	20.2	17.7	15.7	14.2	12.9	11.8	10.9	10.1	9.4	8.9	8.3	7.9	7.5	7.1
40	23.1	19.8	17.4	15.4	13.9	12.6	11.6	10.7	9.9	9.3	8.7	8.2	7.7	7.3	6.9
42	22.7	19.4	17.0	15.1	13.6	12.4	11.3	10.5	9.7	9.1	8.5	8.0	7.6	7.2	6.8
44	22.2	19.0	16.7	14.8	13.3	12.1	11.1	10.3	9.5	8.9	8.3	7.8	7.4	7.0	6.7
46	21.8	18.7	16.3	14.5	13.1	11.9	10.9	10.0	9.3	8.7	8.2	7.7	7.3	6.9	6.5
48	21.3	18.3	16.0	14.2	12.8	11.6	10.6	9.8	9.1	8.5	8.0	7.5	7.1	6.7	6.4
50	20.8	17.9	15.6	13.9	12.5	11.4	10.4	9.6	8.9	8.3	7.8	7.4	6.9	6.6	6.3
52	20.4	17.5	15.3	13.6	12.2	11.1	10.2	9.4	8.7	8.1	7.6	7.2	6.8	6.4	6.1
54	19.9	17.1	14.9	13.3	11.9	10.9	10.0	9.2	8.5	8.0	7.5	7.0	6.6	6.3	6.0
56	19.4	16.7	14.6	13.0	11.7	10.6	9.7	9.0	8.3	7.8	7.3	6.9	6.5	6.1	5.8
58	19.0	16.3	14.2	12.7	11.4	10.4	9.5	8.8	8.1	7.6	7.1	6.7	6.3	6.0	5.7
60	18.5	15.9	13.9	12.3	11.1	10.1	9.3	8.5	7.9	7.4	6.9	6.5	6.2	5.8	5.6
62	18.1	15.5	13.5	12.0	10.8	9.8	9.0	8.3	7.7	7.2	6.8	6.4	6.0	5.7	5.4
64	17.6	15.1	13.2	11.7	10.6	9.6	8.8	8.1	7.5	7.0	6.6	6.2	5.9	5.6	5.3
66	17.1	14.7	12.8	11.4	10.3	9.3	8.6	7.9	7.3	6.9	6.4	6.0	5.7	5.4	5.1
68	16.7	14.3	12.5	11.1	10.0	9.1	8.3	7.7	7.1	6.7	6.3	5.9	5.6	5.3	5.0
70	16.2	13.9	12.2	10.8	9.7	8.8	8.1	7.5	6.9	6.5	6.1	5.7	5.4	5.1	4.9
72	15.7	13.5	11.8	10.5	9.4	8.6	7.9	7.3	6.7	6.3	5.9	5.6	5.2	5.0	4.7
74	15.3	13.1	11.5	10.2	9.2	8.3	7.6	7.1	6.5	6.1	5.7	5.4	5.1	4.8	4.6
76	14.8	12.7	11.1	9.9	8.9	8.1	7.4	6.8	6.3	5.9	5.6	5.2	4.9	4.7	4.4
78	14.4	12.3	10.8	9.6	8.6	7.8	7.2	6.6	6.2	5.7	5.4	5.1	4.8	4.5	4.3
80	13.9	11.9	10.4	9.3	8.3	7.6	6.9	6.4	6.0	5.6	5.2	4.9	4.6	4.4	4.2
82	13.4	11.5	10.1	9.0	8.1	7.3	6.7	6.2	5.8	5.4	5.0	4.7	4.5	4.2	4.0
84	13.0	11.1	9.7	8.6	7.8	7.1	6.5	6.0	5.6	5.2	4.9	4.6	4.3	4.1	3.9
86	12.5	10.7	9.4	8.3	7.5	6.8	6.3	5.8	5.4	5.0	4.7	4.4	4.2	3.9	3.8
88	12.0	10.3	9.0	8.0	7.2	6.6	6.0	5.6	5.2	4.8	4.5	4.2	4.0	3.8	3.6
90	11.6	9.9	8.7	7.7	6.9	6.3	5.8	5.3	5.0	4.6	4.3	4.1	3.9	3.7	3.5

女性(体重10kgあたり)

年齢(歳)	Scr (mg/dL)														
	0.6	0.7	0.8	0.9	1.0	1.1	1.2	1.3	1.4	1.5	1.6	1.7	1.8	1.9	2.0
20	23.6	20.2	17.7	15.7	14.2	12.9	11.8	10.9	10.1	9.4	8.9	8.3	7.9	7.5	7.1
22	23.2	19.9	17.4	15.5	13.9	12.7	11.6	10.7	10.0	9.3	8.7	8.2	7.7	7.3	7.0
24	22.8	19.6	17.1	15.2	13.7	12.4	11.4	10.5	9.8	9.1	8.6	8.1	7.6	7.2	6.8
26	22.4	19.2	16.8	15.0	13.5	12.2	11.2	10.4	9.6	9.0	8.4	7.9	7.5	7.1	6.7
28	22.0	18.9	16.5	14.7	13.2	12.0	11.0	10.2	9.4	8.8	8.3	7.8	7.3	7.0	6.6
30	21.6	18.6	16.2	14.4	13.0	11.8	10.8	10.0	9.3	8.7	8.1	7.6	7.2	6.8	6.5
32	21.3	18.2	15.9	14.2	12.8	11.6	10.6	9.8	9.1	8.5	8.0	7.5	7.1	6.7	6.4
34	20.9	17.9	15.6	13.9	12.5	11.4	10.4	9.6	8.9	8.3	7.8	7.4	7.0	6.6	6.3
36	20.5	17.5	15.3	13.6	12.3	11.2	10.2	9.4	8.8	8.2	7.7	7.2	6.8	6.5	6.1
38	20.1	17.2	15.1	13.4	12.0	10.9	10.0	9.3	8.6	8.0	7.5	7.1	6.7	6.3	6.0
40	19.7	16.9	14.8	13.1	11.8	10.7	9.8	9.1	8.4	7.9	7.4	6.9	6.6	6.2	5.9
42	19.3	16.5	14.5	12.9	11.6	10.5	9.6	8.9	8.3	7.7	7.2	6.8	6.4	6.1	5.8
44	18.9	16.2	14.2	12.6	11.3	10.3	9.4	8.7	8.1	7.6	7.1	6.7	6.3	6.0	5.7
46	18.5	15.9	13.9	12.3	11.1	10.1	9.2	8.5	7.9	7.4	6.9	6.5	6.2	5.8	5.5
48	18.1	15.5	13.6	12.1	10.9	9.9	9.1	8.4	7.8	7.2	6.8	6.4	6.0	5.7	5.4
50	17.7	15.2	13.3	11.8	10.6	9.7	8.9	8.2	7.6	7.1	6.6	6.3	5.9	5.6	5.3
52	17.3	14.8	13.0	11.5	10.4	9.4	8.7	8.0	7.4	6.9	6.5	6.1	5.8	5.5	5.2
54	16.9	14.5	12.7	11.3	10.2	9.2	8.5	7.8	7.3	6.8	6.3	6.0	5.6	5.3	5.1
56	16.5	14.2	12.4	11.0	9.9	9.0	8.3	7.6	7.1	6.6	6.2	5.8	5.5	5.2	5.0
58	16.1	13.8	12.1	10.8	9.7	8.8	8.1	7.4	6.9	6.5	6.1	5.7	5.4	5.1	4.8
60	15.7	13.5	11.8	10.5	9.4	8.6	7.9	7.3	6.7	6.3	5.9	5.6	5.2	5.0	4.7
62	15.3	13.2	11.5	10.2	9.2	8.4	7.7	7.1	6.6	6.1	5.8	5.4	5.1	4.8	4.6
64	15.0	12.8	11.2	10.0	9.0	8.2	7.5	6.9	6.4	6.0	5.6	5.3	5.0	4.7	4.5
66	14.6	12.5	10.9	9.7	8.7	7.9	7.3	6.7	6.2	5.8	5.5	5.1	4.9	4.6	4.4
68	14.2	12.1	10.6	9.4	8.5	7.7	7.1	6.5	6.1	5.7	5.3	5.0	4.7	4.5	4.3
70	13.8	11.8	10.3	9.2	8.3	7.5	6.9	6.4	5.9	5.5	5.2	4.9	4.6	4.3	4.1
72	13.4	11.5	10.0	8.9	8.0	7.3	6.7	6.2	5.7	5.4	5.0	4.7	4.5	4.2	4.0
74	13.0	11.1	9.7	8.7	7.8	7.1	6.5	6.0	5.6	5.2	4.9	4.6	4.3	4.1	3.9
76	12.6	10.8	9.4	8.4	7.6	6.9	6.3	5.8	5.4	5.0	4.7	4.4	4.2	4.0	3.8
78	12.2	10.5	9.1	8.1	7.3	6.7	6.1	5.6	5.2	4.9	4.6	4.3	4.1	3.9	3.7
80	11.8	10.1	8.9	7.9	7.1	6.4	5.9	5.4	5.1	4.7	4.4	4.2	3.9	3.7	3.5
82	11.4	9.8	8.6	7.6	6.8	6.2	5.7	5.3	4.9	4.6	4.3	4.0	3.8	3.6	3.4
84	11.0	9.4	8.3	7.3	6.6	6.0	5.5	5.1	4.7	4.4	4.1	3.9	3.7	3.5	3.3
86	10.6	9.1	8.0	7.1	6.4	5.8	5.3	4.9	4.6	4.3	4.0	3.8	3.5	3.4	3.2
88	10.2	8.8	7.7	6.8	6.1	5.6	5.1	4.7	4.4	4.1	3.8	3.6	3.4	3.2	3.1
90	9.8	8.4	7.4	6.6	5.9	5.4	4.9	4.5	4.2	3.9	3.7	3.5	3.3	3.1	3.0

付録

表2 単純ヘルペス・帯状疱疹に使用する薬剤一覧表（2017年8月現在）
表2-① 抗ヘルペスウイルス薬（内服，点滴静注）

分類	製品名（会社名）		一般名	規格・単位	剤形	薬価（円）	後発品	適応
抗ヘルペスウイルス薬	ファムビル（マルホ）		ファムシクロビル	250 mg	錠	489.9/錠	×	単純疱疹
								帯状疱疹
	バルトレックス（gsk）		バラシクロビル塩酸塩	500 mg 50%	錠 顆粒	405.6/錠 422.1/g	○	単純疱疹
								造血幹細胞移植における単純疱疹の発症抑制
								水痘・帯状疱疹
								性器ヘルペスの再発抑制
	ゾビラックス（gsk）		アシクロビル	200 mg 400 mg 40%	錠 顆粒	221.8/錠 352.3/錠 341.5/g	○ （他にシロップ8%，DS80%，内服ゼリー200 mg，800 mg有）	単純疱疹
								造血幹細胞移植における単純疱疹の発症抑制
								水痘（小児顆粒のみ）・帯状疱疹
								性器ヘルペスの再発抑制（小児のみ）
				250 mg	点滴静注	3696.0/瓶	○ （他に125 mg有）	免疫機能の低下した患者に発症した単純疱疹・水痘・帯状疱疹，脳炎・髄膜炎
								新生児単純ヘルペスウイルス感染症
	アメナリーフ（マルホ）		アメナメビル	200 mg	錠	1469.7/錠	×	帯状疱疹
	アラセナ-A（持田）		ビダラビン	300 mg	点滴静注	5887.0/瓶	○	単純ヘルペス脳炎
								免疫抑制患者における帯状疱疹

用法・用量	副作用	備考
成人：1回250 mg　1日3回	精神神経症状 中毒性表皮壊死融解症 急性腎不全 横紋筋融解症	・腎機能障害患者では投与間隔をあけて減量 ・原則として単純疱疹の治療は5日間，帯状疱疹の治療は7日間使用 ・自動車運転に注意（精神神経症状）
成人：1回500 mg　1日3回		
成人：1回500 mg　1日2回 小児（錠）：体重40 kg以上には1回500 mg　1日2回 小児（顆粒）：体重10 kg未満には体重1 kg当たり1回25 mg　1日3回 　　　　　　体重10 kg以上には体重1 kg当たり1回25 mg　1日2回 　　　　　　1回最高用量500 mg	アナフィラキシーショック 汎血球減少 DIC 急性腎不全 精神神経症状 中毒性表皮壊死融解症	・本剤投与時のアシクロビル曝露は，アシクロビル経口製剤投与時よりも高いことから副作用発現に注意 ・腎機能障害患者では投与間隔をあけて減量 ・原則として単純疱疹の治療は5日間，帯状疱疹の治療は7日間使用 ・水痘の治療は成人は5〜7日間，小児は5日間使用 ・初発型性器ヘルペスは重症化の恐れがあるため10日間まで使用可 ・性器ヘルペスの再発抑制療法は発症を繰り返す患者に対して行い，1年間投与後に継続の必要性について検討 ・自動車運転に注意（精神神経症状）
成人：1回500 mg　1日2回 小児（錠）：体重40 kg以上には1回500 mg　1日2回 小児（顆粒）：体重10 kg未満には体重1 kg当たり1回25 mg　1日3回 　　　　　　体重10 kg以上には体重1 kg当たり1回25 mg　1日2回 　　　　　　1回最高用量500 mg 造血幹細胞移植施行7日前より施行後35日まで		
成人：1回1000 mg　1日3回 小児（錠）：体重40 kg以上には1回1000 mg　1日3回 小児（顆粒）：体重1 kg当たり1回25 mg　1日3回 　　　　　　1回最高用量1000 mg		
成人：1回500 mg　1日1回 HIV感染症患者（CD4リンパ球数100/mm^{3}以上）：1回500 mg　1日2回 小児：体重40 kg以上には1回500 mg　1日1回 HIV感染症患者（CD4リンパ球数100/mm^{3}以上）：1回500 mg　1日2回		
成人：1回200 mg　1日5回 小児：体重1 kg当たり1回20 mg　1日4回　1回最高用量200 mg	アナフィラキシーショック 汎血球減少 DIC 急性腎不全 精神神経症状 中毒性表皮壊死融解症	・腎機能障害患者では投与間隔をあけて減量 ・原則として単純疱疹の治療は5日間，帯状疱疹の治療は7日間使用 ・初発型性器ヘルペスは重症化の恐れがあるため10日間まで使用可 ・性器ヘルペスの再発抑制療法は発症を繰り返す患者に対して行い，1年間投与後に継続の必要性について検討 ・自動車運転に注意（精神神経症状）
成人：1回200 mg　1日5回 小児：体重1 kg当たり1回20 mg　1日4回　1回最高用量200 mg 造血幹細胞移植施行7日前より施行後35日まで		
成人：1回800 mg　1日5回 小児：体重1 kg当たり1回20 mg　1日4回　1回最高用量800 mg		
小児：体重1 kg当たり1回20 mg　1日4回　1回最高用量200 mg		
成人・小児：1回体重1 kg当たり5 mgを1日3回　8時間毎に1時間以上かけて7日間 上限は1回体重1 kg当たり成人10 mg小児20 mgまで 脳炎・髄膜炎においては投与期間延長可	アナフィラキシーショック 汎血球減少 DIC 急性腎不全 精神神経症状 中毒性表皮壊死融解症	・1バイアルを注射用水又は生食10 mLに溶解し，投与量に相当する量を1バイアル当たり100 mL以上の補液で希釈 ・腎機能障害患者では投与間隔を延長又は減量 ・他剤との混注は可能な限り避ける（アルカリ性を呈するためpH変化による配合変化） ・投与時薬液が血管外へ漏れないよう注意 ・自動車運転に注意（精神神経症状）
新生児：1回体重1 kg当たり10 mgを1日3回　8時間毎に1時間以上かけて10日間 上限は1回体重1 kg当たり20 mgまで		
成人：アメナメビルとして1回400 mg，1日1回，食後，7日間 小児：使用経験がない	β-N アセチルDグルコサミニダーゼ増加 α1ミクログロブリン増加 フィブリン分解産物増加 心電図QT延長	〈併用禁忌〉リファンピシン ・食事の影響（外国人における成績）：本剤800 mgを空腹時に投与したとき，C_{max}及びAUCはそれぞれ約0.64倍及び0.52倍に減少した ・リファンピシンを投与中の患者には禁忌
成人：1日10〜15 mg/kg　10日間	精神神経障害 骨髄機能抑制 アナフィラキシー様症状	〈併用禁忌〉ペントスタチン ・5％ブドウ糖又は生食を用いて用時溶解し，輸液500 mLあたり2〜4時間かけて点滴静注 ・他剤との混注は本剤が析出する恐れがあるので避ける
成人：1日5〜10 mg/kg　5日間		

付録

表 2-② 抗ヘルペスウイルス薬（外用）

分類	製品名（会社名）	一般名	規格・単位	剤形	薬価（円）	後発品	適応
抗ヘルペスウイルス薬	アラセナ-A（持田）	ビダラビン	3%	軟膏 クリーム	304.6/g	○	単純疱疹 帯状疱疹
	ゾビラックス（gsk）	アシクロビル	5%	軟膏 クリーム	305.7/g	○	単純疱疹
			3%	眼軟膏	541.5/g	○	単純ヘルペスウイルスに起因する角膜炎

表 2-③ 疼痛治療薬：アセトアミノフェン

分類	製品名（会社名）	一般名	規格・単位	剤形	薬価（円）	後発品	適応
アセトアミノフェン	アンヒバ（マイランEPD）	アセトアミノフェン	50 mg 100 mg 200 mg	坐剤 小児用	19.3/個 19.3/個 28/個	○（200 mg のみ）	小児科領域の解熱・鎮痛
	アルピニー（久光）		50 mg 100 mg 200 mg	坐剤	19.3/個 19.3/個 27.8/個	○（200 mg のみ）	小児科領域の解熱・鎮痛
	カロナール（あゆみ）		200 mg 300 mg 500 mg	錠	7.6/錠 8.5/錠 9.8/錠	後発品（現在先発品なし）	(1) 下記の疾患並びに症状の鎮痛 頭痛，耳痛，症候性神経痛，腰痛症，筋肉痛，打撲痛 捻挫痛，月経痛，分娩後痛，癌による疼痛，歯痛 歯科治療後の疼痛，変形性関節症 (2) 急性上気道炎の解熱・鎮痛 (3) 小児科領域の解熱・鎮痛
			20% 50%	細粒	8.2/g 9.7/g	後発品（現在先発品なし）	
			50 mg 100 mg 200 mg 400 mg	坐剤	19.3/個 19.3/個 28.2/個 44/個	○（200 mg のみ）	小児科領域の解熱・鎮痛
			2%	シロップ	4.6/mL	後発品（現在先発品なし）	

用法・用量	副作用	備考
1日1〜4回患部に適量を塗布又は貼付	接触皮膚炎様症状 刺激感　掻痒感	・原則として発症から5日以内に使用開始 ・使用は7日間 ・避妊用ラテックスゴム製品の品質を劣化・破損させる
1日数回適量を塗布	刺激感　掻痒 接触皮膚炎	・使用は7日間 ・避妊用ラテックスゴム製品の品質を劣化・破損させる（クリーム）
1日5回適量を塗布	びまん性表在性角膜炎 結膜炎　角膜潰瘍 結膜びらん　眼瞼炎	・使用は7日間 ・投与を継続する場合は副作用発現に注意 ・使用中はコンタクトレンズの着用は避ける

帯状疱疹の適応	用法・用量	副作用	備考
○	1回10〜15 mg/kg　直腸内挿入　1日最大60 mg/kg ただし成人の用量を超えない　投与間隔は4〜6時間以上あける 1回最大500 mg　1日最大1500 mg	ショック　劇症肝炎 中毒性表皮壊死融解症 喘息発作の誘発 顆粒球減少症 間質性肺炎	[警告] ・重篤な肝障害が発現する恐れがあることから1日総量1500 mgを超す高用量で長期投与する場合には定期的に肝機能等を確認する ・アセトアミノフェンを含む他の薬剤（OTCを含む）との併用を避ける [禁忌] ・アスピリン喘息又はその既往歴のある患者 ・過度の体温下降、虚脱、四肢冷却等が現れることがあるので特に高熱を伴う高齢者及び小児等は消耗性疾患においては投与後の患者の状態に注意する ・アセトアミノフェンの高用量投与により副作用として腹痛・下痢がみられることがある ・上気道炎等に伴う消化器症状と区別できないおそれがあるので観察を十分に行う ・妊娠後期の婦人への投与により胎児に動脈管収縮を起こすことがある 〈坐剤〉 ・急性疾患に用いる場合は、原則として5日以内に限ること ・できるだけ排便後に投与する ・1/2個を用いる場合には坐剤を斜めに切断する ・太いほうから肛門内に深く挿入する
○	1回10〜15 mg/kg　直腸内挿入　1日最大60 mg/kg ただし成人の用量を超えない　投与間隔は4〜6時間以上あける 1回最大500 mg　1日最大1500 mg		
○	(1) 1回300〜1000 mg　1日最大4000 mg 　　投与間隔は4〜6時間以上あける　空腹時は避ける (2) 1回300〜500 mg頓用　原則1日2回まで 　　1日最大1500 mg 　　空腹時は避ける	ショック　劇症肝炎 中毒性表皮壊死融解症 喘息発作の誘発 顆粒球減少症 間質性肺炎	
○	(3) 1回10〜15 mg/kg　1日最大60 mg/kg 　　ただし成人の用量を超えない 　　投与間隔は4〜6時間以上あける 　　1回500 mg　1日最大1500 mg　空腹時は避ける		
○	1回10〜15 mg/kg　直腸内挿入　1日最大60 mg/kg ただし成人の用量を超えない　投与間隔は4〜6時間以上あける 1回最大500 mg　1日最大1500 mg	ショック　劇症肝炎 中毒性表皮壊死融解症 喘息発作の誘発 顆粒球減少症 間質性肺炎	
○	1回10〜15 mg/kg　1日最大60 mg/kg ただし成人の用量を超えない　投与間隔は4〜6時間以上あける 1回最大500 mg　1日最大1500 mg　空腹時は避ける		

分類	製品名（会社名）		一般名	規格・単位	剤形	薬価（円）	後発品	適応
アセトアミノフェン	アセリオ（テルモ）		アセトアミノフェン	1000 mg	静注液バッグ	332/100mL	×	経口及び坐剤の投与が困難な場合における疼痛及び発熱
アセトアミノフェン配合剤	SG（塩野義）		イソプロピルアンチピリン／アセトアミノフェン／アリルイソプロピルアセチル尿素／無水カフェイン	150 mg/250 mg/60 mg/50 mg	配合顆粒	10.8/g	×	感冒の解熱，耳痛，咽喉痛，月経痛，頭痛，歯痛 症候性神経痛，外傷痛

帯状疱疹の適応	用法・用量	副作用	備考
○	疼痛：1回300～1000 mg　15分かけて静注 1日最大4000 mg　投与間隔は4～6時間以上あける ただし体重50 kg未満は1回15 mg/kgを上限として静注 1日最大60 mg/kg　投与間隔は4～6時間以上あける 発熱：1回300～500 mgを15分かけて静注 原則1日2回まで　1日最大1500 mg 投与間隔は4～6時間以上あける 2歳以上の幼児・小児：1回10～15 mg/kgを15分かけて静注 1日最大60 mg/kg　ただし成人用量を超えない 投与間隔は4～6時間以上あける 乳児及び2歳未満の幼児：1回7.5 mg/kgを15分かけて静注 1日最大30 mg/kg　投与間隔は4～6時間以上あける 1回最大500 mg　1日最大1500 mg 投与速度を厳守すること 経口製剤・坐剤の投与が可能となったら、速やかに投与を中止し経口製剤・坐剤に切り替える	ショック　劇症肝炎 中毒性表皮壊死融解症 喘息発作の誘発 顆粒球減少症 間質性肺炎	［警告］ ・重篤な肝障害が発現する恐れがあることから1日総量1500 mgを超す ・高用量で長期投与する場合には定期的に肝機能等を確認する ・アセトアミノフェンを含む他の薬剤（OTCを含む）との併用を避ける ［禁忌］ ・アスピリン喘息又はその既往歴のある患者 ・過度の体温下降、虚脱、四肢冷却等が現れることがあるので、特に高熱を伴う高齢者及び小児等又は消耗性疾患においては投与後の患者の状態に注意する ・アセトアミノフェンの高用量投与により副作用として腹痛・下痢がみられることがある ・上気道炎等に伴う消化器症状と区別できないおそれがあるので観察を十分に行う ・妊娠後期の婦人への投与により胎児に動脈管収縮を起こすことがある 〈静注液〉 ・本剤への他剤混注は行わない ・凍結保存しないこと ・低温下で結晶が析出した場合は、湯煎（60℃以下）にて加熱溶解後、放冷して使用すること ・残液は使用しないこと
○	1回1g　1日3～4回 頓用：1～2g　1日最大4g　投与間隔は4時間以上あける	血小板減少 溶血性貧血 中毒性表皮壊死融解症 皮膚粘膜眼症候群 ショック　間質性肺炎	［警告］ ・アセトアミノフェンにより重篤な肝障害が発現する恐れあり ・アセトアミノフェンを含む他の薬剤（OTCを含む）との併用を避ける ［禁忌］ ・アスピリン喘息又はその既往歴のある患者 ・重篤な肝障害のある患者 ・長期投与を避ける ・過度の体温下降、虚脱、四肢冷却等が現れることがあるので、特に高熱を伴う高齢者又は消耗性疾患の患者においては投与後の患者の状態に注意する ・自動車の運転等、危険を伴う機械の操作に従事させないよう注意する ・妊娠後期の婦人への投与により胎児に動脈管収縮を起こすことがある ・本剤使用中は授乳を避けること

表 2-④ 疼痛治療薬：非ステロイド性抗炎症薬（NSAIDs）

分類	製品名（会社名）	一般名	規格・単位	剤形	薬価（円）	後発品	適応
NSAIDs（サリチル酸系）	アスピリン（バイエル）	アスピリン	10 g	原末	29.4/10 g	×（局方品）	(1) 関節リウマチ，リウマチ熱，変形性関節症，強直性脊椎炎，関節周囲炎，結合織炎，術後疼痛，歯痛，症候性神経痛，関節痛，腰痛症，筋肉痛，捻挫痛，打撲痛，痛風の痛み，頭痛，月経痛 (2) 急性上気道炎の解熱・鎮痛 (3) 川崎病
NSAIDs（サリチル酸系）	バファリン（エーザイ）	アスピリン/ダイアルミネート	330 mg/150 mg	配合錠	5.7/錠	○	(1) 頭痛，歯痛，月経痛，感冒の解熱 (2) 関節リウマチ，リウマチ熱，症候性神経痛
NSAIDs（アントラニル酸系）	ポンタール（第一三共）	メフェナム酸	50% 98.5%	散 細粒	15.2/g 24.9/g	×	(1) 手術後・外傷後の炎症及び腫脹の緩解 (2) 下記疾患の消炎・鎮痛・解熱 　変形性関節症，腰痛症，症候性神経痛，頭痛（他剤無効な場合） 　副鼻腔炎，月経痛，分娩後疼痛，歯痛 (3) 急性上気道炎の解熱・鎮痛
NSAIDs（アントラニル酸系）	ポンタール（第一三共）	メフェナム酸	250 mg 250 mg	錠 カプセル	9/錠 9/C	○（カプセルのみ）	(1) 手術後・外傷後の炎症及び腫脹の緩解 (2) 下記疾患の消炎・鎮痛・解熱 　変形性関節症，腰痛症，症候性神経痛，頭痛（他剤無効な場合） 　副鼻腔炎，月経痛，分娩後疼痛，歯痛 (3) 急性上気道炎の解熱・鎮痛

帯状疱疹の適応	用法・用量	副作用	備考
○	(1) 1回 0.5〜1.5 g　1日 1〜4.5 g (2) 1回 0.5〜1.5 g 頓用　原則1日2回まで　1日最大 4.5 g 　　空腹時は避ける (3) 急性期有熱期間：1日 30〜50 mg/kg　3回分割 　　解熱後の回復期〜慢性期：1日1回 3〜5 mg/kg	ショック　出血 アナフィラキシー 皮膚粘膜眼症候群 中毒性表皮壊死融解症 剥脱性皮膚炎	[禁忌] 消化性潰瘍のある患者 アスピリン喘息又はその既往歴のある患者 出産予定日 12 週以内の妊婦 ・原則として 15 歳未満の水痘，インフルエンザの患者には投与しない ・慢性疾患に使用する場合には，定期的に臨床検査（尿検査，血液検査及び肝機能検査等）を行う ・過度の体温下降，虚脱，四肢冷却等が現れることがあるので，特に高熱を伴う幼児及び小児及び高齢者又は消耗性疾患の患者においては，投与後の患者の状態に注意する ・本剤使用中は授乳を避けること 〈アスピリン〉 ・炭酸水素ナトリウム，炭酸マグネシウム等のアルカリ性製剤と配合しない ・湿潤しやすい製剤との配合は望ましくない
○	(1) 1回 2錠　1日 2回 (2) 1回 2〜4錠　1日 2〜3回	ショック　出血 胃腸障害 皮膚粘膜眼症候群 中毒性表皮壊死融解症 剥脱性皮膚炎	[禁忌] 消化性潰瘍のある患者 アスピリン喘息又はその既往歴のある患者 出産予定日 12 週以内の妊婦 ・原則として 15 歳未満の水痘，インフルエンザの患者には投与しない ・慢性疾患に使用する場合には，定期的に臨床検査（尿検査，血液検査及び肝機能検査等）を行う ・過度の体温下降，虚脱，四肢冷却等が現れることがあるので特に高熱を伴う幼児及び小児及び高齢者又は消耗性疾患の患者においては投与後の患者の状態に注意する ・本剤使用中は授乳を避けること
○	(1) (2) 1回 500 mg 　　その後 6 時間毎に 1回 250 mg 　　空腹時は避ける (3) 成人：1回 500 mg 頓用 　　原則1日2回まで　1日最大 1500 mg 　　幼小児：1回 6.5 mg/kg 頓用 　　原則1日2回まで 　　空腹時は避ける	ショック 下痢　胃腸障害 溶血性貧血 無顆粒球症 皮膚粘膜眼症候群 中毒性表皮壊死融解症	[禁忌] 消化性潰瘍のある患者 アスピリン喘息又はその既往歴のある患者 重篤な高血圧症のある患者 妊娠末期の婦人 ・原則として小児のインフルエンザの患者には投与しない ・慢性疾患に使用する場合には，定期的に臨床検査（尿検査，血液検査及び肝機能検査等）を行う ・過度の体温下降，虚脱，四肢冷却等が現れることがあるので，特に高熱を伴う幼児及び小児及び高齢者又は消耗性疾患の患者においては，投与後の患者の状態に注意する ・自動車の運転等危険を伴う機械の操作に注意させる ・本剤使用中は授乳を中止すること ・カプセル・錠は，食道に停留し崩壊すると食道潰瘍を起こすことがあるので多めの水で服用し，特に就寝前の服用等には注意する
○	(1) (2) 1回 500 mg 　　その後 6 時間毎に 1回 250 mg 　　空腹時は避ける (3) 1回 500 mg 頓用　原則1日2回まで 　　1日最大 1500 mg 　　空腹時は避ける		

分類	製品名（会社名）		一般名	規格・単位	剤形	薬価（円）	後発品	適応
NSAIDs（アントラニル酸系）	オパイリン（大正）		フルフェナム酸アルミニウム	125 mg 250 mg	錠	9/錠 12.2/錠	×	(1) 下記疾患の消炎・鎮痛・解熱 　　関節リウマチ，変形性関節症，変形性脊椎症，腰痛症，肩甲関節周囲炎，関節炎，症候性神経痛，膀胱炎，前立腺炎，帯状疱疹，湿疹・皮膚炎，紅斑症 　　手術後・外傷後の炎症性反応，抜歯後，歯髄炎，歯根膜炎 (2) 急性上気道炎の解熱・鎮痛
NSAIDs〔アリール酢酸系（フェニル酢酸系）〕	ボルタレン（ノバルティス）		ジクロフェナクナトリウム	25 mg	錠	12.1/錠	○	(1) 下記疾患並びに症状の鎮痛・消炎 　　関節リウマチ，変形性関節症，変形性脊椎症，腰痛症，腱鞘炎，骨盤内炎症，前眼部炎症，頸肩腕症候群，神経痛，後陣痛，月経困難症，膀胱炎，歯痛 (2) 手術後・抜歯後の鎮痛・消炎 (3) 急性上気道炎の解熱・鎮痛
NSAIDs〔アリール酢酸系（インドール酢酸系）〕	インテバン（帝国）		インドメタシン	25 mg 37.5 mg	SP（カプセル）	7.9/C 11.2/C	後発品（現在先発品なし）	(1) 下記疾患の消炎・鎮痛・解熱 　　関節リウマチ，変形性脊椎症，変形性関節症，腰痛症，痛風発作，肩甲関節周囲炎，症候性神経痛，急性中耳炎，膀胱炎，前立腺炎，歯痛，顎関節症，歯槽骨膜炎，多形滲出性紅斑，結節性紅斑，掌蹠膿疱症 (2) 手術後・外傷後の炎症・腫脹の緩解 (3) 急性上気道炎の解熱・鎮痛
	クリノリル（日医工）		スリンダク	50 mg 100 mg	錠	11.0/錠 13.1/錠	×	下記疾患並びに症状の消炎・鎮痛 関節リウマチ，変形性関節症，腰痛症，肩関節周囲炎 頸肩腕症候群，腱・腱鞘炎

付録

帯状疱疹の適応	用法・用量	副作用	備考
○	(1) 1回 125〜250 mg　1日3回 　　頓用：1回 250 mg (2) 1回 250 mg 頓用　原則1日2回まで 　　1日最大 750 mg 　　空腹時は避ける	出血性大腸炎 胃腸障害 腹痛　胃痛	［禁忌］ 消化性潰瘍のある患者 アスピリン喘息又はその既往歴のある患者 ・慢性疾患に使用する場合には，定期的に臨床検査（尿検査，血液検査及び肝機能検査等）を行う ・過度の体温下降，虚脱，四肢冷却等が現れることがあるので，特に高熱を伴う幼児及び小児及び高齢者又は消耗性疾患の患者においては，投与後の患者の状態に注意する ・本剤使用中は授乳を中止すること
○	(1)(2) 1日 75〜100 mg　原則3回分割 　　頓用：1回 25〜50 mg 　　空腹時は避ける (3) 1回 25〜50 mg 頓用　原則1日2回まで 　　1日最大 100 mg 　　空腹時は避ける	ショック 胃・腹部不快感 消化管潰瘍 消化管の狭窄・閉塞 重篤な肝機能障害 中毒性表皮壊死融解症	［禁忌］ 消化性潰瘍のある患者 重篤な高血圧症のある患者 直腸炎，直腸出血又は痔疾のある患者（座剤） アスピリン喘息又はその既往歴のある患者 インフルエンザの臨床経過中の脳炎・脳症の患者 妊婦又は妊娠している可能性のある婦人 トリアムテレンを投与中の患者 ・原則として小児のウィルス性疾患の患者に投与しない ・重篤な肝機能障害が現れることがあるので，連用する場合，定期的に肝機能検査を行う ・慢性疾患に使用する場合には，定期的に臨床検査（尿検査，血液検査及び肝機能検査等）を行う ・過度の体温下降，虚脱，四肢冷却等が現れることがあるので，特に高熱を伴う幼児及び小児及び高齢者又は消耗性疾患の患者においては，投与後の患者の状態に注意する ・自動車の運転等危険を伴う機械の操作に従事させないよう注意する ・本剤使用中は授乳を避ける ・食道に停留し崩壊すると食道潰瘍を起こすことがあるので多めの水で服用し，特に就寝前の服用等には注意する
○	(1)(2) 1回 25 mg（症状により 37.5 mg） 　　1日2回 (3) 1回 25 mg 頓用　原則1日2回まで 　　1日最大 75 mg 　　空腹時は避ける		
×	1日 300 mg　2回分割　朝夕食直後	ショック 腹痛　発疹 消化性潰瘍 胃腸出血・穿孔 皮膚粘膜眼症候群 中毒性表皮壊死融解症	［禁忌］ 消化性潰瘍のある患者 アスピリン喘息又はその既往歴のある患者 妊婦又は妊娠している可能性のある婦人 ・過度の体温下降，虚脱，四肢冷却等が現れることがあるので，特に高熱を伴う幼児及び小児及び高齢者又は消耗性疾患の患者においては，投与後の患者の状態に注意する ・慢性疾患に使用する場合には，定期的に臨床検査（尿検査，血液検査及び肝機能検査等）を行う ・本剤使用中は授乳を中止すること ・本剤の代謝物が腎結石の構成成分として大量に含まれていたとの報告がある ・尿が変色することがある

分類	製品名（会社名）		一般名	規格・単位	剤形	薬価（円）	後発品	適応
NSAIDs〔アリール酢酸系（イソキサゾール酢酸系）〕	ジソペイン（田辺三菱）		モフェゾラク	75 mg	錠	24.5/錠	×	腰痛症，頸腕症候群，肩関節周囲炎の消炎・鎮痛 手術後・外傷後・抜歯後の消炎・鎮痛
NSAIDs〔アリール酢酸系（ピラノ酢酸系）〕	ハイペン（日本新薬）		エトドラク	100 mg 200 mg	錠	18.2/錠 25.3/錠	○	下記疾患並びに症状の消炎・鎮痛 関節リウマチ，変形性関節症，腰痛症，肩関節周囲炎，頸腕症候群，腱鞘炎 手術後・外傷後の消炎・鎮痛
NSAIDs〔プロピオン酸系〕	ブルフェン（科研）		イブプロフェン	100 mg 200 mg 20%	錠 顆粒	5.8/錠 8.9/錠 9.9/g	○	(1) 下記疾患並びに症状の消炎・鎮痛 　関節リウマチ，関節痛及び関節炎，神経痛及び神経炎，背腰痛，頸腕症候群，子宮付属器炎，月経困難症，紅斑 (2) 手術・外傷後の消炎・鎮痛 (3) 急性上気道炎の解熱・鎮痛
	フロベン（科研）		フルルビプロフェン	40 mg 8%	錠 顆粒	15.7/錠 31.2/g	○ （顆粒のみ）	下記疾患並びに症状の鎮痛・消炎 関節リウマチ，変形性関節症，腰痛症，歯髄炎，歯根膜炎 抜歯並びに歯科領域における小手術後の鎮痛・消炎

帯状疱疹の適応	用法・用量	副作用	備考
×	1回75 mg　1日3回　食後 頓用：1回75〜150 mg	ショック 喘息発作 （アスピリン喘息） 胃痛　胃部不快感 消化性潰瘍・出血 肝機能障害	[禁忌] 消化性潰瘍のある患者 重篤の高血圧症のある患者 アスピリン喘息又はその既往歴のある患者 ・本剤使用中は授乳を避けること
×	1日400 mg　2回分割　朝夕食後	ショック 胃痛　消化性潰瘍 皮膚粘膜眼症候群 中毒性表皮壊死融解症 肝機能障害	[禁忌] 消化性潰瘍のある患者 重篤の高血圧症のある患者 アスピリン喘息又はその既往歴のある患者 妊娠末期の婦人 ・慢性疾患に使用する場合には，定期的に臨床検査（尿検査，血液検査及び肝機能検査等）を行う ・本剤使用中は授乳を中止すること
○	(1)　(2)　成人：1日600 mg　3回分割 　　　　小児：1日5〜7歳 200〜300 mg 　　　　　　　8〜10歳 300〜400 mg 　　　　　　　11〜15歳 400〜600 mg　3回分割 　　　　空腹時は避ける (3)　1回200 mg 頓用　原則1日2回まで 　　　1日最大600 mg 　　　空腹時は避ける	ショック 再生不良性貧血 溶血性貧血 消化性潰瘍 皮膚粘膜眼症候群 中毒性表皮壊死融解症	[禁忌] 消化性潰瘍のある患者 重篤の高血圧症のある患者 アスピリン喘息又はその既往歴のある患者 ジドブジンを投与中の患者 妊娠後期の婦人 ・慢性疾患にする場合には，定期的に臨床検査（尿検査，血液検査及び肝機能検査等）を行う ・過度の体温下降，虚脱，四肢冷却等が現れることがあるので，特に高熱を伴う幼児・小児及び高齢者又は消耗性疾患の患者においては，投与後の患者の状態に注意する ・本剤使用中は授乳を中止すること
×	1回40 mg　1日3回　食後 頓用：1回40〜80 mg	ショック 急性腎不全 ネフローゼ症候群 胃腸出血 再生不良性貧血 中毒性表皮壊死融解症	[禁忌] 消化性潰瘍のある患者 重篤の高血圧症のある患者 アスピリン喘息又はその既往歴のある患者 エノキサシン水和物，ロメフロキサシン，ノルフロキサシン，プルリフロキサシンを投与中の患者 妊娠後期の婦人 ・慢性疾患に使用する場合には，定期的に臨床検査（尿検査，血液検査及び肝機能検査等）を行う ・過度の体温下降，虚脱，四肢冷却等が現れることがあるので，特に高熱を伴う幼児・小児及び高齢者又は消耗性疾患の患者においては，投与後の患者の状態に注意する ・本剤使用中は授乳を中止すること ・食道に停留し崩壊すると食道潰瘍を起こすことがあるので，多めの水で服用させ特に就寝前の服用等には注意する

付録

分類	製品名（会社名）		一般名	規格・単位	剤形	薬価（円）	後発品	適応
NSAIDs（プロピオン酸系）	ニフラン（田辺三菱）		プラノプロフェン	75 mg	錠	11.4/錠	○	(1) 下記疾患並びに症状の消炎・鎮痛 　　関節リウマチ，変形性関節症，腰痛症，頸肩腕症候群 　　歯根膜炎，痛風発作 (2) 急性上気道炎の解熱 (3) 外傷後・小手術後・抜歯後の消炎・鎮痛
	スルガム（サノフィ）		チアプロフェン酸	100 mg 200 mg	錠	9.3/錠 15.6/錠	○	(1) 下記疾患並びに症状の消炎・鎮痛 　　関節リウマチ，変形性関節症，肩関節周囲炎，頸肩腕症候群，腰痛症 (2) 急性上気道炎の解熱・鎮痛 (3) 手術後・外傷後の消炎・鎮痛
	ロキソニン（第一三共）		ロキソプロフェンナトリウム水和物	60 mg 10%	錠 細粒	15.9/錠 29.3/g	○	(1) 下記疾患並びに症状の消炎・鎮痛 　　関節リウマチ，変形性関節症，腰痛症，肩関節周囲炎，頸肩腕症候群，歯痛 (2) 手術後・外傷後・抜歯後の消炎・鎮痛 (3) 急性上気道炎の解熱・鎮痛
	アルボ（大正）		オキサプロジン	100 mg 200 mg	錠	18.9/錠 28.1/錠	×	下記疾患並びに症状の消炎・鎮痛 関節リウマチ，変形性関節症，腰痛症，変形性脊椎症，頸肩腕症候群 肩関節周囲炎，痛風発作 外傷後・手術後の消炎・鎮痛
	ソレトン（日本ケミファ）		ザルトプロフェン	80 mg	錠	17.5/錠	○	下記疾患並びに症状の消炎・鎮痛 関節リウマチ，変形性関節症，腰痛症，肩関節周囲炎，頸肩腕症候群 手術後・外傷後・抜歯後の消炎・鎮痛

付録

帯状疱疹の適応	用法・用量	副作用	備考
×	(1)（3）1回75 mg　1日3回　食後 　　　頓用：1回75 mg 　　　痛風発作：1回150～225 mg 　　　1日3回 　　　翌日から1回75 mg 　　　1日3回　食後 (2) 1回75 mg 頓用　原則1日2回まで 　　1日最大225 mg 　　空腹時は避ける	ショック 喘息発作の誘発 中毒性表皮壊死融解症 皮膚粘膜眼症候群 消化性潰瘍	［禁忌］ 消化性潰瘍のある患者 アスピリン喘息又はその既往歴のある患者 重篤の高血圧症のある患者 妊娠末期の婦人 ・慢性疾患に使用する場合には，定期的に臨床検査（尿検査，血液検査及び肝機能検査等）を行う ・過度の体温下降，虚脱，四肢冷却等が現れることがあるので 　特に高熱を伴う幼児・小児及び高齢者又は消耗性疾患の患者においては 　投与後の患者の状態に注意する
×	(1)（3）1回200 mg　1日3回 　　　頓用：1回200 mg (2) 1回200 mg 頓用　原則1日2回まで 　　1日最大600 mg 　　空腹時は避ける	消化性潰瘍 胃腸出血　ショック アナフィラキシー 皮膚粘膜眼症候群 喘息発作	［禁忌］ 消化性潰瘍のある患者 アスピリン喘息又はその既往歴のある患者 気管支喘息又はその既往症のある患者 妊娠末期の婦人 ・慢性疾患に使用する場合には，定期的に臨床検査（尿検査，血液検査及び肝機能検査等）を行う ・過度の体温下降，虚脱，四肢冷却等が現れることがあるので，特に高熱を伴う幼児・小児及び高齢者又は消耗性疾患の患者においては，投与後の患者の状態に注意する ・本剤使用中は授乳を避けること
×	(1)（2）1回60 mg　1日3回 　　　頓用：1回60～120 mg 　　　空腹時は避ける (3) 1回60 mg 頓用　原則1日2回まで 　　1日最大180 mg 　　空腹時は避ける	ショック 無顆粒球症 溶血性貧血 急性腎不全 消化管穿孔・出血 小腸・大腸の狭窄・閉塞	［禁忌］ 消化性潰瘍のある患者 アスピリン喘息又はその既往歴のある患者 妊娠末期の婦人 ・慢性疾患に使用する場合には，定期的に臨床検査（尿検査，血液検査及び肝機能検査等）を行う ・過度の体温下降，虚脱，四肢冷却等が現れることがあるので，特に高熱を伴う幼児・小児及び高齢者又は消耗性疾患の患者においては，投与後の患者の状態に注意する ・本剤使用中は授乳を中止すること
×	1日400 mg　1～2回分割　1日最大600 mg	ショック 消化性潰瘍 皮膚粘膜眼症候群 急性腎不全	［禁忌］ 消化性潰瘍のある患者 アスピリン喘息又はその既往歴のある患者 妊婦又は妊娠している可能性のある婦人 ・慢性疾患に使用する場合には，定期的に臨床検査（尿検査，血液検査及び肝機能検査等）を行う ・本剤使用中は授乳を避けること
×	1回80 mg　1日3回 頓用：1回80～160 mg	ショック 急性腎不全 ネフローゼ症候群 肝機能障害 消化性潰瘍	［禁忌］ 消化性潰瘍のある患者 アスピリン喘息又はその既往歴のある患者 ・慢性疾患に使用する場合には，定期的に臨床検査（尿検査，血液検査及び肝機能検査等）を行う ・本剤使用中は授乳を避けること ・高齢者への投与は消化器症状等患者の状態を観察しながら，投与回数を減らす（例えば1回1錠1日2回）又は休薬するなど慎重に投与する

分類	製品名（会社名）	一般名	規格・単位	剤形	薬価（円）	後発品	適応
NSAIDs（オキシカム系）	フェルデン（ファイザー）	ピロキシカム	20 mg	坐剤	133.6/個	○	下記疾患並びに症状の消炎・鎮痛 関節リウマチ，変形性関節症，腰痛症，肩関節周囲炎，頸肩腕症候群
	バキソ（大正）	ピロキシカム	10 mg 20 mg	カプセル	8.7/C 14/C	○	下記疾患並びに症状の消炎・鎮痛 関節リウマチ，変形性関節症，腰痛症，肩関節周囲炎，頸肩腕症候群
			20 mg	坐剤	133.7/個	○	
	フルカム（ファイザー）	アンピロキシカム	13.5 mg 27 mg	カプセル	39.4/C 63.7/C	○	下記疾患並びに症状の鎮痛・消炎 関節リウマチ，変形性関節症，腰痛症，肩関節周囲炎，頸肩腕症候群
	ロルカム（大正）	ロルノキシカム	2 mg 4 mg	錠	14.9/錠 20.8/錠	×	(1) 下記疾患並びに症状の消炎・鎮痛 関節リウマチ，変形性関節症，腰痛症，頸肩腕症候群，肩関節周囲炎 (2) 手術後・4 外傷後・抜歯後の消炎・鎮痛
	モービック（ベーリンガー）	メロキシカム	5 mg 10 mg	錠	34.3/錠 52.6/錠	○	下記疾患並びに症状の消炎・鎮痛 関節リウマチ，変形性関節症，腰痛症，肩関節周囲炎，頸肩腕症候群
NSAIDs（塩基性）	ソランタール（アステラス）	チアラミド塩酸塩	50 mg 100 mg	錠	9.6/錠 12.1/錠	×	(1) 各科領域の手術・外傷後の鎮痛・消炎 (2) 下記疾患の鎮痛・消炎 関節炎，腰痛炎，頸肩腕症候群，骨盤内炎症，軟産道損傷，乳房うっ積帯状疱疹，多形滲出性紅斑，膀胱炎，副睾丸炎，前眼部炎症，智歯周囲炎 (3) 抜歯後の鎮痛・消炎 (4) 急性上気道炎の鎮痛

帯状疱疹の適応	用法・用量	副作用	備考
×	1日1回 20 mg　直腸内挿入 1日最大 20 mg 2週間を目処に治療継続の再評価を行うこと	消化性潰瘍 吐血　胃腸出血 ショック 皮膚粘膜眼症候群 中毒性表皮壊死融解症	[禁忌] 消化性潰瘍のある患者 重篤の高血圧症のある患者 アスピリン喘息又はその既往歴のある患者 妊娠末期の患者 リトナビルを投与中の患者 直腸炎，直腸出血又は痔疾のある患者（坐剤） ・腰痛症，肩関節周囲炎，頸肩腕症候群に対し本剤を用いる場合，慢性期のみに投与する ・本剤は他のNSAIDsの治療効果が不十分と考えられる患者のみに投与すること ・高齢者は穿孔を伴う消化性潰瘍，胃腸出血，浮腫等が現れやすいので必要最小限の使用にとどめる ・慢性疾患に使用する場合には，定期的に臨床検査（尿検査，血液検査及び肝機能検査等）を行う ・本剤使用中は授乳を中止すること ・坐剤は直腸内のみに使用すること ・坐剤はできるだけ排便後に投与すること
×	1日1回 20 mg　食後　1日最大 20 mg 2週間を目処に治療継続の再評価を行うこと		
×	1日1回 20 mg　直腸内挿入 1日最大 20 mg 2週間を目処に治療継続の再評価を行うこと		
×	1日1回 27 mg　食後　1日最大 27 mg 2週間を目処に治療継続の再評価を行うこと		
×	(1) 1回 4 mg　1日3回　食後 　1日最大 18 mg (2) 1回 8 mg 頓用　1回最大 8 mg 　1日最大 24 mg 　投与期間3日まで 　用法・用量を遵守する　空腹時は避ける	消化性潰瘍 腹部不快感　腹痛 小腸・大腸潰瘍 ショック	[禁忌] 消化性潰瘍のある患者 重篤な高血圧症のある患者 アスピリン喘息又はその既往歴のある患者 妊娠末期の婦人 ・慢性疾患に使用する場合には，定期的に臨床検査（尿検査，血液検査及び肝機能検査等）を行う ・本剤使用中は授乳を中止すること ・高齢者では本剤における消化性潰瘍が自覚症状のないまま危篤化（突然吐血等）することがある
×	1日1回 10 mg　食後　1日最大 15 mg	消化性潰瘍 吐血　胃腸出血 大腸炎　喘息 急性腎不全	[禁忌] 消化性潰瘍のある患者 重篤な高血圧症のある患者 アスピリン喘息又はその既往歴のある患者 妊婦又は妊娠している可能性のある婦人 ・長期投与する場合には，定期的に臨床検査（尿検査，血液検査及び肝機能検査等）を行う ・自動車の運転等危険を伴う機械の操作に従事させないよう注意する ・本剤使用中は授乳を中止すること ・高齢者への投与は少量（1回 5 mg 1日1回）から投与を開始する ・高齢者においては胃腸出血，潰瘍，穿孔はより転帰をたどり，きわめてまれに致死性の消化管障害も報告されている
○	(1) (2) (3) 1回 100 mg　1日3回 (4) 1回 100 mg 頓用　原則1日2回まで 　1日最大 300 mg	ショック 食欲不振　発疹	[禁忌] 消化性潰瘍のある患者 アスピリン喘息又はその既往歴のある患者 ・本剤使用中は授乳を避けること

付録

表 2-⑤ 疼痛治療薬：第一選択薬

分類	製品名（会社名）	一般名	規格・単位	剤形	薬価（円）	後発品	適応
生物由来製品	ノイロトロピン（日本臓器）	ワクシニアウイルス接種家兎炎症皮膚抽出液	4 単位	錠	31.1/錠	×	帯状疱疹後神経痛 腰痛症 頸肩腕症候群 肩関節周囲炎 変形性関節症
			1.2 単位 3.6 単位	注	86/管 163/管	○	(1) 腰痛症　頸肩腕症候群　症候性神経痛　皮膚疾患（湿疹・皮膚炎　蕁麻疹）に伴う掻痒　アレルギー性鼻炎 (2) スモン（SMON）後遺症状の冷感・異常知覚・痛み
抗うつ薬	トリプタノール（日医工）	アミトリプチリン塩酸塩	10 mg 25 mg	錠	9.6/錠 9.6/錠	○	(1) 精神科領域におけるうつ病・うつ状態 (2) 夜尿症 (3) 末梢性神経障害性疼痛
	トフラニール（アルフレッサ）	イミプラミン塩酸塩	10 mg 25 mg	錠	9.6/錠 9.9/錠	×	(1) 精神科領域におけるうつ病・うつ状態 (2) 遺尿症
	イミドール（田辺三菱）		10 mg 25 mg	糖衣錠	9.6/錠 9.9/錠	×	(1) 精神科領域におけるうつ病・うつ状態 (2) 遺尿症

帯状疱疹の適応	用法・用量	副作用	備考
○	1日4錠　朝夕2回分割	ショック 肝機能障害 発疹　胃部不快感 悪心　嘔気	・帯状疱疹後神経痛に対しては，4週間で効果が認められない場合は漫然と投薬を続けないよう注意する
○	(1) 1日1回3.6単位　静注　筋注又は皮下注 (2) 1日1回7.2単位　静注	ショック 肝機能障害 発疹　掻痒　眠気	・ジアゼパム注射液と混合すると沈殿を生じるので配合しないこと
○	(1) 初期：1日30〜75 mg　1日150 mg 　　まで漸増し分割 　　まれに300 mgまで増量 (2) 1日10〜30 mg　就寝前 (3) 初期：1日10 mg 　　1日最高用量：150 mg	悪性症候群 セロトニン症候群 心筋梗塞　せん妄 眠気　口渇	〈併用禁忌〉MAO 酸化酵素阻害剤 ・末梢性神経障害性疼痛に対して投与する場合は，自殺念慮，自殺企図等の精神症状の発現リスクを考慮し，漫然と投与しないこと ・24歳以下の患者で，自殺念慮，自殺企図のリスクが増加 ・離脱症状が現れることがあるため，中止する場合は徐々に減量する ・自動車の運転等危険を伴う機械の操作に従事させないよう注意する
×	(1) 10 mg錠 　　初期：1日30〜70 mg　1日200 mg 　　まで漸増し分割 　　まれに300 mgまで増量 　　25 mg錠 　　初期：1日25〜75 mg　1日200 mg 　　まで漸増し分割 　　まれに300 mgまで増量 (2) 10 mg錠 　　学童：1日30〜50 mg　1〜2回分割 　　25 mg錠 　　幼児：1日1回25 mg 　　学童：1日25〜50 mg　1〜2回分割	悪性症候群 セロトニン症候群 てんかん発作 口渇　めまい　眠気	〈併用禁忌〉MAO 酸化酵素阻害剤 ・連用中は定期的に肝・腎機能検査及び血液検査を行うことが望ましい ・コンタクトレンズ使用者は，角膜上皮の障害が現れる恐れあり ・24歳以下の患者で，自殺念慮，自殺企図のリスクが増加 ・離脱症状が現れることがあるため，中止する場合は徐々に減量する ・自動車の運転等危険を伴う機械の操作に従事させないよう注意する
×	(1) 初期：1日25〜75 mg　1日200 mg 　　まで漸増し分割 　　まれに300 mgまで増量 (2) 10 mg錠 　　幼児：1日1回30 mg 　　学童：1日30〜50 mg　1〜2回分割 　　25 mg錠 　　幼児：1日1回25 mg 　　学童：1日25〜50 mg　1〜2回分割	悪性症候群 セロトニン症候群 てんかん発作 口渇　めまい　眠気	

分類	製品名（会社名）		一般名	規格・単位	剤形	薬価（円）	後発品	適応
抗うつ薬	ノリトレン（大日本住友）		ノルトリプチリン塩酸塩	10 mg 25 mg	錠	5.6/錠 10.8/錠	×	精神科領域におけるうつ病及びうつ状態
	サインバルタ（塩野義）		デュロキセチン塩酸塩	20 mg 30 mg	カプセル	173.5/C 235.3/C	×	(1) うつ病・うつ状態，糖尿病性神経障害に伴う疼痛 (2) 線維筋痛症・慢性腰痛症に伴う疼痛
抗てんかん薬	ガバペン（ファイザー）		ガバペンチン	200 mg 300 mg 400 mg 5%	錠 シロップ	40.4/錠 54.3/錠 66.3/錠 22.5/mL	×	他の抗てんかん薬で十分な効果が認められないてんかん患者の部分発作（二次性全般化発作を含む）に対する抗てんかん薬との併用療法
疼痛治療薬	リリカ（ファイザー）		プレガバリン	25 mg 75 mg 150 mg 25 mg 75 mg 150 mg	カプセル OD錠	67.8/C 112.9/C 155/C	×	(1) 神経障害性疼痛 (2) 線維筋痛症に伴う疼痛
抗不整脈薬	ペンレス（マルホ）		リドカイン	18 mg	テープ	45.4/枚	○	(1) 静脈留置針穿刺時の疼痛緩和 (2) 伝染性軟属腫摘除時の疼痛緩和 (3) 皮膚レーザー照射療法時の疼痛緩和

帯状疱疹の適応	用法・用量	副作用	備考
×	初回：1回10〜25 mg　1日3回　又はその1日量を2回分割 その後漸次増量 1日最高用量：150 mg　2〜3回分割	てんかん発作 無顆粒球症 口渇　眠気	〈併用禁忌〉MAO 酸化酵素阻害剤 ・24歳以下の患者で，自殺念慮，自殺企図のリスクが増加 ・離脱症状が現れることがあるため，中止する場合は徐々に減量する ・自動車の運転等危険を伴う機械の操作に従事させないよう注意する
×	(1) 1日1回 40 mg　朝食後 　　初回：1日20 mg　1週間以上の間隔をあけて1日量20 mgずつ増量 　　1日60 mgまで増量可 (2) 1日1回 60 mg　朝食後 　　初回：1日20 mg　1週間以上の間隔をあけて1日量20 mgずつ増量	セロトニン症候群 悪性症候群 悪心　傾眠　口渇	〈併用禁忌〉MAO 酸化酵素阻害剤 ・疼痛に対して投与する場合は，自殺念慮，自殺企図等の精神症状の発現リスクを考慮する ・24歳以下の患者で，自殺念慮，自殺企図のリスクが増加 ・肝機能障害が現れることがあるので，適宜肝機能検査を行う ・心拍数増加，血圧上昇，高血圧クリーゼが現れることがあるので，適宜血圧・脈拍数を測定する ・中止する場合は徐々に減量する ・自動車の運転等危険を伴う機械の操作に従事させないよう注意する
×	成人及び13歳以上の小児：初日1日量600 mg　2日目1日量1200 mg 3日目以降1日量1200〜1800 mg　3回分割 1日最高用量：2400 mg 各投与間隔は12時間を超えないものとする 3〜12歳幼児及び小児：初日1日量10 mg/kg　2日目1日量20 mg/kg 3回分割投与　3日目以降3〜4歳児：1日量40 mg/kg 5〜12歳幼児及び小児：1日量25〜35 mg/kg　3回分割 1日最高用量：50 mg/kg いずれも成人及び13歳以上の小児での投与量を超えないこと	急性腎不全 アナフィラキシー 傾眠　浮動性めまい 眼障害	・腎機能障害患者は投与量及び投与間隔を調節する ・投与を中止する場合には，最低1週間かけて徐々に減量する ・体重増加が現れることがあるので，肥満に注意する ・弱視，視覚異常，霧視，複視等の眼障害が生じる可能性があるので，診察時に問診を行う ・本剤は高温での保存を避けて，涼しいところで保存する ・自動車の運転等危険を伴う機械の操作に従事させないよう注意する
○	(1) 初期：1日150 mg　1日2回分割 　　1週間以上かけて1日300 mgまで漸増 　　1日最高用量：600 mg　いずれも1日2回分割 (2) 初期：1日150 mg　1日2回分割 　　1週間以上かけて1日300 mgまで漸増 　　300〜450 mgで維持 　　1日最高用量：450 mg　いずれも1日2回分割	ショック 肝機能障害 傾眠　浮動性めまい 心不全　浮腫 体重増加	・腎機能障害患者は投与量及び投与間隔を調節する ・投与を中止する場合には，最低1週間かけて徐々に減量する ・体重増加が現れることがあるので，肥満に注意する ・弱視，視覚異常，霧視，複視等の眼障害が生じる可能性があるので，診察時に問診を行う ・自動車の運転等危険を伴う機械の操作に従事させないよう注意する
×	(1) 1回1枚　静脈留置針穿刺予定部位に約30分間貼付 (2) 小児：本剤1回2枚まで　伝染性軟属腫摘除予定部位に約1時間貼付 (3) 成人：本剤1回6枚まで　レーザー照射予定部位に約1時間貼付 　　小児：3歳以下2枚　4〜5歳3枚 　　6〜7歳4枚　8〜9歳5枚 　　10歳以上6枚まで	ショック	・湿疹又は発疹部位に使用しない ・損傷皮膚及び粘膜に使用しない

表 2-⑥ 疼痛治療薬：その他

分類	製品名（会社名）	一般名	規格・単位	剤形	薬価（円）	後発品	適応
抗不整脈薬	メキシチール（ベーリンガー）	メキシレチン塩酸塩	50 mg 100 mg	カプセル	28/C 46.2/C	○	(1) 頻脈性不整脈（心室性） (2) 糖尿病性神経障害に伴う自覚症状（自発痛，しびれ感）の改善
抗うつ薬	テグレトール（ノバルティス）	カルバマゼピン	100 mg 200 mg 50%	錠 細粒	7/錠 11.1/錠 23.9/g	○	(1) 精神運動発作，てんかん性格及びてんかんに伴う精神障害，てんかんの痙攣発作：強直間代発作，（全般痙攣発作，大発作） (2) 躁病，躁うつ病の躁状態，統合失調症の興奮状態 (3) 三叉神経痛
経皮用薬	カプサイシン	カプサイシン	—	軟膏・クリーム	—		
ステロイド	プレドニン（塩野義）	プレドニゾロンコハク酸エステルナトリウム	10 mg 20 mg 50 mg	注	113/管 203/管 467/管	○	神経疾患：脳脊髄炎，重症筋無力症，多発性硬化症，末梢神経炎 その他：関節リウマチ，ネフローゼ，溶血性貧血，悪性リンパ腫 帯状疱疹（重症例に限る）等
		プレドニゾロン	5 mg	錠	9.6/錠	○	神経疾患：脳脊髄炎，重症筋無力症，多発性硬化症，末梢神経炎 その他：関節リウマチ，ネフローゼ，溶血性貧血，悪性リンパ腫 帯状疱疹（重症例に限る）等

帯状疱疹の適応	用法・用量	副作用	備考
×	(1) 初回：1日300 mg 効果が不十分な場合：450 mgまで増量 1日3回食後 (2) 1日300 mg　1日3回食後	中毒性表皮壊死症 過敏症症候群 心室頻拍 房室ブロック めまい　しびれ感	・疼痛が緩解され，末梢血管障害性の下肢の潰瘍や壊疽の進行を看過する恐れがあるため，下肢の状態を十分に観察すること ・めまい，しびれ等の精神神経系症状が発現し，増悪する傾向がある場合には，直ちに減量又は中止する ・自動車の運転等危険を伴う機械の操作に従事させないよう注意する
×	(1) 初回：1日200〜400 mgを1〜2回分割 至適効果が得られるまで（通常1日600 mg）徐々に増量 1日最高用量：1200 mg 小児に対しては1日100〜600 mgを分割 (2) 初回：1日200〜400 mgを1〜2回分割 至適効果が得られるまで（通常1日600 mg）徐々に増量 1日最高用量：1200 mg (3) 初回：1日200〜400 mgを分割 1日600 mgまで増量 1日最高用量：800 mg	再生不良性貧血 汎血球減少 中毒性表皮壊死 融解症　ふらつき 眠気　めまい	・連用中における投与量の急激な減少ないし投与の中止により，てんかん重積状態が現れることがあるので，徐々に減量する ・定期的に肝・腎機能，血液検査を行うことが望ましい ・低用量より投与を開始することが望ましい ・自動車の運転等危険を伴う機械の操作に従事させないよう注意する
—	院内製剤		
○	1回10〜50 mgを3〜6時間毎に筋注	ショック 誘発感染症 糖尿病 消化管潰瘍 発疹　満月様顔貌	・注射剤は，通常1〜5 mLの注射用水又は生理食塩液をアンプルに加えて溶解する ・投与中に水痘又は麻疹に感染すると，致命的な経過をたどることがあるため，既往や予防接種の有無を確認する ・連用後，投与を急に中止すると離脱症状が現れることがあるので，中止する場合は徐々に減量する　離脱症状が現れた場合は，直ちに再投与又は増量すること ・長期あるいは大量投与中の患者，又は投与中止後6ヵ月以内の患者には生ワクチンを接種しないこと
○	1日5〜60 mgを1〜4回分割	誘発感染症 糖尿病 消化管潰瘍 発疹　満月様顔貌	

表 2-⑦ 疼痛治療薬：オピオイド鎮痛薬

分類	製品名（会社名）	一般名	規格・単位	剤形	薬価（円）	後発品	適応
オピオイド	フェントス（久光）	フェンタニルクエン酸塩	1 mg 2 mg 4 mg 6 mg 8 mg	テープ	586.9/枚 1094/枚 2039/枚 2935.1/枚 3800.7/枚	×	非オピオイド鎮痛剤及び弱オピオイド鎮痛剤で治療困難な下記における鎮痛（ただし，他のオピオイド鎮痛剤から切り替えて使用する場合に限る） ・中等度から高度の疼痛を伴う各種癌 ・中等度から高度の慢性疼痛
	デュロテップMT（ヤンセンファーマ）	フェンタニル	2.1 mg 4.2 mg 8.4 mg 12.6 mg 16.8 mg	パッチ	1840.4/枚 3310.9/枚 6229.9/枚 8962/枚 11283.1/枚	○	非オピオイド鎮痛剤及び弱オピオイド鎮痛剤で治療困難な下記疾患における鎮痛（ただし，他のオピオイド鎮痛剤から切り替えて使用する場合に限る） ・中等度から高度の疼痛を伴う各種癌 ・中等度から高度の慢性疼痛
	ワンデュロ（ヤンセンファーマ）		0.84 mg 1.7 mg 3.4 mg 5 mg 6.7 mg	パッチ	580.7/枚 1094/枚 2039.1/枚 2883.4/枚 3750.5/枚	○	非オピオイド鎮痛剤及び弱オピオイド鎮痛剤で治療困難な下記における鎮痛（ただし，他のオピオイド鎮痛剤から切り替えて使用する場合に限る） ・中等度から高度の疼痛を伴う各種癌 ・中等度から高度の慢性疼痛
	トラマール（ファイザー）	トラマドール塩酸塩	25 mg 50 mg	OD錠	38.6/錠 67.8/錠	×	非オピオイド鎮痛剤で治療困難な下記疾患における鎮痛 ・疼痛を伴う各種癌 ・慢性疼痛
	ワントラム（ファイザー）		100 mg	徐放錠	119.1/錠	×	非オピオイド鎮痛剤で治療困難な下記における鎮痛 ・疼痛を伴う各種癌 ・慢性疼痛

帯状疱疹の適応	用法・用量	副作用	備考
○	1日毎　胸部　腹部　上腕部又は大腿部等に貼付 初回：本剤投与前に使用していたオピオイド鎮痛剤の用法・用量を勘案して1 mg，2 mg，4 mg，6 mgのいずれかを選択　8 mgは推奨されない 増量：初回貼付後及び増量後少なくとも2日間は増量は行わない 鎮痛効果が得られない場合は本剤を1 mg（0.3 mg/日）又は2 mg（0.6 mg/日）ずつ増量　1 mgから増量する場合は2 mgに増量 1回の貼付用量が24 mg（7.2 mg/日）を超える場合，4週間を経過しても効果が得られない場合は他の治療を検討すること	呼吸抑制　依存性 ショック 傾眠　悪心 嘔吐　便秘	[警告] 本剤貼付部分の温度が上昇するとフェンタニルの吸収量が増加し，過量投与になり，死に至る恐れがある 本剤貼付中は，外部熱源への接触，熱い温度での入浴等を避けること 発熱時には患者の状態を十分に観察し，副作用の発現に注意する ・十分な鎮痛効果が得られない場合は適時オピオイド鎮痛剤の追加投与を行うこと 　1回の追加投与量として，本剤の切り替え前に使用していたオピオイド鎮痛剤が経口剤又は坐剤の場合は1日投与量の1/6量を，注射剤の場合は1/12量を投与する 　速効性のオピオイド鎮痛剤を使用することが望ましい ・他のオピオイド鎮痛剤から本剤に切り替えた場合，本剤連用中において急激な減量・中止をする場合，退薬症候が現れることがあるので，徐々に減量する ・本剤の投与を中止し他のオピオイド鎮痛剤に変更する場合，本剤剥離後血中フェンタニル濃度が50％に減少するのに17時間以上かかることから，他のオピオイド鎮痛剤の投与は低用量から行う ・自動車の運転等危険を伴う機械の操作に従事させないよう注意する ・毎回貼付部位を変えること ・体毛のない部分に貼付することが望ましい 本剤の吸収に影響を及ぼすため，貼付部位にカミソリ，除毛剤，石鹸，アルコール，ローション等は使用しないこと 貼付部位の水分は十分に取り除くこと ・本剤をハサミ等で切って使用しないこと ・放射線照射部位は避けて貼付すること ・高温にならないところに保管すること
○	3日毎　胸部　腹部　上腕部又は大腿部等に貼付 初回：本剤投与前に使用していたオピオイド鎮痛剤の用法・用量を勘案して2.1 mg（12.5μg/hr），4.2 mg（25μg/hr），8.4 mg（50μg/hr），12.6 mg（75μg/hr）のいずれかを選択　16.8 mg（100μg/hr）は推奨されない 増量：本剤貼付用量の25～50％を目安として貼り替え時に増量 2.1 mg（12.5μg/hr）から増量する場合は4.2 mg（25μg/hr）に増量 1回の貼付用量が50.4 mg（300μg/hr）を超える場合，4週間を経過しても効果が得られない場合は，他の治療を検討すること	呼吸抑制　依存性 ショック 傾眠　悪心 嘔吐　便秘	
○	1日毎　胸部　腹部　上腕部又は大腿部等に貼付 初回：本剤投与前に使用していたオピオイド鎮痛剤の用法・用量を勘案して0.84 mg，1.7 mg，3.4 mg，5 mgのいずれかを選択　6.7 mgは推奨されない 増量：初回貼付後及び増量後少なくとも2日間は増量は行わない 鎮痛効果が得られない場合：本剤貼付用量の25～50％を目安として貼り替え時に増量 0.84 mgから増量する場合は1.7 mgに増量 1回の貼付用量が20.1 mgを超える場合，4週間を経過しても効果が得られない場合は他の治療を検討すること	呼吸抑制　依存性 ショック 傾眠　悪心 嘔吐　便秘	
○	1日100～300 mg　4回に分割　ただし1回100 mg　1日400 mgを超えないこと 初回は1回25 mgから開始 4～6時間毎　定時に投与 4週間を経過しても効果が得られない場合は，他の治療を検討すること	ショック 呼吸抑制 依存性　便秘　悪心 傾眠　嘔吐	
○	1日1回100～300 mg　ただし1日400 mgを超えないこと 初回は1日100 mgから開始 定時投与（1日1回）はできるだけ同じ時間帯に服用する 4週間を経過しても効果が得られない場合は，他の治療を検討すること 75歳以上の高齢者では1日300 mgを超えないこと	ショック　依存性 便秘　悪心 傾眠　嘔吐	

付録

分類	製品名(会社名)		一般名	規格・単位	剤形	薬価(円)	後発品	適応
オピオイド	トラムセット(ヤンセンファーマ)		トラマドール塩酸塩/アセトアミノフェン	37.5 mg/325 mg	配合錠	70.1/錠	×	非オピオイド鎮痛剤で治療困難な下記疾患における鎮痛 (1) 非がん性慢性疼痛 (2) 抜歯後の疼痛
	リン酸コデイン「ホエイ」(ファイザー)		コデインリン酸塩水和物	1%	散	7.4/g	×	各種呼吸器疾患における鎮咳・鎮静 疼痛時における鎮痛 激しい下痢症状の改善

帯状疱疹の適応	用法・用量	副作用	備考
○	(1) 1回1錠　1日4回　投与間隔は4時間以上あける 　　1回2錠　1日8錠を超えて投与しないこと 　　空腹時は避ける (2) 1回2錠　追加投与は投与間隔を4時間以上あける 　　1回2錠　1日8錠を超えて投与しないこと 　　空腹時は避ける 4週間を経過しても効果が得られない場合は，他の治療を検討すること	肝機能検査異常 ショック　依存性 便秘　悪心 傾眠　嘔吐	[警告] アセトアミノフェンの1日総量が1500 mg（本剤4錠）を超す高用量で長期投与する場合には，定期的に肝機能等を確認するなど慎重に投与すること 〈併用禁忌〉MAO酸化酵素阻害剤 ・感染症を不顕性化する恐れがあるので，十分に観察すること ・連用中における急激な減量や中止により，退薬症候が現れることがあるので，徐々に減量する ・自動車の運転等危険を伴う機械の操作に従事させないよう注意する
○	1回2g　1日6g	依存性 呼吸抑制	・連用中における急激な減量や中止により，退薬症候が現れることがあるので，徐々に減量する ・自動車の運転等危険を伴う機械の操作に従事させないよう注意する

表3 推算クレアチニンクリアランス（eCCr）と糸球体濾過量（GFR）の換算表

計算式：GFR＝eCCr×0.789

eCCr（mL/分）	10	15	20	25	30	35	40	45	50	55	60	65
GFR（mL/分/1.73）	7.9	11.8	15.8	19.7	23.7	27.6	31.6	35.5	39.5	43.4	47.3	51.3
eCCr（mL/分）	70	75	80	85	90	95	100	105	110	115	120	
GFR（mL/分/1.73）	55.2	59.2	63.1	67.1	71.0	75.0	78.9	82.8	86.8	90.7	94.7	

表4 慢性腎臓病（CKD）の重症度分類

原疾患	蛋白尿区分		A1	A2	A3
糖尿病	尿アルブミン定量（mg/日）尿アルブミン/Cr比（mg/gCr)		正常	微量アルブミン尿	顕性アルブミン尿
			30未満	30〜299	300以上
高血圧腎炎多発性嚢胞腎移植腎不明その他	尿蛋白定量（g/日）尿蛋白/Cr比（g/gCr）		正常	軽度蛋白尿	高度蛋白尿
			0.15未満	0.15〜0.49	0.50以上
GFR区分（mL/分/1.73m²）	G1	正常または高値	≧90		
	G2	正常または軽度低下	60〜89		
	G3a	軽度〜中等度低下	45〜59		
	G3b	中等度〜高度低下	30〜44		
	G4	高度低下	15〜29		
	G5	末期腎不全（ESKD）	<15		

重症度は原疾患・GFR区分・蛋白尿区分を合わせたステージにより評価する．CKDの重症度は死亡，末期腎不全，心血管死亡発症のリスクを緑■のステージを基準に，黄■，オレンジ■，赤■の順にステージが上昇するほどリスクは上昇する．
（KDIGO CKD guideline 2012を日本人用に改変）

［日本腎臓学会(編)：CKD診療ガイド2012，東京医学社，東京，p3, 2012より許諾を得て転載］

索 引

α-ヘルペスウイルス　3
β-ヘルペスウイルス　3
γ-ヘルペスウイルス　4

40点法　109

[欧　　文]

amenamevir　18

ballooning cell　44
Behçet病　38
Bell麻痺　109
Burkittリンパ腫　6

CF法　57
chain terminator　13
core gene　9
COX-2阻害薬　153

eczema herpeticum（EH）　79, 128
EIA法　57
Elsberg症候群　85, 115, 144
Epstein-Barr（EB）ウイルス　4, 6
exfoliative toxin　48

Gibertばら色粃糠疹　6
Giemsa染色　53

herpes simplex virus（HSV）　3, 5
　　――，潜伏感染　45
herpetic paronychia　77
herpetic whitlow　77
human cytomegalovirus（HCMV）　4, 5
human herpesvirus 6（HHV-6）　4, 5
human herpesvirus 7（HHV-7）　4, 6
Hutchinson徴候　104, 119

IC_{50}値　129
IgG抗体　56
IgM抗体　56

Kaposi水痘様発疹症　79, 128
　　――，重症度　90

Kaposi肉腫関連ヘルペスウイルス　4, 7
Kunkel試験　57

LAMP法　64
latency associated transcript（LAT）　10

MRSA（methicllin-resistant *Staphylococcus aureus*）　36, 48

NSAIDs　152, 192-201
NT法　57

PCR法　64
post-herpetic neuralgia（PHN）　30, 96, 119, 121, 146, 148

Ramsay Hunt症候群　97, 108, 144

serological test　56
SHEZスタディ　171
spontaneous shedding　104

tricyclic antidepressants（TCA）　156
Tzanck試験　44, 52, 53, 54, 77, 83

varicella zoster virus（VZV）　4, 5, 96

zoster associated pain（ZAP）　119, 146
zoster sine herpete　97, 109

[和　　文]

あ
アシクロビル　13, 141
　　――外用薬　135
　　――眼軟膏　76
　　――による腎障害　139
　　――，用量　20
アセトアミノフェン　153, 188-191
アミトリプチリン　157
アメナリーフ®　18
アレルゲン　40
アロディニア　149

い
痛みの定義　146, 165
異痛症　149
イミプラミン　157
イムノクロマト法　60, 83

う
運動神経麻痺　113, 144

え
栄養障害性角膜潰瘍　106
壊死性角膜炎　74
円板状角膜炎（帯状疱疹ウイルスによる）　105
円板状角膜炎（単純ヘルペスウイルスによる）　74

お
黄色ブドウ球菌　48
オピオイド鎮痛薬　161, 208

か
角膜炎（帯状疱疹ウイルスによる）　104
角膜炎（単純ヘルペスウイルスによる）　74
角膜内皮炎　75
角膜ヘルペス　74
角膜輪部炎　75

索引

眼瞼ヘルペス　74
患者指導箋　178-183
眼部帯状疱疹　104
顔面神経減荷術　112
顔面神経麻痺　108, 109

き

強オピオイド　161
恐怖と回避のモデル　165
巨細胞　44, 118

く

クレアチニンクリアランス　184, 212

け

蛍光抗体法　52, 54, 83
血清学的検査　56
血清膠質反応　57

こ

抗ウイルス抗体　56
抗うつ薬　156
虹彩炎　106
虹彩毛様体炎　106
膠質反応　57
口唇炎　38
口唇ヘルペス　72, 124
抗体価測定　56
抗ヘルペスウイルス薬　13, 186-189
　　── 外用薬　135
　　──，抗ウイルス活性　20
　　──，用量　20
固定薬疹　39

さ

サイトメガロウイルス　4
再発型口唇ヘルペス　72
再発性性器ヘルペス　82, 83, 86, 87
サインバルタ　158
三環系抗うつ薬　156

し

耳介帯状疱疹　108
実質型角膜ヘルペス　74

弱オピオイド　161
樹枝状角膜炎（帯状疱疹ウイルスによる）　105
樹枝状角膜炎（単純ヘルペスウイルスによる）　74
種痘様水疱症　6
上皮型角膜ヘルペス　74
　　── の診断基準　75
侵害受容性疼痛　146
神経障害性疼痛　146
神経ブロック　166
神経麻痺性角膜炎　106
腎障害　140
新生児ヘルペス　24

す

スイッチOTC薬　127
水田皮膚炎　43
水痘帯状疱疹ウイルス　4, 5, 8, 96
水痘の疫学　28, 169
水痘ワクチン　28, 98, 168, 172
ステロイド全身投与　143

せ

性器ヘルペス　22, 92, 132
　　──，再発抑制療法　87, 92, 133
　　──，初感染　82, 85
　　──，女性患者　85
　　── の診断　60
　　──，男性患者　82
接触皮膚炎　40
セルカリア　43
線維柱帯　106
潜伏感染　10, 45

た

第Ⅷ脳神経障害　109
帯状疱疹　96, 138
帯状疱疹関連痛（ZAP）　119, 146
　　──，重症度　119
　　──，重症度予測　121
　　── による痛み　147
　　── による尿閉　115
　　── による腹筋麻痺　113

　　── の疫学　28, 171
　　── ワクチン　172, 173
帯状疱疹後神経痛（PHN）　30, 96, 119, 121, 146, 148
多発性帯状疱疹　103
単純ヘルペス　22
単純ヘルペスウイルス　5, 8, 45
　　── 1型　3
　　── 2型　3
単純ヘルペス脳炎　26
丹毒　46

ち

チェーン・ターミネーター　13
地図状角膜炎　74
チモール混濁反応　57
虫刺症　42
中和反応　57

て

デュロキセチン　158
伝染性膿痂疹　36, 48
臀部ヘルペス　44, 88

と

とびひ　48
トラマドール製剤　161
豚脂様角膜後面沈着物　106

な

内皮炎　106
内皮型角膜ヘルペス　75

に

尿閉　115
妊娠　87, 133
妊婦　133

の

ノイロトロピン®　164
ノリトリプチリン　157

は

梅毒　39

214

排尿障害　115
ハチ刺症　42
パッチテスト　41
バラシクロビル　16, 142
　──，用量　20
汎発性帯状疱疹　100
汎発疹　97, 100

ひ

非水疱性膿痂疹　48
非ステロイド性抗炎症薬　152, 192-201
ビダラビン　142
　──外用薬　136
ヒトサイトメガロウイルス　4, 5
ヒトヘルペスウイルス　5
　──6型　4, 5
　──7型　4, 6
　──8型　4, 7
表皮剝奪毒素　48

ふ

ファムシクロビル　16, 142
　──，用量　20
複発性帯状疱疹　97, 102
不顕性活性化　97
腹筋麻痺　113

ブユ刺症　42
プレガバリン　159
プロドラッグ　16
蚊刺過敏症　6, 7

へ

ペア血清　56
ヘルペス　2
　──性歯肉口内炎　70
　──性毛包炎　117
　──爪囲炎　77
　──瘭疽　77
ヘルペスウイルス　2, 5, 8
　──6型　4, 5
　──7型　4
　──8型　4
片側性複発性帯状疱疹　102

ほ

疱疹性湿疹　79, 128
ホスカルネット　142
補体結合反応　57

ま

末梢神経ブロック　166
慢性腎臓病（CKD）の重症度分類　212

み

宮崎スタディ　28, 171

む

無症候性ウイルス排泄　87

め

メチシリン耐性黄色ブドウ球菌　36, 48

も

毛包炎　37
毛様充血　106

や

柳原法　109

り

リアルタイムPCR法　64
両側性対称性帯状疱疹　102
両側性非対称性帯状疱疹　102
リン酸コデイン　161

わ

ワクシニアウイルス接種家兎炎症皮膚
　抽出液含有製剤　164

目からウロコのヘルペス診療ハンドブック―その診断・治療で大丈夫？

2017年10月30日　発行	編集者　白濱茂穂，渡辺大輔
	発行者　小立鉦彦
	発行所　株式会社　南江堂
	〒113-8410　東京都文京区本郷三丁目42番6号
	☎(出版)03-3811-7236　(営業)03-3811-7239
	ホームページ　http://www.nankodo.co.jp/
	印刷・製本　真興社
	装丁　渡邊真介

A Handbook for Examination and Management of Herpes Diseases: The scales will fall from your eyes!
©Nankodo Co., Ltd., 2017

定価はカバーに表示してあります．　　　　　　　　　　　　　Printed and Bound in Japan
落丁・乱丁の場合はお取り替えいたします．　　　　　　　　　ISBN978-4-524-25203-9
ご意見・お問い合わせはホームページまでお寄せください．

本書の無断複写を禁じます．
JCOPY〈(社)出版者著作権管理機構　委託出版物〉
本書の無断複写は，著作権法上での例外を除き，禁じられています．複写される場合は，そのつど事前に，(社)出版者著作権管理機構(TEL 03-3513-6969，FAX 03-3513-6979，e-mail: info@jcopy.or.jp)の許諾を得てください．

本書をスキャン，デジタルデータ化するなどの複製を無許諾で行う行為は，著作権法上での限られた例外(「私的使用のための複製」など)を除き禁じられています．大学，病院，企業などにおいて，内部的に業務上使用する目的で上記の行為を行うことは私的使用には該当せず違法です．また私的使用のためであっても，代行業者等の第三者に依頼して上記の行為を行うことは違法です．

〈関連図書のご案内〉　　　＊詳細は弊社ホームページをご覧下さい《www.nankodo.co.jp》

単純ヘルペス脳炎診療ガイドライン2017
日本神経感染症学会,日本神経学会,日本神経治療学会　監修　　B5判・114頁　定価(本体3,300円+税)　2017.8.

皮膚病理組織診断学入門(改訂第3版)
斎田俊明　著　　A4判・304頁　定価(本体18,000円+税)　2017.11.

皮膚科エキスパートナーシング
瀧川雅浩・白濱茂穂　編　　B5判・310頁　定価(本体3,800円+税)　2002.8.

皮膚外用薬の選び方と使い方(改訂第4版)
西岡清　著　　A5判・134頁　定価(本体2,500円+税)　2009.4.

皮膚疾患最新の治療2017-2018
渡辺晋一・古川福実　編　　B5判・316頁　定価(本体8,200円+税)　2017.1.

日常診療で必ず遭遇する皮膚疾患トップ20 攻略本
古川福実　編　　B5判・212頁　定価(本体5,500円+税)　2013.3.

皮膚レーザー治療プロフェッショナル プロから学ぶ正しい知識と手技
渡辺晋一・岩崎泰政・葛西健一郎　編　　B5判・260頁　定価(本体12,000円+税)　2013.10.

感染症最新の治療2016-2018 オンラインアクセス権付
藤田次郎・竹末芳生・舘田一博　編　　B5判・364頁　定価(本体9,000円+税)　2016.4.

感染症診療ゴールデンハンドブック
藤田次郎・喜舎場朝和　編　　新書判・376頁　定価(本体3,800円+税)　2007.7.

整形外科医のための神経学図説 脊髄・神経根障害レベルのみかた,おぼえかた 新装版
津山直一　監訳　　B5判・216頁　定価(本体5,500円+税)　2005.9.

総合診療専門医マニュアル
伴信太郎・生坂政臣・橋本正良　編　　B6変型判・546頁　定価(本体6,300円+税)　2017.5.

ヒラメキ! 診断推論 総合診療のプロが苦手な症候へのアプローチ,教えます
野口善令　編　　A5判・246頁　定価(本体3,000円+税)　2016.4.

総合診療力を磨く「40」の症候・症例カンファレンス 臨床推論の達人を目指せ!
百村伸一　監修/加計正文・神田善伸・小山信一郎　編　　A5判・280頁　定価(本体3,800円+税)　2014.4.

指して伝える! 外国語診療ブック
守山敏樹　監修/林田雅至　外国語監修　　A4判・480頁　定価(本体4,000円+税)　2014.4.

恋する医療統計学 研修医 凡太郎,統計の勉強をゼロから始めて学会発表までいきま～す!
中川義久　著　　A5判・190頁　定価(本体2,700円+税)　2015.4.

リアルワールドデータの真っ赤な真実 宝の山か,ごみの山か
山下武志　著　　A5判・140頁　定価(本体2,700円+税)　2017.7.

ただいま留学準備中 医師が知るべき留学へのコンパス
田中栄　監修/大谷隼一　著　　A5判・112頁　定価(本体2,200円+税)　2016.4.

続・あなたのプレゼン 誰も聞いてませんよ! とことんシンプルに作り込むスライドテクニック
渡部欣忍　著　　A5判・192頁　定価(本体2,800円+税)　2017.10.

新 英語抄録・口頭発表・論文作成 虎の巻 忙しい若手ドクターのために
上松正朗　著　　A5判・186頁　定価(本体2,500円+税)　2017.3.

国際学会発表・英語論文作成 成功の秘訣 百戦錬磨のインターベンション医が教える
村松俊哉　編　　A5判・236頁　定価(本体2,900円+税)　2015.7.

今日の治療薬2017 解説と便覧(年刊)
浦部晶夫・島田和幸・川合眞一　編　　B6判・1,392頁　定価(本体4,600円+税)　2017.1.

定価は消費税率の変更によって変動いたします.消費税は別途加算されます.